GRAVITARE

关 怀 现 实 , 沟 通 学 术 与 大 众

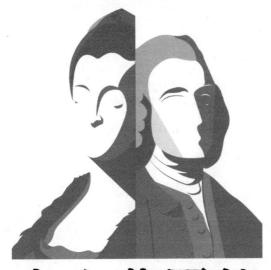

来自英国的冬宫御医

叶卡捷琳娜二世与天花

THE EMPRESS AND THE ENGLISH DOCTOR

How Catherine the Great Defied a Deadly Virus

LUCY WARD

[英] 露丝·沃德 ——————— 著

姜晓鲲 ———————————— 译

SPM
南方传媒　广东人民出版社

·广州·

图书在版编目（CIP）数据

来自英国的冬宫御医：叶卡捷琳娜二世与天花 /（英）露丝·沃德著；姜晓鲲译. —广州：广东人民出版社，2024.3
（万有引力书系）
书名原文：The Empress and The English Doctor: How Catherine The Great Defied a Deadly Virus
ISBN 978-7-218-16884-5

Ⅰ.①来… Ⅱ.①露… ②姜… Ⅲ.①天花—卫生防疫—医学史—俄罗斯—近代 Ⅳ.①R511.3

中国国家版本馆CIP数据核字（2023）第165559号

LAIZI YINGGUO DE DONGGONG YUYI：YEKAJIELINNA ER SHI YU TIANHUA
来自英国的冬宫御医：叶卡捷琳娜二世与天花

［英］露丝·沃德 著 姜晓鲲 译 版权所有 翻印必究

出 版 人：肖风华

丛书策划：施 勇 钱 丰
责任编辑：陈畅涌
营销编辑：龚文豪 张静智 张 哲
责任技编：吴彦斌

出版发行：广东人民出版社
地 址：广州市越秀区大沙头四马路10号（邮政编码：510199）
电 话：（020）85716809（总编室）
传 真：（020）83289585
网 址：http://www.gdpph.com
印 刷：广州市岭美文化科技有限公司
开 本：889毫米×1194毫米 1/32
印 张：12.375 字 数：258千
版 次：2024年3月第1版
印 次：2024年3月第1次印刷
著作权合同登记号：图字19-2023-341号
定 价：78.00元

如发现印装质量问题，影响阅读，请与出版社（020-85716849）联系调换。
售书热线：（020）87716172

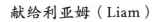

献给利亚姆（Liam）

前言：银质手术刀

吾等欲授此前所未有之重任于卿。今系吾皇与太子之性命于君之回春妙手与冰洁人格之上，其贵体安稳乃天下第一要务，此事关乎吾帝国之兴衰。

——俄国女皇叶卡捷琳娜二世（Catherine Ⅱ of Russia）[①] 的首席顾问，皇太子保罗大公（Grand Duke Paul）的监护人帕宁伯爵（Count Panin）于 1768 年写给托马斯·迪姆斯代尔博士（Dr Thomas Dimsdale）的信

Собою подала пример（她亲自作出表率）
——叶卡捷琳娜二世接种人痘的纪念章，铸于 1772 年

1768 年 10 月某日晚 9 时许，寒风刺骨。一辆马车停在了圣彼得堡郊外的沃尔夫庄园（Wolff House）门前。冬宫有旨：经过几星期的秘密准备，女皇叶卡捷琳娜二世终于召见了她的英国医生托马

---

① 本书原文为英文，英语习惯将叶卡捷琳娜二世称为 Catherine the Great，直译为凯瑟琳大帝。相比之下，叶卡捷琳娜这一译名更符合其俄语名字原本的发音，且中文读者对此译名较为熟悉。故译者选择采用叶卡捷琳娜而非凯瑟琳。（本书除特别说明外，页下注均为译者注。）

斯·迪姆斯代尔，此刻她正焦急地等候着他的到来。

托马斯虽然对此早有准备，但仍然感到惴惴不安。他迅速坐上马车，同行的还有他学医的儿子纳撒尼尔（Nathaniel）。熟睡在纳撒尼尔怀中的 6 岁男孩名叫亚历山大（Alexander），他身形瘦小，身上裹着皮草以抵御秋寒，以防发烧。

马车载着三人离开了戒备森严的沃尔夫庄园（这里原本是一位商人的夏季居所，但现在已被征用为隔离医院），沿着被月光照亮的小道一路朝南，向着不远处的涅瓦河（Neva）疾驰。宽广的河面泛着灰色，河水尚未结冰。马车沿着一座浮桥过了河，驶向远离喧嚣堤岸的冬宫后侧，停在了事先约定好的、位于米利翁纳亚大街（Millionnaya Street）附近的宫门处。三人被迅速带上楼梯，在楼梯尽头等着他们的是圣彼得堡医学院院长亚历山大·切尔卡索夫男爵（Baron Alexander Cherkasov），他毕业于剑桥大学，为此次会面做翻译。

一行人快步走过华丽的走廊，急匆匆地奔向女皇所在的房间。托马斯心中十分惶恐，而他的惶恐并非毫无来由。这位时年 56 岁的医生行医数十载，不断改良天花人痘接种的实践方式。所谓人痘接种，指的是故意让人在可控范围内感染小剂量的天花病毒以获得免疫力的做法。托马斯于 1767 年——也就是一年前——发表了解释人痘接种原理的专著。这一里程碑式的著作在一年之内就被印了 4 版，其影响力覆盖了整个欧洲，确立了英国在天花预防性治疗领域的全球领先地位。

托马斯已经为数千人接种过人痘：无论是一掷千金的豪门贵族还是无家可归的贫苦孤儿，他们的接种无一例外全部取得了成功。尽管如此，托马斯也意识到他此前还从未面临过如此之高的风险。

一方面，他自己的声誉悬于一线；另一方面，人痘接种的医学实践也处于同样的境地，尽管他坚信这种疗法可以战胜人类有史以来所面临的最严重的健康威胁。他在沃尔夫庄园对俄国当地居民进行了试验，结果却并不理想，这令他感到不安：如果发生灾难性后果的话，科学的名声就会遭到质疑，而偏见和迷信将会占据上风。

前途未卜的事业并不是托马斯恐惧感的唯一来源，他自身的安危和自己祖国的命运也是需要考虑的因素。英国国王乔治三世（George Ⅲ）一直关注着他的进展，驻伦敦和圣彼得堡的外交官们也在焦头烂额地交换着最新状况，所有人都希望这场政治危机能尽快结束。在英国集镇赫特福德（Hertford），让托马斯牵肠挂肚的家人们祈祷着他能平安归来，他们已分别了近3个月之久。女皇对他作出过承诺：事情一旦出现纰漏，就会有马车把他安全送抵泊于芬兰湾（Gulf of Finland）的一艘游艇上，他可以乘此船返回英国。女皇的承诺无疑只会让他更加认识到事态的严重。如果俄国女皇真的死在外国人手上，复仇行动会在瞬间爆发。托马斯在俄国期间见识到了宫廷生活的华丽奢靡，也目睹了宫墙之外的黑暗与残暴。如果他没能成功逃脱的话，俄国人肯定会让他以命抵命。

当这位贵格会医生走进女皇的寝室时，这些念头在他的脑海中挥之不去。房间内只有叶卡捷琳娜二世一人，她心态平和，面色平静。托马斯心下赞叹女皇的决心，同时拿出了一只表面装饰着贝母、仅有人手掌大小的银制盒子，打开盒盖，里面躺着3把带珍珠柄的刀片。他取出其中一把，跪在半睡半醒的亚历山大身旁，露出他的手臂，找到了几日前接种过人痘的位置。托马斯用手术刀刺破水疱，取了一滴脓液，将其涂抹在刀片上。然后，女皇挽起她的锦缎衣袖，托马斯在她苍白的两只上臂上分别轻刺了一下，使脓液进入创口。

整个过程只用了短短几十秒。俄国女皇自愿并主动接种天花病毒——这种古老而可怕的病毒在此前几个世纪已夺走了大约 6000 万人的生命，还让无数人惨遭毁容或失明。托马斯的接种记录无可挑剔，但每次进行新一轮的接种，风险都依然存在。此时，叶卡捷琳娜二世躺回床上，托马斯父子带着亚历山大再次隐入圣彼得堡的寒夜中。此时，他们能做的只有等待。

这场冬宫密会结束后的次日清晨，女皇的御驾来到位于圣彼得堡以南约 32.2 千米处、风景优美的皇村（Tsarskoye Selo）①。叶卡捷琳娜二世裹紧衣服，走入景色一如往常的景观园林，在被秋叶点缀的林荫道上散起了步。那天，她简单地吃了些清淡的汤、煮鸡肉和蔬菜，饭后睡了差不多整整一个小时，再次醒来时感到精神焕发。

托马斯记录道，她的心情"轻松愉悦"，但当晚，她双臂接种

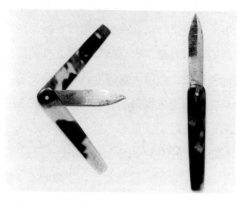

托马斯医生的手术刀（18 世纪）

---

① 现普希金城，内有叶卡捷琳娜宫、亚历山大宫等建筑。——编者注

处附近开始疼痛，并出现了关节痛的症状；第二天晚上，她开始发烧，且感到头晕。天花——这种有史以来最致命的病毒之一——已经进入她的血液，激发了身体的免疫反应。事情发展到这一步，已然没有回头路可走了。

序言：斑点怪兽

最可怕的阴曹使者。

——托马斯·巴宾顿·麦考利（Thomas Babington Macaulay）[1]

这个故事讲述的是一场亲密无间的邂逅，但却无关爱情——至少不是传统意义上的爱情。英国医生托马斯·迪姆斯代尔和俄国女皇叶卡捷琳娜二世之间的联结无关情情爱爱，然而，比起女皇一生中讨论度更甚于其功绩的无数风流韵事，这种联结与肉体的关系却更为紧密，也更具危险性。女皇和医生的关系一直延续到她67岁驾崩之时，这比她与某些情人昙花一现的暧昧要有意义得多：女皇本人、皇太子和两位皇孙都因此而免于一死，人痘接种也得以在俄罗斯帝国广袤的领土上推广开来。

在这场豪赌中，女皇和医生都押上了自己的性命作为赌注：对于女皇而言，虽权衡再三，但也无法完全规避接种人痘的风险；而对医生来说，一旦发生最糟糕的状况，他势必会陷入绝境。二

---

[1]　英国维多利亚时代早期辉格派历史学家、政治家。著有《英国史》。——编者注

人事先仔细商议过这一秘密计划，有时候他们的交谈发生在女皇奢华的寝宫，女皇的情人格里戈里·奥尔洛夫伯爵（Count Grigory Orlov）偶尔也会在场。随着夏天结束、秋风渐凉，心意坚定的女皇和焦虑不安的医生之间建立起了相互尊重和信任的纽带，二人同心同德，这种联结将会维系一生。

俄国女皇接种人痘的这个消息一经传开，很快就获得了全世界的关注——在美国的报纸上、伦敦的咖啡馆里以及法国和德意志的诗歌中，女皇的事迹成为共同的话题。尽管在英国汉诺威王室的带领下，欧洲各国君主都相继为其子嗣接种了人痘，但叶卡捷琳娜二世是唯一一位亲自接受接种的在位君主，这是十分英勇的举动，却几乎已被后世遗忘。她之所以不遗余力地宣传自己的事迹，是出于多方面的考虑，但最主要的原因是她想用自己的身体来展示人痘接种的有效性。在 18 世纪最严重的灾祸——天花面前，人痘接种是人类手中最有力的武器。叶卡捷琳娜二世要以此挑战既有偏见，推动科学进步。

虽然女皇和她的医生有着共同的目标，但在许多方面，这两人都可谓是截然不同。1768 年是叶卡捷琳娜二世登基的第七个年头，她的皇位是用武力从丈夫彼得三世（Peter Ⅲ）手中夺来的，在她即位短短几天之后，她的支持者们就动手杀掉了彼得。39 岁的女皇做事雷厉风行，富有个人魅力，颇具政治手腕，在她的操持下，圣彼得堡宫廷富丽堂皇、极尽奢靡。她平日里却很随和，甚至还带有几分俏皮。她思维敏捷，并且对事物充满了好奇心。在写给记者弗里德里希·格林男爵（Baron Friedrich Grimm）的信中，女皇说："我是那种凡事喜欢寻根究底之人。"除了格林外，她还与多位作为知识精英的欧洲记者保持着书信往来。

　　叶卡捷琳娜二世出生于普鲁士，虽名义上贵为德意志安哈尔特公国的公主，但实际地位并不显赫。与俄国王储联姻时她年纪尚轻，不过她很快就意识到，对于外交而言，拿捏姿态十分重要：改宗东正教的受洗仪式和浮华的加冕礼都是她用来展现对俄国的热爱的手段；她还利用国家肖像画（state portrait）①来表达自己对女性权力的独到见解。在托马斯抵达圣彼得堡之际，俄国边界已经不能满足女皇的野心。在南方，她筹备了一场从奥斯曼帝国手中攻城略地的战争。与此同时，她还把目光投向了西方，开始向经历了启蒙运动洗礼的欧洲强国寻求艺术和文化灵感、接受哲学与科学的熏陶。

　　叶卡捷琳娜二世在各种意义上都是公众人物，相比之下，托马斯·迪姆斯代尔则是个骨子里的内向孤僻之人。他是贵格会出身，世代行医；家住英国集镇赫特福德郊外的一个大农庄，育有7名子女；常常身着深色西装，头戴细卷医生假发，打扮十分朴素。在转向研究新兴的人痘接种技术之前，他曾是一名外科军医。通过在赫特福德和伦敦等地行医，他积累了可观的财富；与此同时，他还改良了最新、最有效的人痘接种技术，并在此基础上发表了一篇让他誉满天下的论文。虽然托马斯早已功成名就，但他的志向并不在于功名。他总是一丝不苟地开展实验，记录并分析各种新发现，小心翼翼地规避一切风险，以免伤害到接种者或损害人痘接种技术的宝贵名声。

　　女皇和医生各自记录下了这场相遇：二人都把推广人痘接种作为自己的使命，为此完整记录整个接种过程中的一切身体表征一事变得尤为重要。这段历史被后人遗忘的一个原因是，叶卡捷琳娜二

---

　　① 一种用于展现君主政治理念的特殊肖像画形式。

世在历史叙述中的话语权落入了他人之手：这些人在她死后把她的身体描绘为宣泄淫欲的工具，而非先进医疗实践的象征。

另一个重要的原因是，人痘接种技术——这个术语源自拉丁语"inoculare"一词，意思是把植物的新芽或带有芽眼的部分移植到另一株上——本身也被湮没在历史的长河中。事实上，由于后世医学技术的繁荣，18 世纪的医学成就始终没能受到相应的重视，这 100 年成为免疫技术史上"消失的世纪"。然而，正是在 18 世纪的基础之上，人类才有可能发展出迄今为止最重要的医疗技术——疫苗接种。

人痘接种的基础理念是以毒攻毒。为了预防天花，人们主动接种小剂量的天花病毒，其方式是在皮肤下注入一滴含有感染物质的脓液。接种者在接种人痘后会出现轻微的天花病症，痊愈后就能得到与自然感染者相同的终身免疫力。世界各地都有接种人痘的民间做法，18 世纪初，这种做法由土耳其传入欧洲。在土耳其，老妇人们会把接种液（被用于人痘接种的致病性物质）储存在核桃壳里，然后用再普通不过的钝针头来为儿童接种。在英国，人痘接种的先驱们对这种做法进行了西方医学式的改造——这种改造十分危险以至于最终被弃用——但他们还是很快就遭遇了怀疑论者和宗教人士的反对，后者坚信只有神才有资格控制疾病的传播。不过，人痘接种的支持者们没有放弃，他们通过前所未有的全球合作，开发出了安全、可靠且风险极低的接种方式。新方式在英国取得了巨大的成功，以至于包括托马斯·迪姆斯代尔在内的许多富有远见卓识的医生都作出了乐观预测：为祸人间数百年的天花病魔将会被彻底消灭。

然而人痘接种仍然有严重的局限性。活体天花病毒始终是一种危险的医学武器，使用起来必须极为谨慎。最重要的是，接种者在完成接种后的短期内具有传染性，他们自己得到了免疫力，却有可能让其他人落入危险之中。

正是出于对这些风险的担忧，来自格洛斯特郡（Gloucestershire）的医生爱德华·詹纳（Edward Jenner）开始调查一种流传甚广的说法：牲畜会携带一种较为温和的痘病毒，这种病毒或许能帮助人体建立对天花的免疫，也可以规避接种人痘带来的种种风险——他本人在小时候接种了人痘，但在接种过程中发生了严重的事故。彼时，人痘接种技术已经发展成熟，其效用也得到了证实，詹纳只需要对其稍作改进以检验自己的理论即可。1796 年，他从一名在挤牛奶时感染了牛痘的女工手上的水疱中取出脓液，然后用手术刀将其接种到他家园丁的儿子的胳膊上。詹纳把这一操作称为"牛痘接种"[①]。后来，当他完成试验、证明了这种疗法的有效性并将其发表时，"牛痘接种"有了个新的英文名，它源于拉丁语中意为"牛"的"vacca"一词。

这个新名字就是"vaccination"。这是一项革命性的进展，利用人体对轻症疾病的免疫反应来预防致命性疾病。在不到十年的时间里，牛痘接种就迅速取代人痘接种，在全球范围内实现普及。但当时的人们并不理解这种疗法的作用机制，直到 19 世纪晚期法国微生物学家路易·巴斯德（Louis Pasteur）和德国医师罗伯特·科赫（Robert Koch）证实了致病理论，这个谜题才被解开。在巴斯德的建议下，"vaccine"一词成为通用术语：所有利用细菌或病毒来建立针对传染性疾病的免疫力的治疗手段，都可以被称为"vaccine"。[1]

疫苗的出现改变了世界，但若没有人痘接种，它也不可能诞生。免疫学在 18 世纪取得的进展为人类历史上最重要的医学发现铺平

---

① 原文为"inoculation with cowpox"，意为用牛痘进行的接种。

了道路，无数的生命因此得以存续。在詹纳发表他里程碑式研究成果之前的几十年里，医学界一直在对人痘接种方式进行试验和改进，医生们相互探讨、交换见解，厘清了一系列基本原理，在此基础上，詹纳才能取得关键性突破。在国际合作的热潮中，医学著作和论文飞越欧洲各国国境线，也在美洲广泛传播，相关知识和专业技术体系逐渐成形。无论是报纸、期刊，还是布道演说、广告宣传，抑或书信、漫画和诗歌——人痘接种成为它们共同关注的焦点。业余接种师、贵族母亲、农奴、哲学家、孤儿、囚犯和王族公主们都在人痘接种的推广中发挥了相应的作用。许多人把爱德华·詹纳称为"疫苗接种之父"，但除了他之外，疫苗还有许多"祖先"，他们也应该在历史上拥有一席之地。

在18世纪的英国人看来，天花是一头令人生畏的"斑点怪兽"，因为天花病人的身上会生出一种特殊的、密密麻麻的、凸起的皮疹。"这头怪兽"的致死率极高，令人闻风丧胆，人类至今也没能找到治愈它的方法。如今，世界正面临层出不穷的健康危机，而我们这一代人已经没有关于天花灾难性后果的直接记忆了。然而，在我们想象深处，它的阴影仍未消失殆尽。在数千年的历史跨度中，天花曾肆虐全球，摧毁过许多国家，把无数人逼入绝境。在它的无差别攻击下，数以百万计的人或是丢掉了性命，或是留下了残疾，历史的进程也因此发生改变。

历史学家托马斯·巴宾顿·麦考利于1848年写道，在疫情最严重的时期，天花是"最可怕的阴曹使者……它无处不在，用尸体堆满了教堂的庭院，用经久的恐惧折磨着尚未被它击垮的人，还在那些有幸从它手中捡回一条命的人身上留下恐怖的印记"。[2] 皮肤上的麻点、灼烧般的疤痕、残损的肢体和失明的双目，这些无时无刻不在提醒着人们天花病毒的可怕。彼得三世就是惨遭毁容的天花幸存者之一：叶卡捷琳娜曾觉得她未婚夫那满是伤疤且水肿的脸"丑陋而狰狞"。[3] 那时，人们普遍认为天花病毒是无法预防的，正如当时的一句谚语所言："爱情和天花，几乎没人能躲得掉。"

我们现在确切地知道天花疫情被消灭的时间点：1980 年，世界卫生组织宣布天花已被消灭，它是迄今为止唯一一种因人类的干预而从世界上彻底消失的流行病，[4] 但在 20 世纪的前 80 年里，仍然有大约 3 亿人被天花夺去了生命。[5] 比起消灭天花，追溯天花起源则困难得多。没人知道天花是从何时何地开始感染人类的，但它很可能经历过长期的演变。或许人类在进入农耕定居时代的同时，就从家畜身上感染了某种致病性较低的痘病毒，而这种病毒最终变异成了天花；当然，感染源也有可能是野生动物。考古发现证实，早在 3000 年前，东地中海和印度河谷地区的居民已饱受天花困扰；公元前 2000 年左右的埃及木乃伊脸上就存在着类似天花病变的痕迹。4 世纪中国和印度的文献记载中也出现了明显是天花的病症。

11 世纪及 12 世纪，天花就在欧洲大肆流行，随着商人、十字军的脚步逐渐蔓延，到 16 世纪时，它已经在欧洲大陆的绝大多数地方深深扎根。征服了新大陆、开始开展大规模奴隶贸易的欧洲人又把天花带到了美洲。新大陆的居民对这种病毒没有任何免疫力，阿兹特克帝国和印加帝国先后被天花击溃，原住民群体成为病毒的牺牲品。

在英国，伊丽莎白一世（Elizabeth I）于 1562 年感染天花。当时流传着一种古老的迷信说法：红色能祛除邪毒。女王的医生对此深信不疑，于是用大红布把她裹了起来以对抗天花。女王一度陷入昏迷，但最终病愈，不过她的身上留下了许多疤痕，需要用白色的铅粉加以遮盖。

一个世纪之后，天花取代鼠疫成为欧洲大陆的"头号刽子手"，每年都会夺走数十万人的性命。它的致死率高达五分之一，儿童是最高危的群体。

但成人也并非没有危险。1685 年 3 月，作家约翰·伊夫林（John Evelyn）在日记中写道，他 19 岁的女儿玛丽因罹患天花而不幸去世："这给我们带来了难以言喻的悲凉和伤痛……我亲爱的、可爱的、优秀的孩子啊，你是如此美好，如此珍贵，一想到如今却要与你天人永隔，爸爸就止不住悲伤痛苦，我不想与你分开，我的心都要碎了。"不到 6 个月后，他的另一个女儿伊丽莎白也命丧天花之手，长眠于姐姐身旁。

各国君主在这种无视阶级地位差异的灾厄面前也得不到任何优待。英国女王玛丽二世（Mary Ⅱ）于 1694 年死于天花病毒的一个毒性特别强的变种，她的丈夫威廉三世（William Ⅲ）① 因此备受打击。不久之后，威廉和玛丽的继任者——安妮女王（Anne）② 唯一没有夭折在襁褓中的儿子格洛斯特公爵威廉（William，Duke of Gloucester）也染病去世，年仅 11 岁。这个孩子是斯图亚特王朝最后的王位继承人。安妮女王去世后，汉诺威家族接过英国王位。天花又一次改变了历史的轨迹。

但就天花造成的死亡人数和产生的政治影响而言，更糟糕的情

---

① 英国国王（1689—1702 年在位），"光荣革命"后与妻子一同加冕，后死于坠马事故。——编者注

② 斯图亚特王朝最后一任君主，玛丽二世妹妹。——编者注

况还在后面。18 世纪，天花才开始在欧洲发挥全力。一波又一波毁灭性的疫情席卷欧洲大陆，所有人都无处可逃，无分长幼，生灵涂炭。在伦敦等大城市中，同样是一幅天花肆虐的景象。这一时期被称为欧洲的天花时代，据估计，每年有多达 40 万人命丧于此。[6]

在那几十年里，天花病毒不仅感染了人类的身体，还影响到全社会的方方面面。英国文化中随处可见它的身影：家庭信件中充斥着对染病的恐惧和痛失亲友的哀伤；在日记中涌动着更为隐私的悲恸；诗歌和小说也会运用天花带来的死亡和毁容来推动情节发展，使读者的情绪走向高潮。哪怕是教区登记簿里冷冰冰的死亡统计数字，也能让我们一瞥数据背后曾活生生的人们为此付出的巨大代价。

1768 年 1 月，在距离托马斯·迪姆斯代尔位于赫特福德的家不远的小伯克姆斯特德村（Little Berkhamsted），根据当地教区登记簿的记载，一位名叫乔治·霍奇斯（George Hodges）的"年纪在 10 岁左右"的穷苦农村男孩去世了。教区牧师在这条记录旁边做了批注：这个孩子病了几天后，他绝望的父母曾向托马斯寻求建议。当晚，托马斯踏着"一英尺①深"的积雪赶到了他们简陋的家中，在那里见到了浑身是污物、疮疡的乔治。"托马斯医生秉持着他自己独有的人道主义精神，为孩子洗了澡，清理了他身上的污秽。在托马斯医生的照料下，孩子又多活了几日。我们一起返回我的住所后，他告诉我乔治感染的是最严重的那种天花。"[7]虽然托马斯的照料可能让乔治少受些罪，但最终这个孩子还是死了。

在这种灾祸面前，欧洲各个王室家族也和无数穷苦人家一样脆

---

① 约为 0.3 米。

弱。整个 18 世纪，共有 5 名在位君主因天花而命丧黄泉。沙皇彼得大帝（Czar Peter the Great）的孙子——俄罗斯帝国皇帝彼得二世（Emperor Peter Ⅱ）就是其中之一。1730 年，14 岁的彼得二世在他婚礼当天的凌晨撒手人寰。哈布斯堡王朝的玛丽亚·特蕾西亚女皇（Empress Maria Theresa）本人战胜了天花，但病毒没有放过维也纳皇室的其他成员：到 1767 年为止，天花总共夺走了她一个儿子、两个女儿和两个儿媳的性命。

也难怪，一年后，当圣彼得堡再次暴发天花疫情时，叶卡捷琳娜二世会陷入深深的恐慌。她担心自己和体弱多病的儿子——13 岁的保罗大公——会染病。一开春，叶卡捷琳娜二世就搬出首都，开始在芬兰湾沿岸的诸多行宫之间辗转，有时还会躲到乡下。后来，她在给普鲁士国王弗里德里希二世（Frederick Ⅱ the Great）的信中写道："我从一座庄园逃到另一座庄园，整整 5 个月没有进城，因为我不想让自己或我儿子陷入险境。"[8]

但是，在病毒面前，一味逃难并非长久之计。为了保护她自己，也为了保护她的继承人和皇位，女皇需要某种永久性的解决方案。夏天到来时，她做出了一个重大决定：她要和儿子一起接种人痘。计划启动，托马斯·迪姆斯代尔横跨欧洲大陆，从英国的一个小集镇来到了约 2736 千米外的俄国首都。

笔者写作本书时正值新冠肺炎疫情大流行期间，疫苗接种再次成为全球关注的焦点。新冠疫苗采用了最前沿的技术手段：有些疫苗使用蛋白质片段来模拟病毒，有些则依靠经基因工程改造后的 DNA 产生特定蛋白质来激发免疫反应。

相比之下，18 世纪"以毒攻毒"的人痘接种技术使用的是针头、手术刀和从发烧的患者身上取出的致病脓液，这与实验室中高度复杂的现代科学手段存在天壤之别。但二者之间其实存在直接的联系，而且它们的原理完全相同：给免疫系统施加人为刺激，从而调动起人体的防御能力，以保护我们免受病毒侵害。

与前人抗击天花的斗争相互呼应的，不仅是新冠疫苗的科学原理：与我们一样，他们也曾试图通过隔离来延缓病毒传播，而且同样在经济上遭受重创，商店停业、学校停课，医疗系统在疫情来袭时承受着巨大的压力。当年，有钱人家在招仆人时，会把天花的疤痕视作某种意义上的免疫凭证。约 250 年以前，一位来自切斯特（Chester）的医生就制定过一套详尽的隔离和密切接触者追踪方案，并提出用带薪休假确保人们能够负担得起隔离在家的开支，同时对不遵守隔离要求的人进行处罚。

彼时的英国还没有建立起全国性的公共卫生服务体系，在全国范围内推动普及人痘接种的是包括托马斯在内的诸多社会活动人士。他们的目标是保护穷人，并最终在英国境内彻底消除这种疾病。有人提出过推行强制接种的想法，把穷人家的孩子作为首要目标群体，但在 18 世纪，只有伦敦孤儿院（London's Foundling Hospital）等少数机构这么做了。直到 19 世纪中叶，牛痘接种才成为强制性义务，这在当时还引发过不小的骚乱。

从人痘接种传入欧洲的第一天起，怀疑和反对的声音就不小于支持的声音。为了打消人们的疑虑，人痘接种的支持者们试图利用数据来证明其致死率小于自然感染的致死率，这与当今政府用各种图表和幻灯片劝民众接种新冠疫苗的做法如出一辙。同样地，他们也很快发现，人们在面对风险时的心理活动非常复杂。比起冰冷的统计数字和对长期保护的承诺，只要是近在眼前的风险，哪怕再微小，在人们心中的分量也总是非常沉重的。

当统计数字不起作用的时候，榜样的力量就得跟上了。作为专制君主的叶卡捷琳娜二世拥有绝对的权力，完全可以强制她的臣民进行接种，但她并没有这样做，而是选择身体力行，用自己在接种后安全康复的事实来说服臣民们跟随她的脚步。叶卡捷琳娜二世曾用举行宗教仪式、燃放烟火和铸造纪念币等方式大力宣传她接种人痘并痊愈一事，与之一脉相承的是，当今的社会名流、有影响力的人士和政治家也都把自己接种新冠疫苗的照片发布到社交媒体上，甚至连白金汉宫都打破了对王室成员健康状况三缄其口的惯例，公布了英国女王接种疫苗的消息。

作为人类手中最行之有效的公共卫生干预手段之一，疫苗经受住了时间的考验。在世界卫生组织的协调下，经过全球的共同努力，我们终于在 40 多年前消灭了天花。2017 年，全球范围内接种过各种疫苗的儿童人数超过 1.16 亿，创下有史以来最高纪录。"全球消除脊髓灰质炎倡议"是有史以来规模最大的全球性公共卫生合作项目，该项目自 1988 年启动至今，脊髓灰质炎的发病人数已经下降超过 99%，彻底消除这一疾病指日可待。[9] 在本书写作期间，新冠疫苗已被证实是对抗新冠病毒的有力武器，然而，各国的疫苗拥有量极不均衡，这也暴露出严重的全球不平等问题。

从最初一批人痘接种师所处的时代发展至今，疫苗接种技术取得了一系列里程碑式的成就，但质疑的声音仍未消失。当前，"疫苗犹豫症"——这个术语形容的是在疫苗供给充足的情况下仍然推迟或拒绝接种的行为——和全面盛行的反疫苗情绪又出现了抬头趋势。这一后果由诸多原因导致，民粹主义的兴起、对医学专家的抵制以及只需一眨眼的工夫就能把错误信息传遍世界的社交媒体，这些全部都在推波助澜。对疫苗和公共卫生服务的不信任度增长最快的，并非是那些贫穷国家，而是西方发达国家：2016 年，医学期刊《柳叶刀》（*The Lancet*）发表了一项关于疫苗信心的全球性研究，该研究表明，欧洲是全世界最不信任疫苗的地区。[10] 研究报告称："疫苗焦虑并非新鲜事，但在网络虚假信息的病毒式传播与误导下，担忧情绪蔓延得越来越广，且具有日益明显的全球性特征。"[11] 新冠大流行期间，为了巩固公众对新疫苗的信心，西方国家政府对社交媒体进行了干预，要求各平台移除误导性内容，尽可能多地推送科学、准确的信息。

2018 年是世界卫生组织"疫苗十年"计划的第八个年头。当时，专家顾问曾发出警告，指出来之不易的免疫成果很容易被毁于一旦。2019 年，欧洲的麻疹病例激增，世界卫生组织宣布当地进入紧急状态，并不再视英国等四国为"无麻疹国家"，因为这些国家的接种率低于保护全体人口或实现"群体免疫"所需的阈值。同年，世界卫生组织把"疫苗犹豫症"列为世界十大健康威胁之一。

当代的疫苗怀疑论就像是 18 世纪争论的翻版，就此而言，免疫接种称得上是一面密切反映时代面貌的镜子。启蒙思想运用理性斟酌利弊，认定两害相权取其轻是最合理的选择，而公众要么拒绝主动承担前期风险，要么不愿挑战神的权能，这样一来就产生了龃龉。严峻的经济状况也是影响免疫接种的重要因素：托马斯·迪姆斯代尔曾打趣称，就连一向吝啬的英国各教区有时都会被劝服出资帮助穷人接种人痘，因为相比之下，埋葬那些因天花去世的死者要花更多的钱。[12] 如今，各国政府在视新冠疫苗为一种公共卫生权益的同时，也希望它能在为期数月的封锁后助力经济复苏。

在互联网时代，人们可以使用各种工具进行内容未经筛选的即时通信；社会上对专家、传统权威乃至科学本身的怀疑也越来越多。在这两个因素的共同作用下，疫苗接种成为当代文化战争的一大重要战场。依靠群体免疫抵御疾病的前提是大多数人完成疫苗接种，这一概念的引入导致个人和国家之间出现了新的拉扯：前者要求个体自由，而后者期望实现集体利益的最大化。公共卫生部门可以用翔实的统计数字来表明疫苗总体上是安全的，可是，大量出现和转发的对所谓疫苗副作用的个人控诉，很容易就能盖过了公共卫生信息，因为它们更能牵动人心。拜一些人的构陷所赐，这种起源于民间偏方、原本靠老太太用储存在核桃壳中的脓液进行操作的免疫手段，竟成了实施制度性压迫的工具。

免疫接种揭露了各个时代特定的核心关切；与此同时，它也反映出某些恒常不变的东西，那就是人性的高度和深度。过去几百年间，人们没少走回头路，世界卫生组织等公共卫生机构仍在寻找解决疫苗怀疑论的方案。免疫接种，尤其是为儿童进行的接种，不仅触及我们内心最深处、最恒久的情感——爱，以及对死亡的恐惧，也触及我们人性中最阴暗的弱点——偏见、自私与非理性。

托马斯·迪姆斯代尔和叶卡捷琳娜二世的合作已经过去 250 年之久，但他们的希冀、恐惧和复杂的动机至今仍清晰可辨。女皇克服童年阴影接受人痘接种，为的是那个跟她并不亲近的儿子，也是为了那些她其实不太能瞧得上，但是想保护的臣民。她的医生则克服焦虑的情绪，为女皇的人痘接种——这一他所坚信的突破性医学实践赌上了全部身家性命。那些原本宁愿跳进冰冷刺骨的涅瓦河也不愿尝试这种来自国外的新疗法的王公贵胄们，几乎在一夜之间转变了态度，开始把人痘接种视为最前沿的潮流风尚。

在各种汹涌的情绪背后，能依靠的终究是事实。不论是怎样的恐惧和野心在驱使医生和女皇完成这一壮举，二人都始终坚信人痘接种的科学性，也坚信它蕴含的力量能够战胜人类历史上最可怕的灾厄。他们对接种过程从头到尾进行了严谨的记录，并将这些记录毫无保留地全部公开，以尽可能广泛地宣传这种疗法。在挑战偏见、推广实证精神的漫漫征途中，女皇和医生都希望有人能讲出他们的故事。

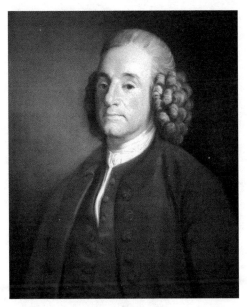

托马斯·迪姆斯代尔男爵的肖像，卡尔·路德维希·克里斯廷内克（Carl Ludwig Christinecke）作于 1769 年

目　录

第一章

那位医生

一位医术高超的绅士，博爱，慈悲为怀。

——《小伯克姆斯特德教区登记册》（*Little Berkhamsted Parish Register*），1768 年

一份字迹工整的手写证明记录着托马斯·迪姆斯代尔的出生：1712 年 5 月 29 日，一名男婴降生到这个世界，他是英国埃塞克斯郡（Essex）塞登加农教区（Theydon Garnon）约翰·迪姆斯代尔（John Dimsdale）和苏珊娜·迪姆斯代尔（Susannah Dimsdale）夫妇的第四个儿子，在所有子女中排行第六。这份手写证明上有 7 名见证人的签名。

另一页纸上列有托马斯和他几名兄弟姐妹的出生日期。这张纸背面的内容有些出人意料——是一副药方：要治疗肾结石，需将藏红花、姜黄、胡椒和接骨木树皮与 3 品脱[①]白葡萄酒混合均匀，每日起床后和就寝前服用。在药方的最后，写着"用药前应先呕吐"。[1]

迪姆斯代尔的家里还能找到许多类似的字迹潦草的药方。托马斯的父亲约翰和祖父罗伯特（Robert）都是医生。再往上一代，托

---

① 1 英制品脱 =568.26125 毫升。

马斯的曾祖父曾于英国内战期间支持议会一方，他在赫特福德霍兹登村（Hoddesdon）经营一家旅馆，同时兼做医疗理发师①的工作。² 约翰·迪姆斯代尔的主要工作地点是埃平（Epping），这是一个乡下的小集镇，位于伦敦东北方向大约27.36千米处，其周边环绕着牧场和零星的村庄，北部是古老的埃平森林带。他的病人除了能自付医药费用的人之外，还有许多来自贫困家庭，他代表塞登加农教区贫民事务监督会（Overseers for the Poor of Theydon Garnon）为这些贫民提供基本的医疗服务——对于这些人而言，教区福利是他们仅有的社会保障。

这份手写的出生证明还是一条了解迪姆斯代尔家族的线索：这家人是贵格会成员。贵格会兴起于17世纪英国内战期间，是一个不从国教的清教教派。该教派的正式名称是公谊会（Religious Society of Friends），其成员不承认安立甘宗及其"阶层制神职人员"的权威，他们拒绝进行教区登记，而是自行保存出生、婚姻和死亡记录。贵格会坚信神存在于每个个体之中，信众会因圣言而颤抖。

在托马斯出生的年代，贵格会信仰已被英国正式承认，但迪姆斯代尔家族对曾经遭受的迫害记忆犹新。托马斯的祖父罗伯特·迪姆斯代尔出生于埃塞克斯郡隔壁的赫特福德，他在贵格会运动充满革命性的早期阶段皈依了该教派。随着英国君主制复辟，拒绝宣誓效忠王室和缴纳什一税的贵格会遭到了攻击，其成员被没收财产并

---

① 医疗理发师这一职业起源于中世纪。在公共卫生服务没有成体系的情况下，人们会向教会寻求医疗帮助，但神职人员因教义问题无法进行外科处置，于是，在工作时经常见血，还会随身携带绷带等止血用品的理发师就成了外科医疗服务的提供者，他们通常能做诸如放血、拔牙甚至截肢等外科手术。

遭到迫害。他们秉持着和平的信念，却被视作威胁社会秩序的存在。1661 年，罗伯特因未去参加礼拜而被短暂羁押在赫特福德监狱，紧接着又以"无照行医"的罪名被判刑 9 年。虽然他并未取得执业医师资格，但罗伯特作为医生显然是很成功的——否则那些安立甘宗的同行们也不至于对他如此忌惮。

罗伯特受够了英国国内的压迫。他选择与成千上万不满现状的人一道，前往新世界寻找真正的宗教自由，追求"和平的生活"。在北美，贵格会成员威廉·佩恩（William Penn）等人已经得到了至少 3 块殖民地。1682 年，佩恩的船队横穿风暴肆虐的大西洋，抵达新殖民地；同年，罗伯特作为"首位购买者"抢下了宾夕法尼亚地区约 20.23 平方千米的土地，在那里短暂停留后，他又带着妻子玛丽和年纪尚轻的子女搬到了此前在西泽西区伯灵顿县（Burlington County，West Jersey）购入的另一块土地上。

西泽西区与宾夕法尼亚地区隔特拉华河（Delaware River）相望。当时，在贵格会治下，此地奉行宽容、从简、宗教与政治自由、重视工业、诚信和积极进取等原则，已经建成成熟而繁荣的殖民地社会。对于来自欧洲的定居者而言，这里人口稀少，有丰富的植被和动物资源，农业发展潜力巨大。尽管他们从未质疑过自己在此殖民是否正当，但还是和当地的伦尼莱纳佩（Lenni Lenape）印第安部落签订了条约，双方维持着和平的关系，与冲突频发的其他定居点形成了鲜明对比。

或许是出于对记忆中草场和林地的思念，罗伯特于 1689 年和家人一起迁回了英国东南部。不过，这次短暂的移民和投资经历还是让他积累了不少财富；身为西泽西区伯灵顿县立法机构和法院成员，他的社会地位也得到了提高；此外，他更是收获了在基于其信仰原则而建立的社会中生活的宝贵经历。佩恩曾亲口称赞罗伯特是"一个可靠的好人，足智多谋且有充分的能力"，罗伯特把自己的品质、信条传给子孙后代，医生也成为迪姆斯代尔家族世代传承的职业。

托马斯的父亲约翰·迪姆斯代尔是罗伯特的长子。约翰的宅邸在靠近埃平郡的郡界处，是一栋巨大的都铎式建筑，名为肯德尔斯（Kendalls）庄园。这里是罗伯特从北美殖民地回国后购置的房产之一，约翰继承了该房产，也继承了医生这一职业。庄园里的一些小型住宅和附属建筑由一些商人租用；还有一片远离喧嚣的草场，可供孩童嬉戏。[3]

在肯德尔斯庄园北面仅一步之遥的地方，有一座茅草屋顶的红砖建筑，那是镇上新建的贵格会堂，迪姆斯代尔一家在此参加礼拜仪式，贵格会的礼拜仪式朴实低调，多数时候静谧地进行，这是其独特之处。约翰·迪姆斯代尔遵循贵格传统，迎娶了与他同样是贵格会教徒的苏珊娜·鲍耶（Susannah Bowyer），身为医生的约翰原本就收入颇丰、人脉广博，这场婚姻又进一步增强了整个家族的经济实力，拓宽了社会关系。贵格会极力反对其成员与不同信仰者结婚——也就是所谓"外婚"，而且会努力让那些在这一问题上"走偏"的人"回归正道"。此时年纪尚轻的托马斯·迪姆斯代尔日后将对此深有体会。

后面的事暂且不提，只说当下：托马斯兄弟姐妹八人，全都是在浸润着贵格会信仰的优渥生活中成长起来的。虔信真理、追求平等、拒斥暴力和坚守正义等原则不仅仅是抽象的目标，更是内修与行事统一的人生准则。18世纪，贵格会成为英国废除奴隶贸易、施行社会改革、奉行和平主义和建立公共卫生体系等社会运动的领军势力，托马斯·迪姆斯代尔本人也是这些运动的拥护者。1751年，苏珊娜·迪姆斯代尔在写给托马斯和他当时唯一在世的兄弟约瑟夫（Joseph）的遗嘱中，仍在敦促早已成年的二人践行贵格会信仰，并要求他们以同样的方式教育后代："我希望你二人能用真正的爱和亲情与对方相处，并在生活中近善远恶，这样一来，你们就能成为孩子们的优秀榜样。"贵格家庭生活塑造了托马斯·迪姆斯代尔的人格，尽管后来发生些许变化，但他始终坚守对贵格会信仰的忠诚和热爱。他与贵格会朋友和熟人之间的关系网也将极大地影响他后续的职业生涯——包括这次赴俄之约也改变了他的人生轨迹。

除了宗教信仰外，行医实践中的教养也对托马斯的人生有着决定性影响。他后来写道："我和父亲住在一起，参与他的医疗工作。这项工作非常伟大且广博。"[4] 约翰·迪姆斯代尔是外科医生，由于牛津和剑桥的医学院不招收贵格会教徒，他的医术是跟着父亲在西泽西区和埃塞克斯郡行医时磨炼出来的。按照《伊丽莎白济贫法》（Elizabethan Poor Law，后文简称《济贫法》）的规定，他拿着教区支付的薪水，给区内的居民看病——这是英国的地方扶贫制度，以教会为中心，以当地的财产税和什一税为资金来源。根据该法律，各教区都必须为"肢体残疾者、无生活能力者、老人和盲人"以及其他无法劳作的人提供必要的食物、衣物和燃料等生活物资以及医疗服务。那时，英国还没有集中化的全国性医疗或福利体系。在埃平，一些村民如"老女王"（Old Queen）和"乞丐贝蒂"（Beggar Betty）时不时地能收到现金，其他人则能拿到马甲、长袜、木柴和缝补过的鞋子之类的实物救济。[5]

在英国全国范围内，各教区掌握的资源和向穷人发放的救济金额差异很大，不过，根据塞登加农教区贫民事务监督会向约翰·迪姆斯代尔（后来改为向托马斯的哥哥罗伯特）付款的记录可知，该教区在医疗援助方面付出颇多。为非特定医疗服务支付的定期款项金额在 5 英镑到 18 英镑不等，这些付款记录一直持续到 1730 年约翰去世。此后，教区批准了补贴穷人医护服务的特别款项。总的来说，约翰从监督会那里收到的钱超过后者年支出总额的 5%，一些有钱的纳税人偶尔会大发牢骚，还曾呼吁取消预付诊金。

在教区的所有支出中，有一类款项特别引人注意。塞登加农教区 1724 年的一条记录写道："从 4 月 3 日起，替感染天花的玛丽·戈弗雷（Mary Godfrey）先后共支付 6 英镑。替玛丽·戈弗雷向迪姆斯代尔先生先后共支付 8 英镑。"[6] 这短短几行关于病人玛丽的记录，提到了当时肆虐的疾病——天花，它耗费了各区十分之一到五分之一不等的济贫款。[7] 天花病人开支甚大，因为患者需要连续数周的悉心护理，而且还有残疾人需接受长期治疗的可能。穷人们患病时，以及照顾家人时是没有精力工作的，这也让他们的经济状况更为窘迫，此外，丧葬费用也进一步加重了教区的财务负担。

虽然历史没有记录穷苦人民的呻吟，但我们仍然有途径一瞥他们所遭受的磨难。一封信件记载了埃塞克斯郡小霍克斯利村（Little Horkesley）乔治·帕特森（George Patterson）一家的经历，他的妻子和 5 个孩子都感染了这种疾病。

那个 13 岁男孩是周四病倒的，浑身长满紫斑，看起来活不长了……孩子的母亲也出现了类似的症状，应该也快病倒了……他们迫切需要食物……他们家里肯定有这类供给，但他们没有燃料和其他必需品，现挣现吃、手停口停……如果孩子死了，丧葬费又是一笔开支。[8]

不论是具体的个人还是整体的社区，随父亲一起行医的托马斯·迪姆斯代尔肯定目睹过天花的残酷冲击。在离伦敦不远的圣托马斯医院（St Thomas's Hospital）——托马斯日后接受外科医生培训的地方——天花疫情非常严重：1725 年，每 8 名死者中就有 1 名死于天花。[9]而在像他家乡那样的农村地区，疫情时好时坏，但威胁始终存在，而且在当时，人们对此毫无招架之力。

当时的医学界并不知晓引发天花的砖状病原体的存在，但他们已经非常熟悉这种疾病的临床表现。天花病毒通过口、鼻进入人体，在人体内的潜伏期大约为 12 天，在此期间病毒逐渐在患者的血液里扩散。到此时，患者已经具有强传染性，开始出现病征：先是发热、头痛和呕吐，接着是面部出现皮疹，进而蔓延至全身。皮疹会发展为无数的脓疱，其渗出的脓液恶臭熏人，会让皮肤粘连在床单上，还会堵塞喉咙，让人无法进食或喝水，极为痛苦。最糟糕的情况是所谓的"融合性天花"，成千上万的斑点会融合成大块的紫斑，出现这种症状的患者基本命不久矣。

从出现发烧症状算起，一周后，若患者没有出现血液中毒或器官衰竭的症状，脓疱就会开始拔干并结痂。最终，经过长达一个月的折磨，幸存者都会留下明显的、坑坑洼洼的疤痕，通常还会失明或患上永久性关节损伤。1742 年，当时 11 岁的英国著名制陶家族成员乔赛亚·韦奇伍德（Josiah Wedgwood）从天花的魔爪中幸存，但他的右膝关节受到感染，膝关节功能损失，最终截肢，再也无法操作传统的拉坯轮台。[10]

18世纪初流行的医学理论是在古典时期的体液论的基础上发展而来的。该理论的创立者是罗马帝国最有影响力的医生盖伦（Galen），而他又深受古希腊希波克拉底（Hippocratēs）的影响。盖伦认为，人类的体液分为4种类型——血液、痰液、黑胆汁和黄胆汁，保持它们的平衡是维持人体健康的关键。体液循环，其平衡一旦被打破，就会引发疾病，而腹泻、出汗和流血等症状被认为是身体在通过各种腔口和毛孔努力排出废余物质以恢复体液平衡的表现。基于此理论，9世纪，波斯学者拉齐斯（Rhazes）将天花确定为一种特殊的疾病，并将其解释为血液需要"发酵"并将其产生的废物通过皮肤排出体外。[11] 按照这一有影响力的理论，每个人自打出生就携带天花病毒，只是它一直潜伏在人体内，将其排出体外是自然过程。

对于治疗天花，在很长一段时期内，绝大多数欧洲医生仍然秉持着这些古老观念，试图通过帮助人体加速排出废余物质的"自然"进程，将"毒素"推至体表，远离核心器官，并最终将之清除。他们用毛毯把患者包裹得严严实实，将房间门窗紧闭，把患者体温维持在尽可能高的水平，以推进"发酵"过程，迫使汗液和秽物经毛孔排出。象征着热量的红色也被认为有助于治疗天花，哈布斯堡王朝的神圣罗马帝国皇帝约瑟夫一世（Joseph Ⅰ）在1711年不幸染病，去世的时候就被裹在一块长"20码[①]的英国产的绯红色阔面绒布"里。[12]

---

① 合18.288米。——编者注

英国名医托马斯·西德纳姆（Thomas Sydenham）在 17 世纪下半叶提出过一种相反的治疗方法。他认为，不应让患者发热，而是要让患者保持凉爽，抑制发热。这种被称为"冷疗法"的治疗方法允许患者下床、开窗甚至是到户外走动。冷疗法对体液理论发起了直接挑战，在当时引发了很大争议，但后来它对人痘接种的发展起到了至关重要的作用。

除冷疗法和热疗法外，医生们还有许多其他方式来清除人体内的病态物质，以恢复体液平衡。使用锋利的手术刀或活体水蛭来放血的方法被广泛用于退烧。这种疗法可以追溯到古典时期，直到 19 世纪的实验证明其无效之前，它一直是很多疾病的首选治疗方法。还有医生会为患者开泻药和催吐剂来诱发腹泻和呕吐。食疗也在治疗天花中发挥了作用，这在很大程度上是因为人们把"先天性发酵"归咎于奢侈的生活方式和无节制的饮食习惯。肉类、香料和酒被蔬菜和肉汤等素净清淡的食物，以及某些疗效存疑的草药和化学药剂所替代。

当时治疗天花的方法层出不穷，它们相互矛盾，令人眼花缭乱，没人知道究竟哪一种方法更为有效，医生之间为此争论不休。各种小册子满天飞，每一本都以某位医生的个人经验为依据，鼓吹着新的疗法组合，但每种单独的疗法都早已存在，而且基本没有什么效果。有时候，医生之间还会发生争执：1719 年，名医约翰·伍德沃德（John Woodward）和理查德·米德（Richard Mead）就天花病人应使用催吐剂还是泻药爆发了一场斯文扫地的即兴决斗。当伍德沃德不慎滑倒时，米德（催吐的狂热支持者）高喊着："拿命来！"而伍德沃德则回应道："我死也不会用催吐法！"[13]

　　然而，就算那个时代的医生们再激情满满，他们也无法"治愈"天花，甚至都很难减轻患者的痛苦。基于他们对这种疾病的理解，他们认为自己采用的疗法有理性基础，但在临床上，那些所谓标准的治疗方法——无论是放血、捂汗，还是有些人会采用的刺破脓疱滴入收敛性眼药水的方法——基本上收效甚微，很多时候甚至还会起反效果。哪怕再有钱、再声名显赫的人，在天花面前也无计可施。莫扎特（Wolfgang Amadeus Mozart）于 1767 年在维也纳暴发天花疫情时染病，他的父亲利奥波德（Leopold）选择托庇"上帝的恩典"，不让他接种人痘。莫扎特被感染后，服用了家藏的"黑药粉"——这是一种含有巴豆和旋花草的烈性泻药，并无治疗天花的功效。[14]这名 11 岁的音乐神童病得很厉害，他的双眼肿胀严重，有永久失明的风险。当他最终战胜病魔恢复健康时，其父的欣慰溢于言表，这位父亲在 11 月 10 日书于摩拉维亚（Moravia）的信中写道："主啊！我们赞美你！小沃尔夫冈平安走过了天花的鬼门关！"[15]

　　拥有大学学位的内科医生是顶级的医疗从业者，地位高于外科医生和药剂师。对于付得起他们这种医疗服务费用的病人，他们会在其病榻之侧不断观察和讨论，提供诊断和治疗。他们会依照患者的具体症状和生活方式调整治疗方案，还会把季节时令等环境因素考虑在内。外科医生负责处理身体外部的问题，而内科医生则专长于内科医学，运用体液理论和个人经验来判断预后。那时，英国医生通常只进行最低限度的体格检查，包括听患者的呼吸声，尝尿液的甜度，测量脉搏的频次和强度，以及观察皮肤颜色。他们把疾病理解为不断变化的综合征，居于诊疗核心地位的不是具体的疾病，而是患者的体质。当时人们普遍认为，能根据每位患者的需求和习惯来量身定制疗法的医生才是最好的医生，尽管医生们采取的治疗措施实际上通常弊大于利。

人们对天花的传播途径与对这种疾病本身一样知之甚少。天花的普遍性和传染之迅速都表明，天花是人类与生俱来的：它的"种子"潜伏在体内，在某些外部条件的作用下被激活。医生们怀疑，会不会是瘴气——在肮脏、拥挤的环境中产生的恶臭空气——引发了这种疾病，或是以某种方式把天花传给了患者？或者这种疾病是传染性的，附着在某种特定的、不可见的东西上，在人际间传播？还是说，对天花的恐惧本身就足以唤醒休眠中的"种子"？

他们无从确知。唯一能够有效抑制天花的方法是隔离：医护人员需要尽可能地和患者保持距离，染病者被集中安置在远离人口密集地带的专用的"病害之家"接受治疗，他们在那里能得到基础护理。因为害怕遗体导致传染，死于天花的人的葬礼一般从速从简，通常是趁夜色将死者埋在城外而非教堂的墓园中。托马斯·迪姆斯代尔在一篇论文中写道："我们采取了适当的措施，非公开地埋葬死者，并把康复者置于通风的环境中，直到他们没有传染风险才能返回家中。在严格遵照执行的情况下，这种方式阻止了天花的传播，让邻近地区免于普遍染疫。"[16]

永远无法精确统计天花的致死数。17世纪和18世纪英国的死亡数据大多出自"伦敦死亡统计簿"（London Bills of Mortality），该统计制度建立于1603年，起初记录的是伦敦各个教区每周受洗和去世的人数，自1629年起，增加了对逝者死因的记录。死于天花的人数最初是和死于麻疹的人数算在一起的，但从1652年开始单列，自此，记录中死于天花的人数逐步增加。这个统计制度存在很多不足，它高度依赖搜查员的工作，搜查员大部分是中老年妇女，受雇检查遗体以及确认死因。尽管许多搜查员有家政或护理方面的工作经验，但作为女性，她们无法获得专业的医学训练，那些不愿让自家生意受到致命传染病影响的人有时还会向她们行贿。同时，有些幼童可能在天花皮疹症状出现前就去世了，那么他们的死因就会被记为"发烧"，这进一步影响了记录中死于天花的真实人数。可即便存在统计偏差，这些记录也足够清晰地表明，18 世纪初，天花的毒性呈现出增强态势，其致病率也大增。此后，天花疫情进一步恶化。平均而言，在 18 世纪初的伦敦，每 20 名死者中就有 1 名死于天花；到 18 世纪 50 年代时，这个比例翻了一倍。而在大暴发的年份，例如 1752 年，甚至暴增至每 7 名死者中就有 1 名死于天花——当年共有超过 3500 人死于这种疾病。[17]

英国还有 9 成人口生活在伦敦之外的地区，对于他们而言，天花致死率随着疫情趋势的变化不断波动。如果两波疫情间隔太久，群体免疫水平就会下降，下一波疫情就会变得异常凶猛，造成大量死亡。农村地区的人们对这种疾病的恐惧也随之加深，一些居住在乡下的人会主动采取隔离措施，避免接触潜在感染者。为了逃离天花的魔掌，贵格会成员、诗人约翰·斯科特（John Scott）的父母举家从伦敦搬迁至赫特福德的阿姆韦尔村（Amwell），他们不让约翰去学校，也切断了他和文学界的一切联系，这些措施保护了这个天赋异禀的孩子。1766 年，托马斯·迪姆斯代尔为 35 岁的约翰接种了人痘，至此他才终于摆脱了"对瘟疫的恐惧"，能够再次回到伦敦——此前的 20 年里，他只回过伦敦一次。[18]

对绝大多数人，尤其是穷人来说，这种极度严格的规避措施无异于天方夜谭。正如后来法国科学家拉孔达明（Charles-Marie de La Condamine）在那场著名的支持人痘接种的演讲中所说，天花就像一条深不见底、水流湍急却几乎每个人都必须渡过的大河，那些尚未过河的人无时无刻都处于随时有可能被迫入水的恐惧里。[19] 人们基本上只能无力地接受宿命，甚至有人觉得最好让孩子早点感染，这样家庭的经济损失能小一些。尽管如此，大多数死于天花的病人为儿童：在英国的城镇中，死于天花的患者中有 9 成年龄低于 5 岁；同时，每年有七分之一的俄国新生儿和十分之一的瑞典新生儿死于天花。[20] 家长们得到的建议是，在孩子得过天花之前不要统计自己的子女数量。在赫特福德毕晓普斯托福德镇（Bishop's Stortford）的圣米歇尔教堂中有一块纪念碑，上面刻着梅普斯登（Maplesden）家 7 名子女的名字。1684 年秋天，其中 6 个孩子在 5 周内先后离世，他们的年龄从 5 岁至 20 岁不等；次年 6 月，最后一个孩子也不幸撒手人寰。

不只是家庭的财务负担，肆虐的天花对社区经济也造成了极为消极的影响。穷人家里的顶梁柱染病倒下时，教区就需要顶上，为这个家庭提供支持，这笔不菲的开销让教区捉襟见肘，教区不再能维护公路和桥梁等基础设施——这些事情原本也是其职责。埃塞克斯郡从切姆斯福德（Chelmsford）至布伦特里（Braintree）的繁忙公路上有一座木桥，1712 年，负责维护该桥的 3 个教区联名向当地的季度法庭① 提交了请愿书，他们陈情，"本季度天花疫情一波

---

① 英国在郡或自治市一级设立的基层刑事法院，受理程度较轻的刑事案件，一年之中每季度至少开庭一次，故名"季度法庭"。——编者注

未平一波又起"，没钱支付修桥的费用了。[21]

城镇中的天花疫情会打乱日常生活秩序。集市因之关闭，买家和卖家的身影消失不见，商贸活动遭到破坏。为了阻止病毒传播，学校常常一关就是好几周，不仅中断了在校生的学业，还会让学校经营者深陷债务危机。教会的布道以及洗礼、婚礼等仪式也受到影响。国家机器运作亦会受阻，巡回法庭和季度法庭往往选择暂停工作或转移至远离疫区的地方。在写给切姆斯福德季度法庭书记员的信中，约瑟夫·金（Joseph King）为自己缺席陪审团一事辩解称：

> 我本应该出席的，但我听说切姆斯福德及其周边地区正在闹天花，我一家老小都尚未得过，这让我十分惧怕，不敢冒险前去。恳请阁下谅解我这一次。[22]

有时，即使城镇中的疫情已经消退，人们还是躲得离城镇远远的，当局不得不发出公告，宣布本地已经没有天花，商业活动也可以恢复了。

天花的症状不仅在患者感染期间表现得十分明显，在染疫过后也会给患者身体留下明显的伤疤，这一点也影响了人们的日常交易。担心染病的富人家会在当地报纸上刊登广告招聘已经得过天花的用人，他们皮肤上的疤痕可作为证明。反过来，求职者则会以此表明自己的既往感染史，即他们已经获得了免疫力，不会对雇主的健康构成威胁。例如，一位寻求奶娘或女仆工作的年轻女子曾将自己描述为："一个干干净净的女孩，已经得过天花，为人诚实，值得推荐。"

有些签了卖身契的学徒选择从师父身边逃跑，在提供赏金招徕他们回来的通告里，也会对这些学徒的外表进行描述。《伊普斯威奇日报》（*Ipswich Journal*）这样描述从洛斯托夫特（Lowestoft）出走的见习铁匠——"年约 20 岁"的罗伯特·埃利斯（Robert Ellis）："红发，得过天花，满脸斑，罗圈腿。"[23] 1735 年一则抓捕强盗迪克·特平（Dick Turpin）的告示说这个罪犯"高个子，面色红亮，脸上都是天花疤痕……穿着一件灰色大衣，戴着浅自然色假发"。[24]

18 世纪的许多报纸都曾刊登大量祛除天花疤痕的药膏、药水广告，其发布者大多是医学界最底层的"江湖郎中"。"达菲医生的神药"，每半品脱的售价为空前绝后的 2 先令，据称可以治疗从坏血病到痛风，从痔疮到宿醉等大病小病，"治疗天花和麻疹也不在话下"。[25] 家庭食谱书里基本上都包含药方和食物搭配方法，也有关于如何在家自制草药治疗天花症状及其疤痕的指南。

对女性，特别是那些处于较高社会阶层的女性来说，天花造成的毁容会导致伤害性极强的后果。丧失无瑕美貌可不只是一桩伤心事，惨遭天花"蹂躏"的脸庞还意味着婚姻前景就此黯淡。满身疤痕的天花幸存者承受了巨大的经济代价，因为她们的市场价值——按照外貌和阶级的标准来衡量——已于顷刻间一落千丈。她们害怕看到镜子中变得丑陋的自己，于是摘下墙上的镜子；为了不吓到陌生人，她们还穿戴面罩和面纱。这些举动表明，女性失去的不仅仅是她的社会地位，一并失去的还有她的身份认同：如果女性存在的意义在于容貌美丽，那么一个遍身疤痕的女人还算是一个真正的女人吗？

尽管有诸如此类的存在主义问题，人们还是找到了办法来保证婚姻市场继续运转。文学领域中出现了一种新文类：天花求爱诗。急于宣示自己的爱意不只浮于外貌的求婚者会援引这些诗句。这类诗歌通常有现成的诗节可用，标题一般是《致一位从天花中康复的淑女》之类的，诗中使用有力的比喻，承认难以回避的现实，但又重申"美丽"的概念："难道脸上有疤，阳光就不再明亮吗？"[26]

然而，在天花这种灾厄面前，诗歌、软膏、灵丹妙药、吸血的水蛭等，这些东西是远远不够的。疫情在加剧蔓延，夺去越来越多人的生命，需要找出一种全新的根治方法来应对。就在小托马斯·迪姆斯代尔随父亲研习医术时，一种终将为人类与天花的斗争带来胜算的医学创新出现在了伦敦。它在英国最初的拥护倡导者并非医生，而是一个身心均遭受过天花重创的女人。

玛丽·沃特利·蒙塔古夫人（Lady Mary Wortley Montagu）是一位贵族母亲，一位睿智、坚定且有勇气的女性。她也很叛逆、时髦，人脉颇广，她深知自己影响力之强大。她认识到人痘接种的医学意义，也知道自己可以以身作则推广它。所有这些因素结合在一起，事情的发展可谓所向披靡。

玛丽·蒙塔古夫人是辉格党议员金斯顿伯爵伊夫林·皮尔庞特（Evelyn Pierrepont）之女，她自幼成长在政治和宫廷的关系网中，很早就对公共世界和她在其中的位置有深刻理解。她求知若渴，能创作诗歌，并自学了拉丁语。她在青少年时期的自述中宣称："我要书写不同寻常的历史，无论我以何种直白的笔法来讲述，其中都必定充满浪漫气息，不含半点虚伪粉饰。"[27]

金斯顿伯爵为玛丽包办了与英裔爱尔兰政治家克洛特沃西·斯凯芬顿（Clotworthy Skeffington）的婚姻，但在1712年——也就是托马斯·迪姆斯代尔出生的那一年——她违抗父命，与贵族政治家爱德华·沃特利·蒙塔古（Edward Wortley Montagu）私奔了。她凭借美貌和智慧名声在外，很快就在宫廷里和伦敦的贵族与文学精英圈子中获得了显赫地位。

但社会地位并不能保护任何人免受天花之害，这种疾病对"高素质"人群和贫苦人民"一视同仁"。1713 年，玛丽深爱的弟弟威廉（William）染疫去世，两年后，26 岁的玛丽也感染了天花。她活了下来，但脸上留下了伤疤，眼睫毛一根不剩，她的目光变得异常犀利，她也永远失去了美貌。

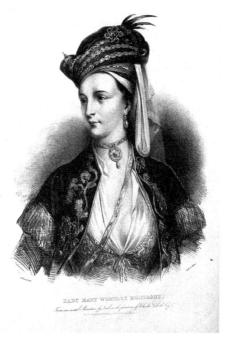

玛丽·沃特利·蒙塔古夫人

1717 年，爱德华被任命为英国驻君士坦丁堡奥斯曼宫廷大使，于是，尚处在创伤余波中的蒙塔古一家动身前往土耳其。在他们抵达后不久，玛丽就见识到了一种令她颇感惊异的天花疗法，这种疗法能战胜残暴的天花病毒。这种疗法就是人痘接种。据她观察，当地的家庭每年9月都会举行天花集会，每次集会上最多会有16名儿童接受治疗。她激动地给她的童年好友萨拉·奇兹韦尔夫人（Lady Sarah Chiswell）写信说，按照土耳其人的做法，老妇人用针头把从天花病人脓疱中取出的一滴浆液刺入孩子的几处静脉，然后用碎核桃壳覆盖住创口。这样一来，孩子会出现轻微的天花病症，恢复后就能得到终身免疫。她说："在咱们那里四处传播的致命天花，在这里却兴不起任何风浪，这都要归功于移植——他们是如此称呼它的。每年都有数千人接受这种手术……但没有因此死亡的例子……我深爱我的国家，无论付出何种代价，我都要在英国推广这项有益的发明。"[28]

玛丽言出必行。她让"一位希腊老妇"用生锈的钝针为自己5 岁的儿子爱德华进行了接种，使馆的外科医生查尔斯·梅特兰（Charles Maitland）全程陪同。接种过程很痛苦，但效果很好。随后，她返回伦敦，迫不及待地想要推广这种医疗实践。[29] 这是个非常完美的时机：经过一个异常温暖的冬天，玫瑰花在 1721 年 1 月就盛开了。4 月，天花"如同毁灭天使一般"开始在帝国首都肆虐。当她的熟人们接连病倒时，玛丽找来梅特兰为她 3 岁的女儿小玛丽接种了人痘。[30] 梅特兰勉强接受了这个任务，但他坚持要让两名内科医生全程在场，"不光是为了孩子的健康和安全着想，也是为了让他们做个见证，这有助于建立这种疗法的信用和声誉"。梅特兰医生在小玛丽的双臂上进行了接种，没有提前放血或催泻，接种后，小玛丽经历了"温和但有益"的病程，身上只出现了几个明显的斑点。[31] 当皇家医学院的 3 位重要成员——其中很可能包括院长汉斯·斯隆爵士（Sir Hans Sloane）——来探望这位小病人时，他们发现她"正在房间里玩耍，心情愉快，身体状态很好，身上还有天花斑点"。[32] 这是英国有记载的首例人痘接种案例。

这是一个里程碑，但就跟科学领域的许多标志性事件一样，可能还有别的道路也通向同一个终点。关于中国和奥斯曼帝国接种人痘的报告在 18 世纪初陆续传到英国，其中影响最大的报告出自希腊裔医生埃马努埃莱·蒂莫尼（Emanuele Timoni）之手，他关于君士坦丁堡地区使用这种方法的简报于 1714 年被递呈给英国皇家学会（the Royal Society）。[33] 蒂莫尼称，君士坦丁堡于 1672 年接触到人痘接种技术，来自黑海东部高加索地区的切尔克斯人和格鲁吉亚人将其传入。经历了"怀疑和疑虑"后，该技术已经普及开来，并大获成功："不论年龄、性别和体质，接受此手术的人……无一因天花死亡。"

英国皇家学会成立于 1660 年，首任院长是牛顿（Isaac Newton），该机构作为英国的国家科学院而蜚声海内外。学会成员想了解更多与此相关的信息。出生于希腊的威尼斯医生贾科莫·皮拉里尼（Giacomo Pylarini）曾在莫斯科、士麦那（Smyrna）以及两地之间的许多城市行医，他证实这项技术属实，并在 1716 年向学会报告称，人痘接种技术在传入土耳其的基督徒社区之前早已于巴尔干和高加索地区成功施行多年。[34] 皮拉里尼和蒂莫尼的论文都发表在了学会的期刊《自然科学会报》（*Philosophical Transactions*）① 上，他

---

① 《自然科学会报》虽非英文直译，但为通行译法。

们的观点在学会成员间引发了讨论，但也止步于此：学会在医学上的保守主义深入骨髓，此后 21 年里，未曾有一次临床试验来验证这种异域老妇操作的怪异疗法究竟是否有效。

同样地，英国的医疗机构也不屑了解民间抗疫手段。在苏格兰和威尔士的部分地区，农村居民一直有"买天花"的习俗：他们会花上几便士，雇人把天花痂皮拿在手里或擦在儿童的皮肤上，或许初衷是通过把疾病转移到另一个人身上来让病中之人痊愈。

结果，无论是科学的报告还是既有的土方子，都没能让英国开始推广人痘接种。反倒是一位决心坚定、见识广博的女性以身作则的行动成了催化剂，她饱含激情，对自己所做之事的重要价值深信不疑，情愿为此赌上自己孩子的生命。小玛丽·蒙塔古的接种并未见报，但凭借着她母亲深厚的人脉和良好的声望，这一消息很快就在伦敦上流社会的圈子里传开了。在 1717 年的天花疫情中痛失两名爱子的詹姆斯·基思（James Keith）医生是小玛丽顺利康复的见证者之一，他很快也为自己 6 岁的儿子彼得（Peter）安排了接种。通过让自己的女儿在英国接种人痘并让权威医学家作为见证人，玛丽夫人为人痘接种赢取了认可，使其不再仅仅是引发科学好奇心的"充满异域情调"的东方习俗。她作为母亲的私人行为具有了公共意义。

正如玛丽所期望的，人痘接种成为伦敦精英们追捧的新时尚。她带着女儿登门拜访不同人家，以证明小玛丽的确恢复健康并获得对天花的免疫力。持续不断的疫情也助她一臂之力，使玛丽极受欢迎。首相罗伯特·沃尔波尔（Robert Walpole）[①]的幼子霍勒斯

---

① 英国政治家，通常被称为英国第一任首相。——编者注

（Horace Walpole）①是首批进行人痘接种的贵族子弟之一，此外还有奥地利大使之子、后来的小说家亨利·菲尔丁（Henry Fielding）②及其兄弟姐妹。³⁵ 1723年，玛丽曾向她的姐姐倾诉："宾夫人（Lady Bing）已经让她的两个孩子都接种了人痘……我相信他们不会有问题……全城都在这么做，邀请我去家中拜访的人太多了，我不得不到乡下去躲清静。"

许多地位显赫的家族选择迅速跟进玛丽的做法，其中的一个影响力卓然超群——那就是英国王室。得益于她的出身、魅力和智慧，玛丽原本就和宫廷保持着良好的联系，是圣詹姆斯宫的常客。1714年安妮女王驾崩后，乔治一世（George I）继承了英国王位，玛丽和他是牌友。她还融入了乔治一世的儿媳、聪明且有科学头脑的威尔士亲王妃安斯巴赫的卡罗琳（Caroline of Ansbach）的圈子。

在小玛丽·蒙塔古接种人痘的同一时期，卡罗琳的长女安妮（Anne）差一点命丧天花之手。正因如此，为了保护另外两个女儿，卡罗琳迫切地想获知这种新疗法的更多信息。在亲王妃的鼓励下，包括汉斯·斯隆爵士在内的一批医生成功说服国王，得到在纽盖特（Newgate）监狱的死刑犯身上进行人痘接种实验的许可，被选中参与此次实验的犯人会得到特赦。

1721年8月，这场"皇家实验"轰轰烈烈地开始了，卡罗琳和丈夫——后来的乔治二世（George II）——是其官方赞助人。这场实验没有伦理方面的问题。实验对象是3名男性和2名女性，

---

① 即第四任奥福德伯爵，英国作家。著有《奥特兰托城堡》。——编者注

② 英国小说家、戏剧家，被称为"英国小说之父"。著有《弃儿汤姆·琼斯的历史》等。——编者注

五人均因偷窃假发、现金和波斯丝绸等物品被判盗窃罪，且都起誓从未感染过天花。在斯隆和国王私人医生的注视下，梅特兰在他们的双臂和右腿上进行了接种。此外，还有一名妇女的鼻子里被放入天花痂皮，这是模拟中国的做法。大约有 25 名内科医生、外科医生和药剂师见证了这次实验。

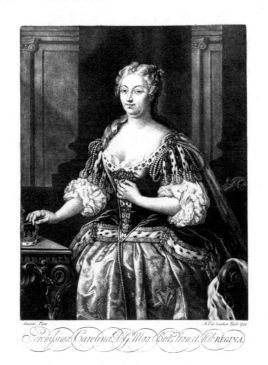

威尔士亲王妃安斯巴赫的卡罗琳

6 名被试者中的 5 人身上如预期出现了数十个斑点，伴有低热症状，并且很快就康复了（但鼻子内贴痂皮的方法被证明会引发极大不适），只有一位男性被试者没有出现任何症状：他为了获得自由而在没得过天花一事上撒了谎。实验的结果让斯隆确信，人痘接种会产生温和的天花症状，而对自然感染过天花的人无效。

还有一个关键点有待验证：由人痘接种引发轻症而产生的免疫力能否完全抵御自然感染？能够找到答案的唯一方式是让接种后的囚犯直接暴露在天花之下。于是，接受过人痘接种的 19 岁的伊丽莎白·哈里森（Elizabeth Harrison）被派去护理数位天花病患，她还需要与其中一位学龄男孩同睡一张床。即便如此，伊丽莎白始终未染疾，对斯隆和他的医生同侪们来说，这足够证明一切了。

但正在纠结到底要不要让两个小女儿接受人痘接种的卡罗琳亲王妃仍心存疑虑。为了验证人痘接种对儿童的作用，她出资赞助了另一场临床实验，这次的实验对象是从威斯敏斯特圣詹姆斯教区选出的 6 名孤儿——他们的身体理论上被视为国家财产。这些孩子在接种后也恢复得很好，《伦敦公报》（*The London Gazette*）刊发广告，宣布为了"满足人们的好奇心"，每天上午和下午这些孩子都会在苏豪区（Soho）的一栋房子里公开露面。[36]

最终，在祖父乔治一世的保佑和议会的许可下，11 岁的阿梅莉亚公主（Princess Amelia）和 9 岁的卡罗琳公主（Princess Caroline）于 1722 年 4 月接受了人痘接种，操刀的是国王的御用外科医生克劳德·埃米扬（Claude Amyand），梅特兰担任助手，斯隆则是监督人。[37]与那些囚犯和孤儿一样，两个女孩很快就康复了，威尔士亲王和亲王妃在各种宫廷场合让她们进行了高调的展示，让她们表演经过特殊编排的舞蹈以示其健康无虞。[38]正如玛丽·沃特利·蒙塔古和几十年后的叶卡捷琳娜二世，安斯巴赫的卡罗琳也意识到，仅凭科学事实本身通常并不足以消弭人们针对人痘接种的疑虑，人际关系和榜样的力量同样至关重要。

自此开始，直到 18 世纪结束，汉诺威王室一直都是人痘接种的坚定支持者。乔治一世派梅特兰去汉诺威为他的孙子弗里德里希（Frederick）接种，并写信给他的女儿、普鲁士王后索菲娅·多罗西娅（Sophia Dorothea），向她推荐这种疗法。[39] 卡罗琳亲王妃和后来的乔治二世的其他子女也都接种了人痘。乔治三世和夏洛特王后的 15 名子女之后都全部进行了接种——尽管他们在这个过程中失去了两个儿子，但仍然坚定不移地支持这种做法，并为托马斯·迪姆斯代尔等英国医生在海外传播人痘接种技术背书。

但是，就在威尔士亲王和亲王妃大力推广人痘接种的同时，抵制这种突破性医疗创新的苗头也出现了。精英阶层的接种需求骤增，其间发生了两起被广泛报道的悲剧：一位伯爵的 4 岁的儿子在由梅特兰实施接种后身亡；此外，赫特福德的一名男性则从家中接种了人痘的孩子身上感染天花而死。第一个案例表明接种人痘本身存在一定的风险，第二个案例则揭示了一个棘手的事实：人痘接种者在康复期间具有传染性。

"皇家实验"结束仅几周后，圣巴托罗缪医院（St Bartholomew's Hospital）的内科医生、英国皇家学会成员威廉·瓦格斯塔夫（William Wagstaffe）发表了一封篇幅很长的公开信，指出人痘接种存在引发意外感染的风险。[40] 瓦格斯塔夫认为，接种人痘就像在一栋房子里故意放火，最后如果发生意外，除了这栋房子之外，周围整个街区都可能受其波及，化作灰烬。他大声疾呼道："面临死亡风险的除了接种者之外，还有那些会被他们感染的人。敬请诸位家长仔细斟酌自己的作为，诸位接种大夫也须确保能够为所有后果负责。"

　　和同时代的其他医生一样，瓦格斯塔夫也试图从传统的体液理论的角度来理解这项新技术。他警告称，注入接种者血液的脓物无法正常排出，每个接种者所需的合适剂量也很难确定。"接种中存在各种不确定性"，不能保证患者获得的免疫力终身有效。

　　瓦格斯塔夫写道，医生不应过分鼓励一种尚无充分理由或事实支持的做法。他酸溜溜地说，多亏了引领潮流的王室家长们，"人痘接种已经流行开来，那些最伟大的家庭全都接受了这种做法"。玛丽·沃特利·蒙塔古用敏锐的洞察力捕捉到了土耳其老妇的医学智慧，并将之带到英国；而这位充满偏见的瓦格斯塔夫医生之所以竭力诋毁人痘接种，也正是因为它起源于东方且来自女性："后世要如何相信，几个来自不识字、无理性民族的无知妇女所做的事情，未经反复检验，突然之间就在这个全世界最上流的国家之一大行其道，甚至还为王室所接受。"

　　另一位批评者外科医生莱加德·斯帕汉（Legard Sparham）则称人痘接种为"时代丑闻"，认为其恶劣程度堪比当时刚刚发生的"南海泡沫"事件（South Sea Bubble）①——一场由贪婪和股市操纵所引发的臭名昭著的金融崩溃。⁴¹斯帕汉认为，人痘接种就是把"有毒物质"注入血液并引发严重的天花，后来所有反对人痘接种和疫苗接种的观点本质上都与斯帕汉一脉相承：为什么要让人刻意

---

　　①　"南海泡沫"事件指18世纪初英国殖民公司进行股票投机的事件。英国贵族于1711年建立南海公司（South Sea Company），并取得特许状，在南美经营奴隶贸易和捕鲸业务。它虚构未来繁荣景象，成立许多虚假的附属公司，诱骗投资，引起股票投机热潮，股价暴涨。不久股票行市暴跌，成千股票持有者破产。——编者注

暴露于危险中，只是为了抵御在未来或许能够避免的风险吗？

斯帕汉认为，这种做法就像牙疼的人建议别人拔掉整口牙以免日后同自己一般遭牙疼的罪，或士兵让战友开枪把自己打死以免战死："一个人，原本健康无虞，却中了某些唯利是图者的狡猾诡计，情愿主动患病，期望换得未来的健康。"

斯帕汉善用华丽辞藻，他是最早利用概率来批判人痘接种的人之一；不过后来，概率以其更为严谨的形式成为推广这项新技术的核心概念。他极尽讽刺地写道："在天性的驱使下，人类会倾向于在性命安好之时拿命去赌，因为活下来是有概率的，这是一件多么值得敬佩的事情呀！"最后，他又对主张推广人痘接种的医生们进行了一通挖苦，进而掀起一阵风潮："我们处境艰难，而这些先生们、这些新疗法的实践者们，正'亲切友好'地为这困境添砖加瓦。"

并非只有医生们带着怀疑态度撰写各种小册子、批判这种新实验。一些教会人士也抵制人痘接种，他们认为这是在蔑视神的意志。埃德蒙·马西牧师（Reverend Edmund Massey）在伦敦霍尔本（Holborn）圣安德鲁教堂的讲台上公然谴责人痘接种是罪孽深重的邪恶行径，他称恶魔本人正是接种的首位实践者，因为《圣经》中记述恶魔用瘟疫般的疖子折磨约伯。[42]他辩称，神之所以降下疾病，"要么是为了考验我们的信仰，要么是为了惩罚我们的罪恶"，因此，对其进行干预会打乱神的计划——如果不必再担心报应，人类势必会沉沦在无尽的罪恶中。

这位牧师愤怒地表示，那些想控制疾病的医生实际上是在扮演上帝："我会毫不客气地称之为邪恶行径，它僭越了自然法和神法的权威，意图将神圣意志逐出世界，以滋养罪孽与悖德之事。"

对人痘接种有效性和道德性的批评，立刻引起了其支持者的反击。苏格兰医生、数学家和讽刺作家约翰·阿巴思诺特（John Arbuthnot）站出来为人痘接种辩护，逐一驳斥了斯帕汉和马西的观点，阿巴思诺特的这一举动也成了伦敦等地的咖啡馆和酒吧中的热门话题。[43] 他的小册子于 1722 年 9 月匿名出版，毫不留情地指出了斯帕汉、马西二人存在的偏见，并指责急于诋毁新技术的"反人痘接种者"（这可能是该术语首次出现在纸面上，当今反疫苗者的称呼就由此演变而来①）持有"自相矛盾且变化无常"的观点。

阿巴思诺特以数字作为武器。他根据伦敦死亡统计簿，估算出自然感染天花的死亡率为十分之一；相比之下，人痘接种的意外死亡率仅约为百分之一。这位数学家的观点为比较原则奠定了重要基础，但他并未提供能够支持其估算的数据。

阿巴思诺特论证道，与自然感染天花相比，接种人痘的生存概率更大，因为接种者可以选择在有利的环境中完成接种：适宜的季节；体液处于平衡、身体处于"温和凉爽"状态的时机；以及提前准备的合理膳食，从而避免"醉醺醺"地染病。接种人痘不是为了躲避或抵御天花——恰恰相反，它会让人经历整个天花病程，但通过悉心准备和精确控制，这个过程会变得相对温和，接种者的安全能得到最大程度的保障。

针对斯帕汉所持的不应人为制造疾病的观点，阿巴思诺特指出，许多标准医疗实践——例如清创、放血和截肢——都是通过人

---

① "反人痘接种者"，英文原文为 anti-inoculators。"反疫苗者"（anti-vaxxers）的构词方式与之相同。

为加速自然病程来进行预防和治疗。确实，如果不进行实验的话，怎么可能有那些医学发现呢？"在所有这些问题上，人类逐渐学会了用常识和概率来掌控自身。人类事务中不存在绝对的确定性。"

言辞犀利的阿巴思诺特对应付马西牧师几乎没有任何兴趣，因为这位神职人员似乎已经"把神职身份丢在了一边"，开始扮演医生的角色了。这位牧师没有提供任何证据证明，出于善意引发疾病在神看来是不合法的；而且，鉴于人的体内都有致命的天花"种子"，医生有义务尽其所能让人免于危险。基于同样的理由，选择接种人痘的人也并非丢失了对神的信仰。阿巴思诺特写道，如果某人在火灾发生时跳窗逃生，"就算他是在生命尚且无虞时就跳了窗，这也肯定不会被视作背弃神意"。

在王室成员完成人痘接种短短数月后，论争阵营已经清晰划定：这是一场用小册子作武器的激烈战争，一方是这项新技术的支持者，另一方则是反对人士，他们轮番上阵、发表高论、大声疾呼，争吵甚嚣尘上 100 多年。天花人痘接种是全世界首个预防性医疗措施，它的引入撼动了既有观念，人们的意见也因此产生较大分歧。就在此起彼伏、无休无止的争论声中，天花变得越发严重，死亡人数持续飙升。

关于人痘接种这一重大医疗突破的消息通过小册子和报纸传出了伦敦，此时，约翰·迪姆斯代尔正带着他年轻的儿子托马斯在埃塞克斯郡巡诊，但没有任何证据表明他们的做法因此而发生了改变。在为天花患者提供治疗时，约翰使用的仍是和其他病人一样的传统体液医学技术，依靠放血和清创来恢复患者的体液平衡并祛除疾病。

　　1730 年，约翰·迪姆斯代尔去世，享年 55 岁。他在世的儿子中，年纪最大的罗伯特接手了他的事业，18 岁的托马斯则被送往伦敦学医。几十年前，托马斯的祖父曾因无照行医入狱，他的父亲也没有接受过正规医疗培训，但在托马斯这里，情况发生了变化，他在索思沃克（Southwark）圣托马斯医院研修外科医学。18 世纪初，随着大规模城市建设计划的进行，医院的医学教育也实现了正规化：此前，医学生的地位相当于执业医生的学徒，对他们的培养过程杂乱无章且充满随机性；现在则有了基础性规章制度，用以控制入学人数和每位医生最多能带的学生数量。学生们还有机会参加医院举办的知名专家讲座和解剖课。

　　根据托马斯后来的记述，负责培训他的是"解剖名师乔舒亚·西蒙兹（Joshua Symonds）先生，他是圣托马斯医院的外科医生，在手术室中讲授解剖学课程，我入学后不久，他又被选为外科医生大厅的解剖示范员"。[44] 解剖学是圣托马斯医院最有名的专业，其实践教学质量极高。学生们会挤满整个大厅，观摩医学精英解剖尸体。西蒙兹去世后，托马斯又报名接受其继任者和另外 3 位"品德高尚的医生"的进一步培训，"我每天都有机会参与他们的医疗实践"。这与在塞登加农教区上门问诊的经历截然不同。托马斯在圣托马斯医院的学习环境是英国领先的，老师们也都是最顶尖的水平。

　　他在伦敦学习期间，一场悲剧给迪姆斯代尔家带来了沉重的打击。托马斯时年 24 岁的姐姐苏珊娜因罹患天花外加早产不幸去世。他们的母亲苏珊娜·迪姆斯代尔在日记中写道："我亲爱的孩子……于 1732 年 2 月 20 日离开了人世，几天之后，她的儿子也随她而去，他们的遗体被埋在毕晓普斯托福德。"[45] 跟玛丽·沃特利·蒙塔古一样，托马斯也因"斑点怪兽"失去了一位至亲。或许，在这项事业中，迎头抗击天花的勇者们多少都带有一些个人感情因素。

两年后，年仅 22 岁的托马斯顺利毕业，以外科医生的身份立足社会。他年轻英俊，面庞宽阔，下巴凹陷，总是神情严肃。他职业生涯的起点并非埃塞克斯郡而是赫特福德，因为他从膝下无子的表叔约翰·迪姆斯代尔爵士（Sir John Dimsdale）①那里继承了一处房产和一家诊所。此前一段时间，托马斯都是去恩菲尔德（Enfield）的贵格会堂参加礼拜，按照教派传统，该堂的教友为托马斯向赫特福德贵格会团契出具了一份推荐证书，上面有 6 位证明人的签名，时间是 1734 年 5 月 29 日。证书上写道：

> 于我辖区居住期间，他谈话条理清晰，私生活干净无暇，父母都是高贵之人。我们诚挚推荐他接受你们的关怀与庇护；我们殷切希望他能保持谦卑，常在真理中行走。

此后 5 年内，这位年轻的外科医生业务逐步精进，也愈发能够满足他从出生就浸润其中的信仰的殷切期望。但是，1739 年，他做出了出乎所有人意料的举动，此事让他至少在一段时期内与贵格会渐行渐远。他与有其他信仰的女性结婚了。[46]

---

①　与迪姆斯代尔医生的父亲同名。——编者注

第二章

致命乐透

人人手中都有一张死亡奖券，每年都有许多人不幸中奖。

——拉孔达明[1]

1739 年 7 月 13 日，伦敦保罗码头。阳光透过高高的拱形窗，洒在圣贝内特教堂（Church of St Benet）的地板上，此时，教堂内正在举行婚礼，新郎是托马斯·迪姆斯代尔，新娘是赫特福德下议员纳撒尼尔·布拉西（Nathaniel Brassey）的独女玛丽·布拉西（Mary Brassey）。克里斯托弗·雷恩（Christopher Wren）设计了这座由牛血色红砖和波特兰石建成的教堂，它坐落于帝国首都的中心地带，正好处在泰晤士河和圣保罗大教堂（St Paul's Cathedral）之间——后者同样是雷恩的杰作。婚礼上，托马斯和玛丽在英国圣公会牧师面前宣读了婚礼誓言，这公然违背了贵格会拒斥神职制度、重视个人"内心灵光"的原则。这场婚礼被载入圣公会的教区记录，而在贵格会自己一丝不苟的记录里，则充满了对托马斯"外婚"的错愕，以及教友们为劝他悔改所作的努力。

从社会关系的角度看，这桩婚事对雄心勃勃的外科医生托马斯来说并无不妥，甚至还有诸多利好因素。玛丽的父亲纳撒尼尔·布拉西不仅是政治家，还是银行家，纳撒尼尔的父亲是富有的银行家且信仰贵格会，不过纳撒尼尔并未将父辈的贵格会信仰一并继承下来。玛丽的妈妈碧希娅（Bithia）是约翰·弗赖尔爵士（Sir John Fryer）之女，弗赖尔爵士拥有男爵爵位，是商人，还是有名的长老会信徒。但对于赫特福德贵格会的教友们而言，与教外之人结婚是"不守规矩之举"，这会破坏社群的纯洁性，不能坐视不管：约翰·普赖尔（John Pryor）和托马斯·格拉布（Thomas Grubb）被派往托马斯·迪姆斯代尔家，他们的任务是"努力使他认识到"自己的错误。[2]二人确实去拜访了托马斯，不过，赫特福德贵格会组织的记录显示，托马斯虽洗耳恭听却不为所动。记录称"他当下似乎不愿倾听真理之声"，并且二人表示会再次前去拜访。后来，第二次拜访也失败了，但教友们坚持不懈，"本着对他的关怀"，决定再给他一次机会，让他迷途知返。

1741年，普赖尔和格拉布第三次叩响了迪姆斯代尔家的大门。这一次，托马斯告诉他们，他已经没有什么要向贵格会交代的了。二人终于放弃了"让他认识并承认自己所犯错误"的希望。针对托马斯的所作所为，教友们起草声明称，他迎娶了一位"不属于我们这一宗教团体的人，这一做法违背了善的秩序，也破坏了公谊会的既有纪律"，并且经过教友们的屡次请求仍拒不悔改。赫特福德贵格会团契认为他的行为"与我们共同信奉的信仰相抵触"，进而宣布"直到他为上述罪行真心感到悲痛之前，我们无法将他视为贵格会的一员并与他团结一致"。这份声明被宣读后，于1742年送到托马斯的手上。这名从小到大一直是虔诚信徒、其信仰传承可以追溯至该教派建立之时的年轻人已经——按照贵格会独有的说法——被

"抛弃"① 了。

对托马斯·迪姆斯代尔来说，要在赫特福德这个小小的集镇上冲破贵格会信仰的束缚，是一件需要极大的勇气的事情，更何况他很可能还面临家人的反对。但他总是深思熟虑后再作决定，并非会轻易改变自己想法之人。他深爱着玛丽·布拉西，哪怕与她结婚需要站在牧师面前起誓，他也选择一往无前，心甘情愿承担后果。被逐出贵格会后，他挣脱了令人窒息的条条框框，可以自由地追求医学抱负，并攒下一笔可观的财富——尽管他自己不愿意承认，但他其实是很爱财的。

这对新婚夫妇不曾料想的是，托马斯的自我牺牲只换来短短几年幸福时光。1744 年 2 月，二人喜结连理后不到 5 年，玛丽便撒手人寰，且未留下子女。托马斯 32 岁就痛失爱妻——他情愿为之抛弃信仰——成了鳏夫，这让他备受打击，陷入迷惘。他去找好友约翰·福瑟吉尔博士（Dr John Fothergill）寻求建议。福瑟吉尔是贵格会成员，出生于约克郡（Yorkshire），是一名天赋异禀的内科医生，也是托马斯·迪姆斯代尔在圣托马斯医院的同僚。

后面发生的事情证明，福瑟吉尔的支持实质性地改变了托马斯的人生轨迹。当时，福瑟吉尔在伦敦的医学界和贵格会圈子里都颇具影响力，他为悲痛不已的年轻鳏夫托马斯提供了一个转移注意力的方法：和他一起为英国军队筹款，支持镇压詹姆斯党，后者是试图推翻汉诺威王朝乔治二世的统治、复辟信仰天主教的斯图亚特王朝的苏格兰叛军。³1745 年末，趁英军大部队被欧陆战事

---

① 原文为 "disowned"，意指被驱逐出教。

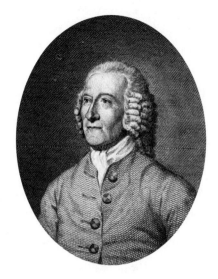

约翰·福瑟吉尔博士

牵制之机，"小僭王"查尔斯·爱德华·斯图亚特王子（"Young Pretender" Prince Charles Edward Stuart）带着苏格兰人朝伦敦进发，已行进至英国境内，即将到达德比郡（Derby）。英国志愿军集结起来为保卫王室浴血奋战，但他们补给不足，衣物单薄，很难挨过异常寒冷的冬季。贵格会信奉和平主义原则，其信徒不可参战或资助军火，于是他们选择筹集资金来为士兵——总数大约为1万人——提供双排扣毛料马甲和马裤。[4] 这是非常有实际意义的善举，托马斯出于良心捐了不少钱。

衣物短缺并非是英军面临的唯一困难：他们想阻击叛军，但军医稀缺，疲于应对伤病——托马斯终于有机会提供专业帮助而非仅进行慈善捐赠了。他仍然沉浸在悲伤的情绪中，觉得自己没有理由继续留在赫特福德"不务正业"，再次向福瑟吉尔寻求建议后，他成了一名不收费的志愿军医。[5]他北上兰开夏郡（Lancashire），在普雷斯顿（Preston）加入了坎伯兰公爵威廉·奥古斯塔斯王子（Prince William Augustus, Duke of Cumberland）[①]率领的皇家陆军，并随队开赴卡莱尔（Carlisle）——苏格兰军队在撤退过程中占领了这座被守军抛弃的城市。

托马斯为自己"做了一份有用的工作"而感到解脱，此后他回到赫特福德，未曾想，在这里，他再次邂逅了幸福。1746年4月，英军终于在卡洛登战役（Battle of Culloden）中重挫并镇压詹姆斯党人叛乱。不到两个月，托马斯再婚了，而且这次的结婚对象——他亡妻的表妹安·艾尔斯（Ann Iles）——仍非贵格会教友。二人的婚礼在伦敦霍克斯顿阿斯克医院（Aske's Hospital in Hoxton）的礼拜堂举行，这栋带有柱廊的优美建筑归男装公会（Worshipful Company of Haberdashers）所有，该协会是伦敦的一个历史悠久的商业行会。托马斯·迪姆斯代尔这位原本隶属贵格会的局外人如今已被男装公会接纳，并成为会员。他的妻子安来自赫特福德附近的罗克斯福德村（Roxford），嫁给托马斯时带了9000英镑巨款作为嫁妆。为此，她的家人甚至起草了一份婚前协议，规定了在二人婚姻出岔子的情况下这笔钱应如何处理。

托马斯曾一度深陷丧妻之痛，并自我放逐于贵格会社群之外，但此时，他已经从悲痛中走出来了。虽然安的娘家人态度很谨慎，但他们二人的婚姻持续了32年之久，还养育了7名子女。在安去

---

① 英国将领。1746年指挥军队镇压詹姆士党人叛乱。——编者注

世时，托马斯写道："我们两个一致认为，我们的结合无比幸福。"他把美满的婚姻生活归功于妻子"富有魅力、顺从的脾气和对我的温柔关怀"，并坦陈"我内心很清楚，我有缺点，但我的爱人非常伟大"。[6] 此时的他也有了经济上的安全感。此前，财务问题一直困扰着他，甚至在他事业蒸蒸日上的时候也是如此——在仅仅三代人之前，不从国教的迪姆斯代尔家还饱受贫困和牢狱之灾的折磨，受此氛围熏陶的托马斯深知，唯有金钱可以确保他在世上的地位。除了安带来的财富之外，托马斯还从父亲约翰·迪姆斯代尔那里继承了大笔遗产；约翰的遗孀苏珊娜·迪姆斯代尔夫人于 1745 年去世后，这笔资产又进一步得到扩充。苏珊娜的遗嘱提及"我名下的各类马车①"，这反映出当时英国一名事业有成的医生所拥有的交通工具种类之丰富，以及他生活的阔绰程度。[7]

在短短几年时间里，托马斯经历了爱与别离，这两段经历也表现出他追随自己内心所想的坚定意愿，为此甚至不惜违逆他那道德高尚但充满条条框框的宗教社团。他曾建立起自己的事业，又自愿放弃舒适的小镇生活，在严寒的冬季去往棘手的战争前线医治伤病军人。他仍旧秉持贵格会的和平主义信念，却也目睹了战争现场的残酷和背后的政治运作。也是在这一时期，托马斯在行医中引入一种突破性的新技术——它极为重要，托马斯恨不得让它马上实现普及。这项技术就是天花人痘接种。

当托马斯·迪姆斯代尔开始为赫特福德等地的居民接种人痘

---

① 此处"各类马车"原文为"carriages, chariots, chaises"。具体而言，在 18 世纪的英国，carriage 一般指双排座大型马车，通常没有封闭式车厢；chariot 是一种仅有单排座椅的封闭车厢式马车；chaise 则为敞篷的轻便型马车。

时，关于这项技术的争论已经过了用言辞激烈的小册子相互攻讦的阶段，至少在医学界内部，人们对该技术起到的积极作用达成了广泛共识。玛丽·沃特利·蒙塔古的宣传活动和随后的"皇家实验"引发了公众对人痘接种这种预防性治疗手段的强烈兴趣和激烈争论。但仅凭榜样的力量并不能完全解决问题——这些关于公主、囚犯和孤儿的叙事即将让位给一种新手段，它对于人痘接种的普及而言十分关键：在统计数据面前，一切难题都会迎刃而解。

如上文所述，1721 年 8 月，纽盖特监狱的犯人们接受了人痘接种实验，此后不久，托马斯·内特尔顿（Thomas Nettleton）就从报纸上获知这一消息，他是一名内科医生，毕业于荷兰名校乌得勒支大学（Utrecht University），在家乡约克郡西区的哈利法克斯（Halifax）工作。哈利法克斯的主要产业是羊毛纺织，横扫英国的天花疫情对这座城市及其周边丘陵地带的村落造成了巨大破坏，许多人不幸殒命。面对重病的患者——"他们的状况令人叹惋，到了不得不承认没有任何手段能缓解他们痛苦的地步"——内特尔顿作出了一个激进的决定：他要亲自尝试这种"有望使许多人轻松、平安地度过残酷瘟疫"的新技术。[8] 几年前，英国皇家学会的期刊上曾介绍土耳其实施人痘接种的做法，内特尔顿按照文章记载的方法，在一名被试者的一侧手臂和对侧腿上做了切口，并向其中注入两到三滴从天花病人身上取出的脓液。这一疗法的效果"远超我的预期"，这让他倍感欣慰。首位被试者顺利康复后，内特尔顿又用他自己摸索出的简易技术为当地 40 多人进行了接种，其中无一人死亡，副作用也不甚明显。天花的残酷性处处可见：在内特尔顿的记录中，他为一名女孩接种了人痘，而这个女孩的家人"此前已经因天花而先后埋葬了 3 个子女"。

弊端只有一个：他的努力遭到了许多"无恶意"的"激烈反对"，他们认为人痘接种并不合法，有的甚至还散播"错误的、毫无根据的言论，极大地歪曲了事实"，这让内特尔顿有些沮丧。流言让一些家长迟疑、却步，他们拒绝为自己和孩子接种，最终为此付出生命的代价。人痘接种才刚刚起步，而反对接种的虚假消息就随之出现并更为迅速地四处传播。

远离伦敦、独自开展试验的内特尔顿需要首都伦敦的证据说服当地的反对者。他把自己的研究发现分享给了他在伦敦的朋友和同行威廉·惠特克（William Whitaker）医生。惠特克把内特尔顿的信交给了英国皇家学会的秘书詹姆斯·朱林（James Jurin）——一位颇有名望的内科医生和老练的数学家。此举意义非凡。1722 年 5 月，就在两位公主接种人痘后不久，英国皇家学会听取了这份来自哈利法克斯的惊人报告，朱林立刻请求内特尔顿提供更多信息。内特尔顿在答复中报告了自己的研究近况，以及"在我们经验允许的范围内"对天花自然感染和人工接种的危险性"进行对比"，以评估该疗法是否安全的决定。[9]

内特尔顿收集了约克郡及附近兰开夏郡、切斯特郡辖下各个城镇（包括哈利法克斯在内）的天花死亡数据。他发现，在疫情期间自然感染天花的 3405 人中，有 636 人死亡，死亡率几乎达到五分之一；相比之下，他在当时予以人痘接种的 61 人则全部存活。他做了一个简表，把每处地点的天花病例和死亡人数明列其中，并把这种对照的做法推荐给朱林："我很清楚，你在得到确切结论之前，一定要先进行大量观察。"内特尔顿指出，即便有人在接种人痘后死亡，至少还可以用所谓的"商人逻辑"来衡量这些数字："把盈余和亏损记下来，看看差额是出现在哪边……然后再作出相应的判断。"

以今天的眼光来看，内特尔顿对死亡率进行比较的做法似乎没什么特别之处，但在医学史上，这是一个标志性事件。1722年内特尔顿对接种人痘安全性的分析可以说是已知的首次在医疗手段效用评估领域应用量化方法。[10]这位来自约克郡的医生使用直接获取的数据来评估这项新技术，用数据证明，而不是按照以往惯常的做法，基于个别医生依据少量病例形成的主观意见，或是依靠上溯至古典时代的传统权威得出结论。

在纽盖特监狱囚犯身上进行的实验招致了部分伦敦居民对人痘接种的抵制，面对这一状况，朱林接受了内特尔顿的提议，准备用量化的方式确定这种新疗法到底安不安全。他开始对数据进行分析，但走的是阿巴思诺特的老路，即根据不甚可靠的伦敦死亡统计簿登记的历史数据计算天花的死亡率。众所周知，伦敦死亡登记簿上登载的死亡原因并不可靠。不过，考虑到许多婴儿在有机会接触到天花之前就会因其他疾病而夭折，朱林还是对统计方式作出了一些调整。他最终做出的表格显示：平均而言，除婴儿外，人类自然感染天花后死亡的概率为七分之一或八分之一。

除了对某种特定疾病的死亡率进行量化之外，我们还可以更进一步，对其相应干预手段的致死风险进行量化，内特尔顿的做法就是示范。运用"商人逻辑"对两组数据进行对比，至少有助于我们回答人痘接种带来的两大疑问：该疗法的风险是否显著低于天花自然感染？以及，它能否提供终身免疫？与内特尔顿一样，朱林也开始搜集关于这一新疗法的最新数据。与通过挨家挨户登门拜访和在英国北部各地的熟人网络收集信息的内特尔顿相比，身为英国皇家学会秘书的朱林更容易得到英国全国范围内甚至国外的大规模数据。他首先筛选出了 15 名开展人痘接种的带头人，主要是专业的医疗工作者，包括内特尔顿以及御医查尔斯·梅特兰和克劳德·埃米扬等，但除他们之外，还有一名"来自莱斯特郡（Leicester）的妇女"位列其中，她成功地为 8 人完成了接种。在由这 15 人接种的 182 名天花患者中，仅有 2 人死亡。[11]

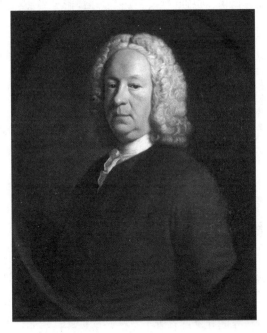

英国皇家学会秘书詹姆斯·朱林博士

几乎在同一时间，大西洋彼岸的新英格兰殖民地波士顿也在进行类似的实验。著名的清教牧师科顿·马瑟（Cotton Mather）从他的仆人奥尼西姆斯（Onesimus）那里听说了人痘接种。奥尼西姆斯对马瑟解释说，这在他北非老家那里是常规操作，他本人也早已完成了接种。[12] 与内特尔顿一样，马瑟从《自然科学会报》上读到了有关奥斯曼帝国境内人痘接种实践的报告，他发现这竟然就是自家男仆说过的那种技术，于是他给英国皇家学会写了封信，表达了自己的难以置信："这项技术应该在英国开展实验并进行推广，但我们竟然还无动于衷？"1721 年，一艘停靠在波士顿的船把天花疫情带到了这座城市，值此之际，马瑟成功说服了当地一位名为扎布迪尔·博伊尔斯顿（Zabdiel Boylston）的医生对人痘接种进行实验。这项提议引发了激烈的争议——有人甚至向被试者睡觉的房间扔了一枚点燃了引信的手榴弹，幸好它最后哑火，并未爆炸。手榴弹上绑着一张字条："科顿·马瑟，你个狗东西，去你的吧。我用这玩意儿给你接种，崩你一脸麻子。"到最后，实验结果的"爆炸威力"远超这枚哑弹：在接种人痘的近 300 人中，只有 5 人死亡；相比之下，在这波疫情下以自然途径感染天花的 5000 余名波士顿居民中，死亡人数接近 900 人。[13]

在英国皇家学会位于伦敦弗利特街克兰大楼（Crane Court）的总部里，戴着垂肩假发的朱林面色凝重。他正在伏案工作，有条不紊地计算着来自欧洲和美洲的实时数据。终于，他放下手中的笔，吹干一组新表格上的墨水。这些最新数据——它们全部基于直接观察，朱林强调其来源具有十足的权威性——表明，在新近暴发的几次天花疫情中，全年龄段自然感染者的死亡率几乎高达五分之一，也就是将近 19%。与此同时，在英国，人痘接种的致死率仅为九十一分之一，也就是稍稍高于 1%。波士顿的情况稍有不同，当地的人痘接种实施范围更广，就连孕妇和围生期妇女也接种，即便如此，其致死率也不过六十分之一。[14]

人痘接种的相对安全性已经很明晰了，但朱林并未叫停他的数据收集计划，反倒加大了收集力度。他决定编写年度报告，"直到人痘接种的实践能够建立在坚实而持久的基础之上，或是被公正地彻底摒弃"。只有"事实和经验"能带来答案。他年复一年地在《自然科学会报》上刊登广告，呼吁接种师们把接种者完整准确的病历和完成接种后的结果寄送给他。来自英国内外的内科医生、外科医生、药剂师乃至许多非专业接种师为他提供了海量的数据。博伊尔斯顿从波士顿漂洋过海来到伦敦，亲自向英国皇家学会呈上了他的专著，在此书中，他详细记录了自己在新英格兰为不论黑奴还是白人实施的每一例接种，并提出了关于人痘接种作用原理的猜想。

朱林和他的继任者约翰·雅各布·舍赫泽博士（Dr Johann Gaspar Scheuchzer）[①]不厌其烦地核查了每一宗病例，补全其中缺失的细节，并提取出关键数据。他们每年都会发布报表，按照年龄分组展示各个年度天花的自然死亡率和人痘接种致死率。他们的报告中还提供了人痘接种致死病例的临床细节，旨在充分保证透明度，让读者能够自行评估风险。围绕着人痘接种的争论不断升级，面对双方的争论，舍赫泽承诺道："我将不断努力，摒除我个人观点的影响，行历史学家之职责，准确、中立地陈述通过调查发现的事实。"这项计划于 1729 年宣告结束，共产生了 897 份在英国接受人痘接种的案例报告和 329 份在波士顿以及其他地区接种的案例

---

① 17、18 世纪重要的自然科学家和博物学家，著有《神圣自然学》。——编者注

报告。[15] 经统计，人痘接种的总体致死率仅为不到五十分之一，远低于天花自然感染超过六分之一的致死率。

历史的发展证明，朱林这一数学方法是颠覆性的，不仅因为它提供了有分量的支持人痘接种的证据，还因为该方法本身所具有的、以事实为基础的公正性——这在高度情绪化的激烈论战中显得难能可贵。口耳相传的经验本质上充满主观性，容易被人曲解以证实其心中既有的观点；而匿名化的数字则赋予所有数据相同的权重，因而可以让人进行更冷静的分析。来自兰开夏郡博尔顿（Bolton）的内科医生托马斯·迪克森（Thomas Dixon）曾于 1726 年致信朱林，对其表示赞许："我认为你致力于用事实说服世界的方式公平、公正，并且我认为只有这种方式才能消除对人痘接种的偏见。"[16] 诺丁汉郡（Nottingham）的约翰·伍德豪斯博士（Dr John Woodhouse）则发来了他"衷心的感谢"，他预测，朱林的年度报告终将"说服所有反对人痘接种的人，并将这种医疗实践确立下来以造福全人类"。

虽然迪克森博士等医疗同仁皆抱有热忱，但其实"说服世界"这个任务远比他们所设想的更具挑战性。数字论证在医学领域一登场，就遭受了现代统计学方法仍然无可避免的质疑：它使用的数据正确吗？用于对比的标准公平吗？批评的声音指出，在英国，接受人痘接种的群体大部分来自健康状况良好的富裕阶层，从他们身上得出的统计结果并不能用来和自然感染天花死亡人群的数据对比，因为后者通常是健康状况欠佳的穷人。

1724 年的一篇文章赞扬了朱林运用"清晰明确的事实来证实或推进人痘接种"的努力，但也不无讥讽地指出，他的数据并未"驯服"那些反对此疗法的声音：

它的反对者是用怎样的暴戾和恶意在对待它啊！新闻报刊上充斥着虚假的断言，对真理毫无顾忌地羞辱！不，就连讲坛也在牧师的狂热之下颤抖着……它被说成是蓄意谋杀！是新型的、邪恶的推定！是对上帝特权的侵犯！是在用人类的傲慢取代上帝的工作！[17]

尽管批评声四起，知识建立的基础还是向实证主义的方向发生了不可逆转的转变。英国医学界越发重视实证经验和直接证据，而非承袭自前人的理论。实证原则早在 17 世纪的科学革命中就已被确立，在这一意义上，医学界的行动其实已经算是迟到。英国哲学家弗朗西斯·培根（Francis Bacon）于百年前为所谓"自然科学"——基于经验的新科学形式——改革开创先河，他敦促人们摒弃传统权威的教条，转而支持以直接的、有章法可循的自然观察和归纳推理为基础的科学探索。在培根对新科学的论述里，作为分析基础的计算过程至关重要：《新大西岛》（New Atlantis）中，培根描绘了他理想中的科学社会乌托邦，这个社会设有研究机构，在其中工作的"编纂者"负责将实验结果整理成表格，"以便更好地梳理通过观察搜集的内容并从中发现真理"。

培根被誉为"经验主义之父"，他的影响力巨大，促成了1660 年英国皇家学会的成立，该机构的宗旨就是通过实验探究第一手资料来获得知识。学会成员决心以事实标准检验一切陈述的真实性，这体现在英国皇家学会简洁的会训中："Nullius in verba"，意为不把任何人的话照单全收，自己去思考真理。

另一位科学革命巨擘牛顿是英国皇家学会最早的成员之一，他后来也担任学会主席一职。牛顿1687年的代表作《自然哲学的数学原理》(*Philosophiæ Naturalis Principia Mathematica*)揭示了支配宇宙的物理规律，他对运动和万有引力定律的解释为自然建立起一套全新的模型，在这套模型中，可量化的力按照能以数学语言表达的一般法则发生作用。1703年，即将开启长达24年的英国皇家学会主席任期的牛顿在提交给学会的规划书中写道，自然哲学需要"通过观察和实验确立这些法则，再基于这些法则去推导万物之因果"。

长期以来，医学界一直深深根植于古典时代的体液理论，信奉个别内科医生的个人权威，抵触经验主义的思考方式，只有进行了更多直接观察的外科医生对医术革新做好了准备。而在当时，医学也开始采取以实证为基础的新方法，逐渐变得更加科学，或者——按照当时的说法——更"哲学"。如果行星和潮汐的运动都可以被人类测量和准确掌握的话，那么为什么人体的内部组织和作用机制不可以呢？理性和自然法则能代替神意、概率或迷信，成为人类理解疾病的新钥匙吗？

天花人痘接种这种前所未有之事是反直觉的，没有传统医学理论的支持，然而它的有效性却得到了经验的证实，这可谓是方兴未艾的科学精神的极佳体现。朱林是牛顿的追随者，他在剑桥大学学习数学和医学。他系统评估了人痘接种的风险，使其相对风险得以量化，其效用也可以接受理性的检验。这种干预手段的本质在于变不可控为可控：医生们再也不需要与致命的天花作徒劳的对抗了；他们能掌控天花的发病及其严重程度，并将其致死与致残的风险降至最低。

人痘接种是科学方法的象征，它有着改善人类健康状况、增进人类福祉的潜力。以理性推动人类智性与文化进步，以实现更广泛的自由和更美好的世界，人痘接种彰显了18世纪欧洲启蒙运动的核心信条。法国思想家伏尔泰（Voltaire）是启蒙运动最杰出的思想家之一，曾公开支持人痘接种。伏尔泰的《哲学通信》（Lettres Philosophiques sur les Anglais）是关于英国政府、政治、宗教、文学和科学状况的杂文书信集，此书基于他在1726—1728年在伦敦生活的经历写成，其中一封信就是颂扬人痘接种的。他称赞人痘接种最初的推广者玛丽·沃特利·蒙塔古夫人（信中称她是"一位智勇双全的英国妇女"[①]）、卡罗琳亲王妃（信中称她是"一位在王位上的可爱的哲学家"[②]）二人的洞察力和领导力，并认为人痘接种是一项开明进步的事业，在《哲学通信》一书中，和《谈种痘》这封信并列的内容是伏尔泰对培根和牛顿思想的分析。[18]他还把务实的英国人对人痘接种的欢迎态度同法国等地对它的抵制进行了对比，赞扬詹姆斯·朱林那影响力与日俱增的量化数据工作。人痘接种无论是作为一种医疗干预手段还是作为启蒙思想的一种象征，都得到了这位启蒙思想家长期的热情支持，这对于大约40年后说服俄国女皇叶卡捷琳娜二世进行人痘接种，并将其在俄罗斯帝国境内进行推广起到了重要的推动作用。

当伏尔泰返回法国时，人痘接种已在英国境内得到充分认可，甚至成为最早的英文百科全书之一——伊弗雷姆·钱伯斯（Ephraim Chambers）的《百科全书》（Cyclopedia）——当中的词条。

---

①　中译文引自［法］伏尔泰：《哲学通信》，高达观等译，上海人民出版社2005年版，第53页。——编者注

②　同上。——编者注

《百科全书》出版于 1728 年，副标题为《艺术与科学通用词典》，它对"人痘接种"给出了这样的定义：用于将瘟病从一个主体移植至另一个主体，特别是用于移植天花；此种做法对于我们而言是全新的，但在东方国家却自古有之。书中对人痘接种的好处也有清楚的说明：可以选择在接种者年龄合适、身体康健且季节时令俱佳的情况下完成接种，接种后人们获得与自然感染天花相同的免疫力，"而几乎没有任何风险"。

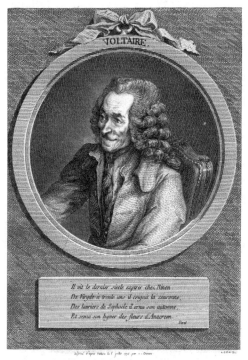

伏尔泰

钱伯斯在《百科全书》中对"最佳方式"的描述表明，虽然玛丽·沃特利·蒙塔古在土耳其所见的民间方法操作起来非常简单，但英国的医生们已经对其进行了全方位的改动，使之符合他们的既有观念。在君士坦丁堡①，妇女们所做的不过是用钝针刺破皮肤；而在英国，医生们会用手术刀在病人的一侧手臂及该手臂对侧的腿上切出很深的切口，再将浸有天花脓液的小块棉絮敷在切口上，用绷带固定，几日后再拆除。同时，依照古典医学的原则，在接受人痘接种手术前，接种者至少要花 3 周时间来平衡体液，确保身体能以最佳状态应对接种的毒素。接种前，他们需要保持清淡饮食——以素食为主，绝不能饮酒，并进行放血催泻，这有助于保持体液平衡和防止发热。这种饮食习惯在接种后仍需继续坚持，医生会根据病人的年龄、体质和生活方式来针对性地调整疗法和药方。包括恢复期在内，整个接种过程可能会持续两个月——这还是在没有发生切口感染等并发症的情况下。

包括玛丽夫人本人在内的许多人都批评说，医生们在刻意让原本很简单的程序变得复杂，这不过是因为他们想强化自己的权威地位，从对他们言听计从的贵族客人手中赚取更多的钱财。不过，虽然人痘接种最终肯定会成为一些人的"摇钱树"，但与其说这一套成本不菲的准备与治疗流程是出于贪欲，不如说它是当时的医生——和他们的接种者——为把新发现融入旧范式所作的努力。启蒙思想和定量分析为人痘接种这一激进的科学创新铺建了台阶，但在最初阶段，塑造其面貌的是沿袭了数百年的体液理论和既有的医疗实践。

---

① 即今伊斯坦布尔。——编者注

　　进行人痘接种的操作十分复杂、耗时过长且价格高昂，这导致其在进入英国的头 20 年左右的时间里，基本上只在上流社会的圈子里实现了推广——他们想让子女建立起免疫，而且通常还要让用人们一并接种以防家庭内部发生交叉感染。有些关于接种致死的报道和对接种者可能成为传染源的恐惧引发了公众的担忧，再加上天花发病率一度下降，这使得人们对人痘接种的热情一度消退。即便是始终坚定倡导接种的英国王室，其态度也发生了微妙的变化。1743 年 11 月，时年 5 岁的乔治王子——也就是威尔士亲王和亲王妃的长子、后来的乔治三世——感染了天花，不过据报道称，"虽然情况有些危险，但它大概率是致病性不强的天花类型"。[19]

　　可这只是暂时喘口气罢了。18 世纪 40 年代，天花疫情在英国卷土重来；50 年代初，天花再一次成为英国全国性流行病，人们重新感受到天花的威胁。公众的恐惧始终是人痘接种最有力的推手，很快，接种工作又如火如荼地展开了。尽管偶发的致死事件会打消一些人的接种意愿，穷人对这种做法的信任程度也仍然远远不及富裕阶层，但对于医务人员而言，关于人痘接种安全性和有效性的疑虑早已烟消云散。来自萨塞克斯郡拉伊镇（Rye in Sussex）的医生托马斯·弗雷温（Thomas Frewen）在 1749 年发表的一篇关于人痘接种的文章中指出，"人痘接种在过去已经取得了成功，如今，这一成功可以说是建立在无比坚实的基础之上的，足以堵住反接种者的嘴，并独立自主地探索自己的道路"。[20] 他承认，人痘接种的反对者不少，但"大部分都无足轻重；他们试图通过散播失真的消息和凭空捏造的故事来诋毁这一医疗手段，而非诉诸论证或经验"。他还呼吁人们把视线移回清晰明确的大规模数据上：比起针对个别失败案例"心怀鬼胎地大呼小叫"，人们更应该做的是"依据统计数据来权衡人痘接种的利弊"。

乔治王子发病后不久，他的弟弟爱德华王子和奥古斯塔勋爵[①]就用他脓疱中的感染物完成了接种。汉诺威王室家族成员内部积极推广人痘接种的做法，可被视为英国最高层为这种疗法的背书。但是，英国尚未建立全国性公共医疗制度，这也意味着在整个18世纪，人痘接种并未得到自上而下的推广。至于医学界，由于监管不力，加之传统层级从属制度的削弱以及教育和职业资格认证制度的缺失，英国医生们只是根据市场需求提供人痘接种服务。

对那些无力负担接种成本的人来说，私人慈善机构填补了政府的缺位。虽然直到18世纪晚期才出现有组织地为穷人提供普惠性人痘接种的活动，但是早在1744年，伦敦孤儿院——该机构创办于1739年，创始人为慈善家托马斯·科拉姆（Thomas Coram）船长——就已开始为新入院的"弃儿"做例行人痘接种。这些孩子容易感染疾病，他们通常是未婚妈妈所生。该院理事会成员均大力支持此举，其中包括医疗顾问、著名医生与传奇的博物学家、收藏家兼毒药专家，曾为天花疗法的优劣之争与人以命相搏的理查德·米德博士。由于伦敦孤儿院拥有对孤儿的监护权，且人痘接种已被证明是救命之法，因此强制接种并未遭遇阻力。其理事会曾在报纸上不无自豪地宣称：截至1756年4月，该院共为247名儿童进行接种，其中仅1人死亡。

---

① 此处按英国贵族称谓的翻译惯例，Lady Augusta 可译为"奥古斯塔夫人"（从其亲王女性子嗣身份），亦可译为"奥古斯塔勋爵"（从其世袭爵位）；考虑到奥古斯塔此时尚幼，译为"夫人"与汉语习惯略为不符且易引发误解，故译为"勋爵"。

本着同样的、以切实减轻人们痛苦为目标的慈善精神，另一家开创性的慈善机构于 1746 年成立，这就是米德尔塞克斯郡天花与人痘接种医院（Middlesex County Hospital for Smallpox and Inoculation），后来被人们普遍称为伦敦天花医院。为避免传染，伦敦其他医院被禁止收治天花病人，伦敦天花医院除了收治自然感染的天花病人之外，还首开机构接种之先河。天花的预防工作开始从贵族家庭花费不菲的私人治疗转向针对所有社会阶层的普惠性医疗实践。正如伦敦大花医院理事会的报告所言，毕竟，"尽管下等人和上等人感染天花的概率没什么差别，但前者在这种可怕的疾病面前毫无招架之力"。[21]

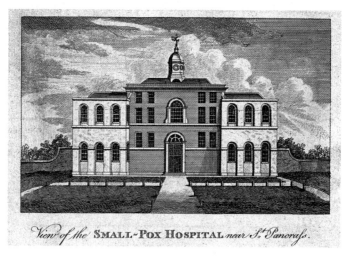

View of the SMALL-POX HOSPITAL near St Pancras.

位于圣潘克拉斯（St Pancras）的伦敦天花医院，作于 1771 年

作为全欧洲首家专项医院，伦敦天花医院在搬进永久性建筑之前是开设在帆布帐篷里的。想要在该院接种人痘的人需要先进行为期 4 周的隔离准备。一旦确定他们并未有过自然感染天花史，医务

人员就会为其接种。接种后，接种者会在隔离中再度过 3 周的恢复期。这个过程有些漫长，限制了潜在接种者的数量，但接种规模还是缓慢地增长到了每年 1000 人左右，而接种死亡率仅为六百分之一。不过，医院还是受到了指责，该院被控诉主要服务富人家的仆人们。出于对天花扩散的担忧，医院附近的居民还曾要求将其关闭，但并未成功，于是转而对出院的接种者们进行激烈的辱骂，这些接种者们不得不在夜色的掩护下尽快溜走。

　　尽管存在诸多不足，但伦敦天花医院无出其右的专业性和管理运营还是很快吸引到外国医生的关注，他们迫切地想要学习英国在这一新技术领域中的进展。随着伦敦天花医院的影响力辐射到整个欧洲大陆，各路名医从日内瓦、瑞典、荷兰和法国远道而来，学习人痘接种技术，并把这种技术带回他们的祖国，甚至更遥远的地方。甚至还有一位来自俄国的访客：曾在剑桥学习、能说一口流利英语的亚历山大·切尔卡索夫男爵曾亲自前往伦敦天花医院，观摩机构在接种方面的实际运作情况。几年后，作为新成立的圣彼得堡医学院首任院长的男爵，亚历山大·切尔卡索夫亲自在冬宫迎接远道而来的托马斯·迪姆斯代尔，并为女皇和托马斯担任翻译。

　　在医疗机构之外，英国社会对人痘接种的需求也在不断增加，医疗行业内旧有的分工也随之变得模糊。传统上，外科医生只负责接种手术中在接种者皮肤上切口的环节；药剂师则负责开具处方并配药；而更有利可图的术前准备和术后护理环节则由内科医生垄断，因为他们——至少在理论上——熟知人体内部的运作规律，是此方面训练有素的专家。但现在，外科医生和药剂师也挤进了内科医生的专长领域。这让内科医生群体大为不满，于是，他们也操起手术刀，开始以至少 10 基尼 ①（这差不多是一个熟练技工 100 天的工资）的价格为病人提供"全程"接种服务。良莠不齐的业余接种医生也开始出现，他们面向无力支付内科医生高额医疗费用的人开展低价业务，填补了市场的空白。这些业余接种医生中，有些人做得不错，而"庸医"的评价对有些人甚至都是谬赞。1752 年，《绅士杂志》（ The Gentleman's Magazine ）的一篇来稿警告称：接种费用高，"必然会使不少人——不，应该说是绝大部分人——无法享受它带来的益处"，这是最早的关于普及人痘接种的呼吁之一，"一般来说，穷人必然无法享受其益处"。²² 该文作者注意到，即便是生活水平远高于贫困线的农民和商人也无力负担为全家接种的开支，尽管这种手术本身其实很简单，就算非专业人员——哪怕是家庭主妇，只要她不晕针——也能安全地完成。作者也为此提出了一个大胆的解决方案：应按照伦敦天花医院的模式在整个联合王国范围内建立慈善机构网络，把人痘接种服务惠及"所有阶层的人"：个人应该自主选择他们认为靠谱的人来为其进行接种手术；医生们则需要降低收费标准，并为穷人免除接种的费用。

同一时期，媒体上刊发了大量有关人痘接种的论述，这些论述在英国、北美和欧洲大陆等地区流传甚广。出生于爱尔兰的詹姆斯·柯克帕特里克（James Kirkpatrick）医生在 1754 年出版的《人痘接种分析》（ Analysis of Inoculation ）一书正是其中之一。书中，

---

① 这种金币的单位英文名称为 Guinea，音译为"基尼"，系用几内亚黄金所铸，故得此名，并非正式的货币名称。其于 1663—1813 年间发行流通，起初每枚相当于 1 英镑或 20 先令，18 世纪后升至 21 先令，直到 19 世纪初其法定货币地位被英镑取代。

柯克帕特里克亦提出了类似的想法，诸如建立全国性的隔离医院体系、降低接种费用等，他甚至还主张为所有年满5岁的儿童实施接种。[23] 不过，他抨击了针对内科医生的排挤行为，认为内科医生的专业知识对于据实调整手术方案以适应每个病人不同的健康状况至关重要。但无论如何，他的长篇大作很快就被视作该领域的权威参考文献。此书准确而详细地列明了适用于各个年龄段和各种体质的术前准备方案，例如大黄可以用作泻药，帮助儿童排出体内的寄生虫；而需要放血、催吐和催泻的成年人则可以使用金属锑和被普遍视作万灵药的氯化亚汞。柯克帕特里克的饮食指南也极为详尽，他非常赞成服用应季的"上好的芜菁和多汁的菠菜"，并表示自己已经打消了对于芦笋益处的疑虑。尽管柯克帕特里克一再强调内科医生的个人判断非常重要，但他依据接种者的年龄段制定诊疗方案的做法，其实是人痘接种程序标准化趋势日益增强的体现，这一趋势最终将推动人痘接种惠及更多人群。

《人痘接种分析》被翻译成了多种语言并流传甚广，它的地位远非普通的医疗指导手册所能及。在该书开头部分，柯克帕特里克愤怒地驳斥了宗教界对人痘接种的反对意见。他认为，此疗法并非是对神的意志的挑战，而是"神发现的方法"，人类应该在神赋予的理性的指引下积极地追寻这种"对生命有如此不容置疑的益处的做法"，人痘接种完美地契合了启蒙价值观，正好处于"理性和阳光的安详地带"，而对它抱有偏见的批评者则迷失在黑暗之中；除了神意和理性，王室的示范效应也同样宝贵——这将是俄国从英国学习到的另一个宝贵经验。这本书是献给乔治二世的，柯克帕特里克称赞道，国王在25年前让女性子嗣接种人痘这一"明智和果决"

的行为"保住了他成千上万的子民，这些子民都是他政治意义上的儿女"。

尽管一些神职人员仍对人痘接种持怀疑态度，但在英国的医疗机构中，此种疑虑已经消失殆尽。1755 年，英国皇家医学院正式批准了天花人痘接种。英国皇家医学院注意到，人痘接种在英国取得的成功"被外国人歪曲了"，其观点是，早先存在的诸多反对意见已经"被经验所驳倒，目前在英国，人痘接种比以往任何时候都更受推崇，施行范围也更广，英国人民认为这是对增进人类福祉最有助益的做法"。[24]

就在英国向人痘接种张开怀抱之际，欧洲大陆某些地区的人却仍未打消怀疑，一些国家甚至还表示坚决反对。即使有一道英吉利海峡相隔，天花的破坏力也并无差别。就在英国王室高调地接受人痘接种的同一时期，德国和意大利也对该技术进行了初步试验，最终却没有坚持下来。在法国，围绕着人痘接种，先进知识分子与保守的医疗界以及强烈抵制该技术的天主教会之间爆发了一场文化战争，促使人们对决策的本质和风险展开了深刻的辩论。

伏尔泰于 1733 年发表了一封为人痘接种辩护的公开信，但这封信在发表后不久就在法国被禁了。信中说道："在信仰基督教的欧洲，说英国人又傻又疯的声音不绝于耳，傻是因为他们一边想要防止孩子感染天花，一边又主动为之接种天花；疯是因为他们这样做的原因竟只是为了制止一种并不一定会发生的灾难。"与此同时，英国人则"称其他欧洲人怯懦而残忍，怯懦是因为他们害怕让孩子承受哪怕一丁点的痛苦，残忍是因为他们情愿让孩子在未来的某个时刻因天花而丧命"。[25]

即使考虑到伏尔泰对讽刺性挑衅话语的偏好和对其祖国僵化制度的失望（以及他本人在 1723 年巴黎那波疫情下感染天花的惨痛记忆），他对英国和欧洲大陆之间相互看法的总结大体上也还是准确的。法国国王路易十五（Louis XV）的祖父大太子路易（Louis the Grand Dauphin）于 1711 年罹患天花去世，但这并不足以说服路易十五效仿海峡对岸的王室为子嗣接种人痘，他这一决定的代价是 3 名子女的生命。英、法两国的不同之处在于，英国是政教分离的，且无论是英国政府还是英国皇家医学院都不对公共卫生事务负责；而在法国，医疗管理则由大学的相关院系紧紧把持，大学的招生数量有限，经培训合格的医生也只能获准在大学所在地执业，这种自上而下的僵化制度对新的观念，尤其是外来的观念非常抵触。巴黎索邦大学的医学院（The Paris Faculté de Médecine at the Sorbonne）对该国首都的医疗事务拥有完全自主的话语权，该机构和法国王室御医之间长期的权力斗争进一步扼杀了医学创新。英国职业医生可以操刀为任何一位信任他们的患者提供治疗，但在法国，这样做会触犯法律。

在人痘接种这一点上，法国与英国的另一个不同之处是，在英国，支持接种的声音来自医生和科学家，而在法国，支持接种的大多是启蒙思想家：这些知名公共知识分子为自己定下的目标不仅仅是理解和批判世界，他们还要在世界范围内生活并使之更加美好。由德尼·狄德罗（Denis Diderot）和让·达朗贝尔（Jean d'Alembert）主编，从 1751 年开始陆续出版的《百科全书》（Encylopédie）将启蒙思想家定义为"文明的人，他在所有事情上都依理性行事，并兼具反思与严谨的精神和道德与社会修养"；启蒙思想家们努力追随理性，但并不是与社会脱节、想要否认人类情感的"麻木不仁的圣徒"。真正的启蒙思想家拥有理性的人格，他会尽量避免被激情所左右，做到"从激情中受益，并使之发挥合理效用……这正是理性所教导的"。[26]

人痘接种正是结合了作为启蒙思想基础的理性与感性，既是由经验主义的科学精神所驱动，亦由为人父母的舐犊之情驱生。法国的启蒙思想家之所以参与这场辩论，一方面是为了争取医学进步、战胜教条主义和迷信，另一方面则是为了鼓励人们把情绪引导上理性的轨道——与其说这是一场辩论，不如说这其实是一场文化运动，他们或著书立说，或唇枪舌剑，或和兴而诗，他们针对的并非抗拒改变的医学界，而是正准备迈入启蒙时代的公共舆论场。对这些文人墨客来说，人痘接种不仅是一个医学问题，它还关涉更广泛的社会福祉。

1752 年，巴黎暴发天花疫情，路易十五差点在这场瘟疫中失去自己的长子。两年后，对人痘接种持支持态度的科学家拉孔达明在巴黎的法国皇家科学院的一堂公开课上发表了一篇极为重要的演讲。[27]他认为，天花病由血液中的"种子"引发，它无处不在——这种病是"一条又深又湍急的河流"，几乎人人都不得不"渡过"，而在奋力"游向河对岸"的过程中，有七分之一的人会死。拉孔达明在秘鲁和君士坦丁堡游历期间曾目睹人痘接种的实践，他指出，这种技术是神赐予人类的"渡船"，根据朱林的统计数据，99% 的人能"乘船安全抵达河对岸"。他承认，这种疗法是有一些风险，但它在法律上完全站得住脚，也确实能避免更恶劣的灾难发生。这是一道非生即死的选择题，没有中间选项。

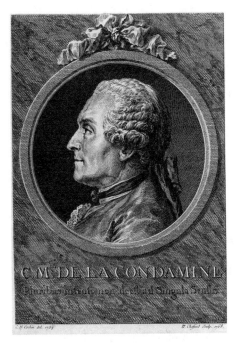

拉孔达明

　　拉孔达明对已然听得入神的观众继续说道："对于面临着是否要为孩子接种人痘的父亲而言，只要他还有哪怕一丁点儿理性，他就不会有任何迟疑。这不是道德问题，而是算术问题。我们为什么要给算术问题强行赋予道德意义呢？"在讲堂里，这种雄辩之词非常富有感染力，然而在实际生活中——无论是在当时还是现在——要让父母遵循概率论来养孩子是不可能的。在沾满病毒的手术刀面前，匿名统计数字展现的冰冷事实永远无法与为人父母保护孩子的情感冲动相抗衡。

　　拉孔达明并未纠结于此。在他看来，父母之爱，若以合乎理性的方式表达，则无外乎平衡各种风险，这与日常生活中评估长途旅行、狩猎和打板球带来的风险无异。他认为，人痘接种极大地提高了天花"强制抽奖"的赢率——这是一场能够取人性命的大型赌博，所有人都要参与其中；每年都会有人抽中"死亡奖券"，无处可躲。现在，"死亡奖券"的数量终于能够减少了，要不了多久，"中奖率"就会降低至千分之一。

拉孔达明想为人痘接种事业寻求个人情感层面上的支持，为此，他援引了一种在英国几乎不会被提及的动机：国家利益。英国人——"这个民族明智而博学，他们是我们的邻居，也是我们的对手"——已经驯服了天花这只"斑点怪兽"，但法国人却还在袖手旁观。他高声疾呼道，"由于我们的无知、偏见和对人类福祉的冷漠"，法国在1723年错失良机，没有跟进效仿英国开展人痘接种，近百万人殒命，"显然，不得不承认的是，我们既不是哲学家也不是爱国者"。人痘接种的意义不仅在于挽救个体层面家庭子女的生命，它还能保护国家免于损失大量人口。劳动力对于国家增加财富和拓展贸易——这是重商主义的欧洲各国，包括法国在内的共同目标——至关重要，因此，对国家来说，改善公民的健康状况并促进人口增长也正是促进一国经济利益的提高，而各国政府应该正式批准人痘接种。他并未提及强制接种，但在演讲的最后，他说道："在事关公共利益的问题上，一个有思想力的国家的责任是，去启蒙那些有能力接受启蒙的人，然后用权威去领导那些不为实证所动的人。"

拉孔达明的演讲精彩纷呈，在法国皇家科学院内部饱受赞誉。讲稿刊印发行后，在欧洲大陆广为流传，激起了精英阶层对人痘接种的新兴趣。1756 年，波旁王室支系的奥尔良公爵路易·菲利普亲王（Louis Philippe d'Orléans）从日内瓦请来了名医泰奥多尔·特龙金（Théodore Tronchin）——伏尔泰曾形容这位身高近 1.83 米，也曾为他诊治的医生"如阿波罗一样英俊"——为他的两名子嗣接种人痘。特龙金日后会执笔为《百科全书》撰写长文推广人痘接种，但在此之前，他已经成为巴黎的红人。与他同阵营的弗里德里希·梅尔基奥尔·格林 ① 记录道："我们的妇女都去找他问诊；人们在他的门前围了个水泄不通，他家那条街上挤满了各色马车，活生生像一个娱乐街区。"²⁸ 同一时期，出现了许多以医患为主题的诗歌，此风尚的带头人是伏尔泰，他在自己的诗中将人痘接种这一医学突破比作牛顿对宇宙运转规律的阐释（他当然也没忘记提醒读者自己是人痘接种最早的倡导者之一）。设计师们设计出了"接种帽"（*bonnets à l'inoculation*），这是一种以天花为设计主题的头饰，配有红色斑点纹样的缎带；一种名为"特龙金袍"（*tronchines*）的宽松晨袍也大受欢迎，因为特龙金医生鼓励常常久坐不起的贵族妇女穿上这种服饰多做运动。在欧洲大陆的贵族家庭中，法国王室的榜样和风尚在理性探讨未能发挥作用的舆论场上夺回了阵地。1759 年，萨克森－哥达公爵夫人（Duchess of Saxe-Gotha）曾向伏尔泰去信说明自家子女的接种情况："您知道的，我们紧跟潮流，且全无偏见。"²⁹ 伏尔泰则回信称："您可真是绝顶智慧。"

　　但绝大多数人——包括医疗机构在内——对这项新技术的不信

---

①　即前文提及的记者弗里德里希·格林男爵。——编者注

任仍然存在，法国人就人痘接种致死率和自然感染天花的致死率孰高孰低展开了激烈的争论。此时，一种新的证明方式出现了，那就是计算概率。在拉孔达明的鼓励下，瑞士数学家和医生丹尼尔·贝尔努利（Daniel Bernoulli）使用了一个十分精密的数学模型来回答此问：在人痘接种可能致命的情况下，一个理性的政府是否应该推广普及新生儿接种？ 1760 年，他向法国皇家科学院提交了人类历史上首个传染病流行病学模型，此举如同内特尔顿和朱林的努力一样，在一国之内开创了崭新的局面。他用复杂的代数公式计算不同年龄人群的预期寿命，然后加入人痘接种和自然染疫的致死率这两个变量，最后，他得出的结论是：在全部新生儿都接种人痘的情况下——即便这个过程可能存在一些风险——公民的平均寿命会增加 3 年。[30]基于此，贝尔努利指出，国家应当"就像为人父者对其儿女所做的那样，通过一切可能的手段支持和保护人痘接种的实施"，这无论如何都符合国家利益。

然而，作为一种相对较新的数学理论，概率论被用于为人痘接种辩护时，就遇到了不小的挑战。同年晚些时候，法国数学家让·达朗贝尔对贝尔努利作出了回应，警告称不应将此事"简化为方程和公式"。[31]他指出，贝尔努利的计算结果为国家提供了支持人痘接种的合理理由，但国家利益并不一定与个人利益相一致，二者应被分开看待。政府有时可能会牺牲一些人的生命来拯救另一些人的生命，就像在战争中所做的那样；而父母则永远都会优先考虑保护自己孩子的生命。不仅如此，达朗贝尔还指出，概率论没有准确地反映出关于风险的心理学机制。大多数人，尤其是那些全心全意为孩子着想的母亲们，都会把哪怕再微小的直接危险看得比未来可能会增加的几年寿命更重。

来自意大利的名医安杰洛·加蒂（Angelo Gatti）在法国用自创的简化接种法开展人痘接种，他同样反对启蒙思想家们关于情感可以被理性和计算所支配的观点。[32] 他指出，普及人痘接种的唯一途径就是增加其安全性，因此，他提倡抛弃繁复的医疗和饮食准备环节，在他看来，这些环节对于人体健康弊大于利——他也的确说对了。"除非它变得相当安全，否则它永远也普及不了；那些鼓吹两害相权取其轻的计算结果，在民众面前不会有什么说服力。"[33] 加蒂准确指出了统计学作为个人决策工具时始终存在的缺陷。"相比起遥不可及、不甚确定的巨大风险，近在眼前的风险——不管有多小——总是更容易对人产生影响。"[34]

法国关于人痘接种的辩论催生了振聋发聩的新观念，与此相关的宣传册、书籍、诗歌和信件如雨后春笋般涌现，就连流行病学建模领域也实现了突破。然而，在贵族圈子之外，喋喋不休的争论并未转化为实际行动。基于数学的论据成功说服了英国医学界，但这个方法在法国行不通，其中很大一部分原因在于这个国家缺少关于本国人口的量化信息。1763 年，天花病毒又一次席卷巴黎，民众纷纷指责人痘接种造成的感染是这波疫情的罪魁祸首，于是，法国最高法院采取了行动——禁止在本辖区内实施人痘接种，此举惹怒了启蒙思想家们，法国最高法院还要求索邦大学的医学院和神学院对人痘接种的安全性开展审查。医学院先有了动作，向全欧洲的医生发出邀请，让他们提交相关数据或报告，但其内部产生分歧，形成了两份意见截然相反的报告，最后只给出了"应准允接种"的结论。此后一段时间内，人痘接种一直在未得到官方正式认可的情况下继续被实施着，直到 1774 年路易十五死于天花，法国人对于接种的态度才终于发生转变。全欧洲的王公贵胄之中，只剩法国国王还没接种人痘了，于是，新王路易十六即位后，便立刻带着两个兄弟一起接受了接种。行动上慢人一步的法国王室在高调宣布这一壮举时却并不甘落于人后：路易十六的王后玛丽·安托瓦妮特（Marie Antoinette）做了个高耸入云、金光闪闪的发型，她称其为"接种头"（*pouf à l'inoculation*），还戴上蛇纹样发饰，以示医学的力量。意大利经济学家费迪南多·加利亚尼（Ferdinando Galiani）在 1777 年写道："王公一殁，胜过拉孔达明之千言万语。"[35]

就在法国探究人痘接种在哲学层面上的意义时，这一新技术在英国得到了突飞猛进的发展。18 世纪中叶，医学界和教会资深人士已经达成了共识，这样一来，摆在普及人痘接种面前的障碍就只有信任和成本问题了。埃塞克斯郡切姆斯福德的外科医生兼接种师本杰明·皮尤（Benjamin Pugh）于 1753 年致信《绅士杂志》："人痘接种对所有人都有益，尽管人类的嫉妒心对它造成了很大阻碍，但幸运的是，它在英国日益站稳了脚跟；这些地区的下层人民很快就会接受它。"[36] 医学界内部僵化的分工被慢慢打破，内科医生、外科医生和药剂师以各种价格提供人痘接种服务，渐渐地，付得起接种费用的人也变多了。

托马斯·迪姆斯代尔就是提供人痘接种服务的外科医生之一。根据他本人记述，自 1746 年退伍再婚以来，人痘接种就占据了他工作的一大部分内容。托马斯继承了不菲的遗产，他第二任妻子的嫁妆也数目可观，这让他有了几年喘息的时间，其间他可以不用一直行医赚钱也生活阔绰；但没过多久，夫妻俩就不得不面对供养一大家人的艰巨任务了。他们的 10 个孩子中有 3 名不幸夭折，而按照托马斯母亲苏珊娜的意思，活下来的 7 名子女都要按照贵格会的传统抚养教育。苏珊娜的遗嘱是这么写的：

> 我不能不提醒，你一定要让（你的孩子们）接受宗教教育，这无疑是你的责任，而且你要注意，不要像你的职业所教育你的那样，让冷酷和漠不关心占据你身心的任意一处。我希望你能把这种关怀和照顾传给你的后代。[37]

托马斯早已因"外婚"这一"失察行为"和拒不悔改的态度而同赫特福德贵格会团体闹翻了，但在他的家人看来，托马斯仍是个按照教派准则组织个人生活的忠实信徒，而且还会把信仰传给下一代。此外，他的亡妻玛丽被葬在了附近的毕肖普斯托福德贵格会墓地，这意味着他和组织之间的关系已经缓和。托马斯蒸蒸日上的职业生涯也仰仗他在贵格会中的人脉：他一直维持着和约翰·福瑟吉尔的友谊，这位行事高调的贵格会医生住在布卢姆斯伯里（Bloomsbury），还在埃塞克斯郡的阿普顿（Upton）拥有另一处房产——据自然学家约瑟夫·班克斯（Joseph Banks）称，在全欧洲范围内，只有基尤皇家植物园（Kew）[①] 能胜过这栋房子的花园。1768 年，托马斯将和福瑟吉尔共同执掌圣托马斯医院，那里是他们 40 年前接受医学训练的地方。

---

① 亦称邱园。——编者注

1761 年，托马斯从阿伯丁（Aberdeen）的国王学院拿到医学学位——虽然托马斯找了两名伦敦医生作为担保人，但这其实是一个不用亲自去上课就能买到的学位。总之，不论如何，托马斯已正式成为一名有执业资格的内科医生，他在医学分工体系中所处的层级终于能配得上他高高在上的社会地位了，他向那些有钱的患者收取的酬金也水涨船高。英国皇家医学院仍然拒绝授予他正式会员身份，因为他们只接纳拥有牛津大学或剑桥大学学位的人作为会员——对此反对的声音越来越多，也就是说，其会员必须信仰安立甘宗，不过，他们还是为托马斯颁发了额外的执照，正式批准他在伦敦之外的地区行医。两年后，在慈善捐款的资助下，一座名为"疫病之家"（Pest House）的小型隔离医院出现在赫特福德郊外班吉奥村（Bengeo）的土地上，紧挨着托马斯新家波特希尔庄园（Port Hill House）的大花园。在这座隔离医院里，托马斯可以安全地为来自当地教区的天花病人和经他手完成人痘接种的富裕的接种者提供治疗。

在 20 多年的人痘接种实践中，只有一名接种者的生命从托马斯手中消逝，那是一个死于发热的孩子——托马斯称他的发烧症状与天花完全无关。不过，托马斯承认，他也有不少"焦虑得不行"的时候。他临床经验丰富，但采用的仍是人痘接种刚传入英国时发展起来的那种老套技术：提前通过饮食、药物和催泻治疗为接种者作准备；把浸透脓液的布条紧紧敷在约 2.54 厘米长的切口上；让接种者在刻意布置的高温环境中痊愈。可是，就在"疫病之家"正式投入运营前后那段时间，他听说了一种新接种法，这种新方法颠覆了全部既有理论，也更为简单。发明这一方法的接种师是埃塞克斯人丹尼尔·萨顿（Daniel Sutton），他并非执业医师，主要活动区域离托马斯的老家塞登加农不远。萨顿已经成功地为数千人完成接种，收入比英国首相还高。

"萨顿接种法"不啻为一场革命，它将会彻底改变人痘接种的安全性和可操作性。几十年来，医生们各自为战，使用的各种接种方法价格高昂却远未完善；而萨顿找到了能推动人痘接种实现普及的关键。他靠着自己的新发明和敢于冒险的商业精神走上了发家致富之路。

萨顿的新接种方法引发了竞争对手们的强烈兴趣，后者施展各种阴谋阳谋，意图一窥究竟，但最后无一例外，全都被这种新方法的简单程度所震惊。托马斯也不例外，了解到个中奥妙后，他一如既往地对新方法进行"反复试验"，孜孜以求，力图"使其更接近完美"。接着，在 1767 年，他做了一件有生意头脑的人绝不会做的事：他公开发表了自己的发现成果。他写道，就算这种新的接种法不能完全"歼灭"天花，至少也能削弱其剥夺人类生命的能力。

这部题为《天花人痘接种的现有方式》（*The Present Method of Inoculating for the Small-Pox*）的作品在出版后立刻受到极大的关注，后来又重印了 7 版，托马斯因为这部著作成为全球接种先驱。这也让他受到那位 18 世纪最有权势的女人——俄国女皇的关注。

THE

PRESENT METHOD

OF

INOCULATING

FOR THE

SMALL-POX.

To which are added,

Some EXPERIMENTS, inftituted with a
View to difcover the Effects of a fimilar
Treatment in the Natural Small-Pox.

By THOMAS DIMSDALE, M. D.

THE SECOND EDITION.

LONDON:

Printed for W. OWEN, in Fleet-Street.
MDCCLXVII.

托马斯·迪姆斯代尔《天花人痘接种的现有方式》，1767 年

第三章

女皇

　　她是我见过的所有女性中最有吸引力的一位。

　　　　　　　　　　　　　　　　——托马斯·迪姆斯代尔[1]

　　14 岁的德国公主索菲娅·弗里德里克·奥古斯特（Sophie Friedrike Auguste）——也就是后来俄国的叶卡捷琳娜二世——在抵达莫斯科皇宫不到两周后就患上重病，她在与母亲约翰娜（Johanna）和未婚夫——后来的俄罗斯大帝彼得大公共进晚餐时，因为高热和剧痛昏了过去。约翰娜急于挽救女儿的性命和这场利益攸关的政治联姻，她命令医生要尽快治好女儿的天花，但在医生们建议对这位少女使用放血——通过抽走一定的血液来降低体温时，这一提议被约翰娜断然拒绝了。她有理由不相信俄国的医疗技术，因为此前，她的哥哥、索菲娅的舅舅在圣彼得堡与伊丽莎白订婚时因为天花而不治身亡。

　　在索菲娅又被病痛折磨了 5 天后，伊丽莎白插手了这件事，她把严苛而不近人情的约翰娜从病房赶走，亲自坐在索菲娅床边，督促医生们给她放血。叶卡捷琳娜二世后来回忆道："我在生死之间徘徊了 27 天，放了整整 16 次血，有时一天能放 4 次。"[2] 结果，她得的并非是天花，而是胸膜炎，据说是由于她在寒冷的夜晚，赤足在卧室里来回踱步学习俄语引起的。索菲娅在病到意识恍惚时，曾将路德宗牧师拒之门外，表示自己想见的是谢苗·西奥多斯基（Semyon Theodorsky）神父——后来，她皈依东正教并改叫俄国名字"叶卡捷琳娜"，此人正是她改宗之路的导师。这个插曲成功博得了伊丽莎白的欢心。最终，索菲娅的身体逐渐康复，虽然年轻的公主由于失血过多仍躺在床上紧闭双眼假寐，但其实她一直在认真偷听侍女们的闲谈。退烧后，她得知生性狡黠的母亲得罪了伊丽莎白女皇，而她自己则成了宫廷中一颗冉冉升起的新星。

叶卡捷琳娜二世在她的回忆录里详细记录了此事。她从 20 多岁开始秘密撰写这本回忆录，其间断断续续，大致分成 3 个阶段，一直到她 67 岁去世才停笔。这部坦率、生动、经过字句斟酌的回忆录，是她塑造自我形象的重要媒介；通过自己笔下的文字，她得以告诉后人，作为俄国历史上在位时间最长、最成功的女性统治者，她究竟为世界留下了些什么。

作为一个刚到莫斯科没几天的外来人，病榻上的索菲娅已经用俄国民族身份的两大核心要素——语言和信仰——表达了她对这个第二故乡的忠诚。她为掌握俄语而牺牲了健康（虽然她以前就得过类似的病），病重时仍不忘从东正教祷词中寻求慰藉。与此同时，她假寐偷听侍女谈话的行为展现出她狡诈的一面——对于任何一位政治领袖而言这都必不可少——但这也说明她具有敏锐的政治直觉，能够准确地判断他人的性格和心思。她知道如何获取权力，也知道何种姿态有助于赢得民心。此前的经历让她早早意识到自己的身体具有公共属性，能够在俄国宫廷中发挥许多作用。这具身体的遭遇也让她体会到了医生们的治疗手段之恶劣：在之后的日子里，她会因为拔牙而失去一部分下颌骨，还会因一次处理失当的小产而差点走进了鬼门关。

1744 年 4 月 21 日是索菲娅的 15 岁生日，她的身体恢复尚佳，已经可以在公众面前露面，但她仍然"瘦得像一具骷髅"，黑发脱落，脸色无比苍白。伊丽莎白女皇给她送来了一罐胭脂，要她涂抹在脸上——戴着面具生活终成叶卡捷琳娜二世一生的习惯。

在彼得大帝的女儿伊丽莎白统治下的俄国宫廷中弥漫着颓败与阴谋的气息，年轻的索菲娅公主——后来的叶卡捷琳娜二世——原本并不属于这个地方。她于 1729 年出生在波罗的海沿岸的军事重镇斯德丁（Stettin）①，这座城市位于普鲁士波美拉尼亚（Pomerania）。她的父亲是名不见经传的德意志安哈尔特－采尔布斯特亲王克里斯蒂安·奥古斯图斯（Prince Christian Augustus of Anhalt-Zerbst），他在斯德丁统领一个步兵军团。她的母亲约翰娜·伊丽莎白是荷尔斯泰因－哥特尔普公主（Princess Johanna Elisabeth of Holstein-Gottorp），同样来自众多无足轻重的德意志小邦国之一，这些小邦国此后经过复杂的拼合，形成今日的德国版图。约翰娜家族的地位比夫家要高，但财务状况不是很乐观，因此她在 15 岁那年就下嫁给了比自己年长 22 岁的克里斯蒂安。他们结婚后的第二年，索菲娅出生了。约翰娜经历了痛苦的分娩，险些因此丧命；生产后，她的身体变得十分虚弱，孩子直接被交给奶妈喂养。约翰娜把自己那张心形的脸庞、整齐的唇线和轻微的双下巴遗传给了索菲娅，却没有给予她成年后想要寻求的爱和温暖，甚至连她的

---

① 什切青的旧称。波兰西波美拉尼亚省首府，波兰第七大城市和波兰在波罗的海的最大海港，德语称斯德丁，历史上被波兰、瑞典、丹麦、普鲁士和德国先后统治。第二次世界大战以后，该市划归波兰。——编者注

出生与洗礼都没有被正式登记在册。叶卡捷琳娜在回忆录中写道："在父亲眼里，我是一个天使；我的母亲却并不太在意我。"她还提到，母亲很溺爱比自己晚 18 个月出生的体弱多病的弟弟，"我能苟且活着就很不错了，无故遭受怒骂是我生活的常态"。

成年的叶卡捷琳娜二世感谢自己童年遭遇的苦痛，当年的她、曾经的小索菲娅却是硬挺过来的。虽然童年生活并不幸福，但小索菲娅还是坚持下来了。小时候，家里人都叫她"菲克"（Fike），这是一个男孩名字。她个性叛逆而迷人，思想活跃而独立。虽然缺少母亲的关爱，但索菲娅身边还有来自法国的胡格诺派家庭教师巴贝·卡德尔（Babet Cardel），他的鼓励、耐心与呵护浇灌着索菲娅的成长。巴贝教会了这位德国公主说流利的法语，也让后来的她对语言学习始终抱有极高的兴趣与热忱。

索菲娅热爱巴贝老师，但对瓦格纳牧师（Pastor Wagner）则不屑一顾。这位毫无幽默感的随军牧师负责她的宗教学习，总是让她背诵长篇大论的经文。索菲娅虽然记忆力强，但很讨厌这门学科，经常用理性视角质疑经文中的内容，以此作为对瓦格纳的报复。她曾在学习《圣经》时询问瓦格纳"割礼"的含义，这让牧师一度陷入尴尬。"我并不怨恨瓦格纳先生，"叶卡捷琳娜二世用极具个人特色的直白口吻写道，"但我确信他是个笨蛋。"只有亲切的巴贝能说服她去学习。"事实上我一生都保持着这种偏好：只会屈服于理性和温柔，拒绝任何形式的强迫。"

课堂之外，小索菲娅也是一个闲不下来的孩子。比起在公园里静静地散步，她更热衷于和当地的孩子一起玩耍。在回忆录里，叶卡捷琳娜二世把童年的自己描绘成一个崭露头角的领导者，总是在各种充满想象力的游戏中指挥着自己的玩伴们。"我一点也不喜欢玩偶。相比之下，我对各种形式的运动更感兴趣，男孩们都没有我胆子大。我对此很自豪，也很擅长掩饰自己的恐惧……我很会掩藏自己。"索菲娅对运动的热爱，让后来的她成为一名勇敢大胆、技艺超群的骑手，而她驾驭恐惧、掩饰情绪的能力，则为她在今后宫廷生活中的权力博弈做好了准备。

突如其来的咳嗽和胸痛让这一切戛然而止，7岁的索菲娅患上了胸膜炎，卧床不起，这与她后来在莫斯科所遭遇的病痛如出一辙。经过3周的药物治疗后，医生发现她的脊椎有弯曲的倾向，而这种畸变很有可能会影响到她未来的婚姻。索菲娅的父母在惊恐和绝望中找到了镇上的刽子手，据说这位刽子手在治疗颈背问题上很有一手。他建议索菲娅穿上特别设计的矫正胸衣，并用黑丝带束身以固定塑形；除此之外，还需在每天早上6点，把当地女仆的唾液涂抹在她"之"字形的脊椎和肩膀上。11岁时，索菲娅的背部已经十分笔挺，但是她的母亲一直觉得索菲娅的外貌很不出众，母亲的态度加上此番的治疗经历，让索菲娅变得更加嫌弃自己丑陋的外表，急切地希望获得"内在的成就"。这种稀奇古怪、羞辱性极强的民间疗法也让她对迷信更加厌恶。因此日后在面对更为危险的天花病毒时，叶卡捷琳娜毅然选择了理性而成熟的科学方法。

索菲娅一天天长大，到青少年时期，野心勃勃的约翰娜终于关注到她——是时候给索菲娅安排一场合适的婚姻了。她经常带着女儿去北德意志各国探亲，在那些比斯德丁华丽得多的宫廷里，索菲娅凭借自己的聪明才智赚足了眼球。在拜访约翰娜的哥哥阿道夫·弗雷德里克（Adolf Frederick）时，她们遇到了索菲娅的二表哥卡尔·彼得·乌尔里希（Karl Peter Ulrich）。这位 11 岁的荷尔斯泰因－哥特尔普公爵是俄国彼得大帝唯一仍在人世的外孙，他的母亲——彼得大帝之女安娜——在他出生后不久就去世了；在遇见索菲娅母女前不久，他又失去了自己的父亲，瑞典国王卡尔十二世（Charles XII of Sweden）的侄子。失去了双亲的卡尔·彼得当时由索菲娅的舅舅，也就是自己父亲的表弟照顾。这个孩子面色苍白、体弱多病，发育不够健全，很少与人交流，终日承受着军官们的无情教导和训练。索菲娅注意到，卡尔·彼得已经开始用酒精来麻痹自己，希望能够借此忘记所有痛苦。

1741 年，欧洲王室间的政治博弈意外地将卡尔·彼得推到了一个显眼的位置上。他未婚的姨妈伊丽莎白——彼得大帝唯一在世的女儿——靠一场没有硝烟的政变夺得了俄国皇位。根据彼得大帝在位时通过的一项法律，伊丽莎白女皇可以自主选择继承人，而她选择的是自己的外甥卡尔·彼得。这位新任俄国皇位继承人在 13 岁时皈依了东正教，正式成为彼得·费奥多罗维奇大公殿下（Grand Duke Peter Fyodorovich）。作为代价，他不得不放弃瑞典王位的继承权，将其转移至索菲娅的舅舅阿道夫·弗雷德里克手上。

对诡计多端的约翰娜来说，这两件事发生得合乎时宜，简直是完美的礼物。她早就通过已故的哥哥跟伊丽莎白女皇建立了联系——她的哥哥就是伊丽莎白女皇那位死于天花的未婚夫。而这时，她的家族又因为与俄国未来皇帝的关系提升了地位。约翰娜抓住这个时机，赶忙殷勤地向伊丽莎白女皇献上美好祝愿，希望女皇的统治长长久久，并且附上了索菲娅的画像。令约翰娜高兴的是，她在 1744 年的元旦收到了女皇的回信，信中邀请她们母女俩前往俄国。

约翰娜和索菲娅冒着严寒，乘坐雪橇横穿波罗的海沿岸地带，在度过了一段并不舒适的旅程后，终于抵达圣彼得堡。当时，女皇和大公身在莫斯科，但疲惫的母女俩还是在冬宫的庭院里欣赏到了如戏剧般精彩的庆祝活动，有焰火和巨大的冰滑梯，还有马戏团的大象前来表演助兴。彼得大帝在18世纪初建造了这座城市，表达他让俄国全面向西方看齐的宏大野心。但这座表面上气势恢宏的都城背后，是一片片满是泥浆、水坑和破木棚的沼泽荒地。甚至到了1774年，来访的启蒙思想家狄德罗仍然能看到"宫殿和破旧的小屋混乱地挤在一起，大领主们被农民和搬运工包围着"。[3] 叶卡捷琳娜二世则强调自己为这座城市带来的巨大改变："可以说，我刚到圣彼得堡时，它还是一座几乎由木头搭建起来的城市；而在我离开之日，城市里必将满布大理石建筑。"[4]

在首都仅仅待了两天，约翰娜和索菲娅就跟随着由20多部雪橇组成的大篷车队，马不停蹄地前往莫斯科，只为能赶上大公的生辰庆典。[5] 众人快马加鞭，终于在大公生日之前抵达莫斯科。母女俩先是受到了彼得的热烈欢迎，随后又在皇宫里被正式引见给伊丽莎白女皇。这位时年34岁的女皇身体健壮，她美丽而威严的外表给索菲娅留下了深刻印象。女皇以亲吻和拥抱问候了二人，约翰娜则发表了极尽谄媚的致谢辞。

会面进行得十分顺利，但联姻一事却并未商定下来。俄国皇室中希望与普鲁士建立更为紧密联系的势力自然支持这门婚事，反对势力则更愿意跟奥地利或英国联姻。除了俄语、东正教信仰和舞蹈之外，索菲娅还需掌握各类技能，才能在关系错综复杂的俄国宫廷中立足。虽然身体已经痊愈，但索菲娅发现自己夹在了诡计多端的烦人母亲和喜怒无常的彼得之间。她在回忆录里写道："我的处境一天比一天艰难……我努力服从一个人，转头又要去取悦另一个人。"⁶

索菲娅很快就摸清了彼得的脾性。她会陪他玩游戏，还讲笑话给他听，正如她所说："我们两个人谁也不缺少童心。"彼得的导师请求索菲娅帮他管教这个不够成熟而且越来越任性的男孩子，但索菲娅很明智地拒绝了这位导师："我会变得和那些随从一样，让彼得讨厌。"对索菲娅来说，取悦伊丽莎白女皇是更艰巨的任务。女皇花钱大手大脚又独断骄纵，可能上一秒还赏赐给她昂贵的礼物，下一秒就能收回所有的爱意。索菲娅总是担心被讨厌，竭尽全力想要赢得这个掌握自己命运的女人的青睐。她写道："我对女皇的尊敬和感激无以言表。"

索菲娅没有白白付出：尽管女皇仍旧对爱管闲事的约翰娜深感不满，但她还是决定让索菲娅成为彼得的新娘。索菲娅给远在斯德丁的父亲写了封信，请求他允许自己皈依东正教。

1744 年 6 月 28 日，在莫斯科，索菲娅身穿红银相间的礼服出席了自己的涂油礼①。她嘴里念着死记硬背的斯拉夫语，正式加入了东正教。就她个人而言，她从来都不是个虔诚的人，但她发自本能地、敏锐地意识到，在俄国，高调的宗教仪式十分重要。对日后会成为女皇的索菲娅来说，这种洞察力是无价之宝。改宗

---

①　《旧约圣经》中记载的一种宗教仪式，亦称"傅油"或"敷油""受膏"（anointment），将用橄榄油加香料配制而成的"圣油"涂抹在人、物或其他地方，表示将被傅者祝圣献给上帝，成为完全属于上帝的人或物。——编者注

后，索菲娅得到新名字：叶卡捷琳娜·阿列克谢耶夫娜（Ekaterina Alekseyevna）。次日，她与彼得正式订婚，成为大公夫人。

整个秋季，热闹的宫廷娱乐活动接连不断：宴会、化装舞会和"变形会"——在这种变装舞会上，女人可以装扮成男人。"变形会"是应伊丽莎白的要求举行的，这样她就能展示自己优雅的双腿。但无忧无虑的时光总是短暂的。1744 年 12 月，他们乘雪橇从莫斯科返回圣彼得堡的途中，大公发起了高烧。当看见大公身上出现的红疮时，医生给出了令人心惊的诊断：大公染上了天花。彼得当即被隔离起来，叶卡捷琳娜和她的母亲则继续赶往首都。伊丽莎白女皇想起了自己因天花去世的未婚夫，赶忙来到外甥身边。之后的几周，伊丽莎白一直照顾着彼得，陪他熬过病痛，还写信告诉叶卡捷琳娜关于彼得病情的进展。

1745 年 1 月下旬，叶卡捷琳娜终于和彼得重逢了。他们见面的房间光线昏暗，但叶卡捷琳娜还是被眼前的人的模样惊到了。"我当时吓坏了。大公整个人大了一圈，容貌完全变了样。看上去他所有的外貌特征都更加突出，整张脸肿胀得十分厉害。任何人看到他，都会留下很深的心理阴影。"剃了光头的彼得戴着一顶巨大的假发，这只会让人更加容易注意到天花对他的摧残。"他走到我的身边，问我还能不能认出他来，我结结巴巴地祝贺他康复，但其实他的面容已经变得非常可怕了。"

身体虚弱、满脸疤痕的彼得大公此后很长一段时间都没有再公开露面。叶卡捷琳娜在她的回忆录里毫不留情地写道："就他得过天花之后的这副样子，还是别急着见人比较好。"在等待未婚夫重新露面的过程中，她练习俄语，读了很多书，同时在宫中精心经营着自己的人设。"我尽可能好地对待每一个人……不偏袒任何一方，也不插手任何事情，总是散发出祥和的气场，对每个人保持亲切、周到和礼貌的态度，再加上我天生开朗的性格，我很高兴大家越来越喜欢我了。"年轻的叶卡捷琳娜从此事中学到了很重要的一课：她明白自己有能力去取悦众人，而且自己也很享受被众人拥护的感觉。与此同时，她内心对天花的恐惧也更深了。

当叶卡捷琳娜在研究公共舆论时，未来的俄国沙皇却在玩游戏。从荷尔斯泰因的阅兵场来到高调浮华的俄国宫廷，彼得本就不情不愿，思乡心切的他给玩具士兵全都换上了普鲁士军装，还逼着男仆穿上同样的衣服陪他玩战争游戏。诸事不顺的彼得变成了一个暴力虐待狂：小提琴拉得不爽时，他就会满房间追打自己的猎犬，还会惩罚其中那些不听话的。有一次，他揪着一只年幼的查理士王猎犬狠揍，叶卡捷琳娜出面制止，结果他反倒打得更凶了。回到自己房间的叶卡捷琳娜写道："通常情况下，眼泪和啼哭并不能引起大公的怜悯，他见状只会更生气。对他的灵魂来说，怜悯是一种甚至无法忍受的痛苦。"

1745 年 8 月，婚期将近的叶卡捷琳娜没有感到一丝兴奋，而是陷入了深深的忧郁之中。"我的内心没有期待任何幸福，"叶卡捷琳娜二世在回忆录里写道，"只有野心在支撑着我。在我的灵魂深处，有一些东西，虽然我不知道是什么，但它们让我未曾有过一刻动摇：我迟早会凭借自己的力量得到皇位。"即使真切地感受到这一点，她也无法冒险公开表达政治野心，但日后，她会用文字把自己的统治塑造为命中注定之事。

为期 10 天的盛大婚礼并没有拉近这对皇室夫妇的距离。新婚之夜，面对自己 16 岁的新娘，彼得在洞房时迟到许久，并且早早地睡着了。虽然伊丽莎白女皇和她的侍女们一再催促，但这对夫妇在接近 9 年的时间内都没有同房，其间双方还各自有了情人。叶卡捷琳娜受内侍谢尔盖·萨尔特科夫（Sergei Saltykov）勾引，跟他有了婚外情。她曾两度流产，第一次大出血，第二次又因胎盘残余在体内而卧床 6 周。终于，在 1754 年 9 月 20 日，她生下了一个儿子，保罗·彼得罗维奇（Paul Petrovich）。尽管这个孩子长大后几乎是"翻版"的彼得，但叶卡捷琳娜在回忆录里暗示，她的情人才是孩子的生父。保罗一出生就被伊丽莎白带走抚养，叶卡捷琳娜没来得及见到自己的儿子，也没有参加小王子的出生庆典。

当时，作为未来皇位继承人的母亲，叶卡捷琳娜的地位多了一层保障，但她对伊丽莎白统治下的宫廷生活逐渐失去耐心。她总是把这一时期与她掌权时更为文明的生活进行比较，她后来写道：

> 宫廷里的人热衷于在牌桌上一掷千金……人们之间缺乏交流，相互憎恨，肆意诽谤……大家小心翼翼地避开对艺术或者科学的讨论，因为每个人都是无知的；我可以说有一半的人几乎不识字，可能只有三分之一的人会写字。

叶卡捷琳娜开始更多地关注自己的兴趣爱好。皇室生活意味着她要与自己的丈夫和随从们不断地在圣彼得堡的冬宫、彼得霍夫宫（Peterhof）、奥拉宁鲍姆（Oranienbaum）和皇村等皇家别苑玩乐。就在彼得醉心于打猎、酗酒并招募仆人玩真人士兵游戏时，她写道："我根本不喜欢打猎，但我热衷于骑马，越激烈我就越喜欢，当马匹挣脱缰绳时，我就会追着它跑，直到我亲手把它捉回来。"伊丽莎白女皇喜欢英制的侧鞍，但叶卡捷琳娜觉得这种马鞍太过于沉稳，无法满足自己纵马狂奔的需求，所以对其进行了改造。若女皇不在场，她就会换上男式的骑马服，骑在马背上，让自己苍白的脸尽情地暴露在夏天的烈日下。冬天，她喜欢坐着雪橇从陡峭的冰滑梯上滑下来，很多俄国人都喜欢在下雪的假日里这么玩。伊丽莎白还授权她制作了一个夏季专用的木制滑梯，叶卡捷琳娜常坐着小轮车在它起伏的斜坡上以骇人的速度疾驰而下。

不骑马的时候，叶卡捷琳娜喜欢去跳舞。她的容貌正值最美丽的年岁，尽管小时候她的母亲总觉得她外貌丑陋，但现在，叶卡捷琳娜很高兴地发现，自己那双引人注目的蓝眼睛、雪白的皮肤和浓密乌黑的卷发都受到了众人的赞美。她回忆说，一次舞会上，自己只是穿了一身白衣，围观者们就称赞她"非常美丽，光彩照人"。"说实话，我从不认为自己特别漂亮，但我知道如何让他们愿意这么想，这可以说是我的长处。"

在锻炼身体的同时，叶卡捷琳娜也开始认真地阅读。她在回忆录里记述道，她在保罗出生后的那个冬季如饥似渴地阅读了伏尔泰的《世界史》（*Histoire Universelle*）和一些关于德国以及教会历史的作品。后来她又接触到孟德斯鸠的《论法的精神》（*The Spirit of Laws*），这是 18 世纪政治哲学的开创性著作。这部作品对共和主义和专制主义两种政治制度的探讨，改变了叶卡捷琳娜对她在俄国宫廷和欧洲那些相互倾轧的大国之间所看到的阴谋的理解——七年战争①期间，这些大国在全球各地展开了对霸权的争夺。这部具有里程碑意义的作品为叶卡捷琳娜执政后撰写旨在指导俄国法律制度改革的《上谕》（*Nakaz*）提供了灵感。叶卡捷琳娜写道："我开始拨云见雾，寻求我所看到的各种事件背后的利益真相。"大公对履行沙皇职责兴趣寥寥，这让她有机会为大公的母国荷尔斯泰因公国提供治理建议，借此机会开始涉足政坛。

叶卡捷琳娜的政治觉醒来得很是时候。伊丽莎白女皇的身体每况愈下，随之而来的是对她死后皇权归属的热烈猜测。喜怒无常的大公显然不适合成为领导者，宫廷里的有些人建议让叶卡捷琳娜和大公一起统治俄国。叶卡捷琳娜开始争取盟友，展现出根据每个人的特点予以不同程度信任的能力，这种能力在权力斗争中是不可或缺的。叶卡捷琳娜和倾慕她的波兰贵族斯坦尼斯拉夫·波尼亚托夫斯基（Stanislaw Poniatowski）伯爵发生了关系。在他们的女儿安娜出生仅仅15个月后，她又与第三任情人、年轻潇洒的战争英雄格里戈里·奥尔洛夫开始了新的恋情。奥尔洛夫家有5个兄弟，都是禁卫军军官。他给叶卡捷琳娜带来了肉体的激情和心灵的陪伴，这些都是她婚姻中不曾有过的东西。叶卡捷琳娜很快就怀上了奥尔洛夫的孩子，这是她的第三个孩子。但在当时，她已经学会了在宫廷派系斗争以及众人的嫉妒中守住这段关系和自己怀孕的秘密。奥尔洛夫对她的意义不仅仅是情人，他和他的兄弟们为叶卡捷琳娜带来

---

①　1756—1763年，由英国、普鲁士、汉诺威为一方，法国、俄国、奥地利、萨克森、瑞典、西班牙为另一方组成的两大交战集团在欧洲、美洲、印度等地争夺殖民地和霸权的战争。最终普鲁士、英国分别在欧洲和美洲、印度等地取得胜利。七年战争是普鲁士走向强盛的转折点，也是英国建立海上霸权和殖民帝国的标志。——编者注

了圣彼得堡4个精英禁卫军团的势力，这对叶卡捷琳娜的夺权至关重要。叶卡捷琳娜另一个新盟友是外交官帕宁伯爵，他是宫廷中举足轻重的人物，也是她儿子保罗的导师。帕宁见识广博，接受过良好的教育，有丰富的政治经验，他聪明的头脑恰好和奥尔洛夫家族的武装力量拥护形成完美互补，而且，帕宁与叶卡捷琳娜一样热衷于启蒙政治理论，希望她能够取代彼得，在保罗继承皇位之前摄政。

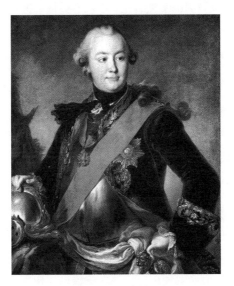

格里戈里·奥尔洛夫

现实远比帕宁的设想更具戏剧性。伊丽莎白女皇于1762年1月去世，在圣彼得堡和保罗要塞的礼炮轰鸣声中，彼得三世即位称帝——但他的统治只维持了186天，连加冕仪式都未曾安排。短短的几个月内，这位狂放不羁的统治者进行了一些温和的改革，但也疏远了东正教廷、军队（他把俄国士兵的大衣换成了紧身的普鲁士制服）和他的欧洲盟友，还莫名其妙地结束了俄国与普鲁士的五年战争。当他威胁要囚禁叶卡捷琳娜、与自己的情人结婚时，他的对手们抓住了机会。1762年6月28日黎明时分，在帕宁、奥尔洛夫兄弟和军方的支持下，叶卡捷琳娜在冬宫发动政变，在众人的欢呼声和教堂的钟声中宣布自己为俄国女皇。然后，她穿上了引人注目的普列奥布拉任斯基卫队（Preobrazhensky Guards）的深绿色制服，身骑白马，手执利剑，率领着1.4万名士兵从圣彼得堡出发，前去抓捕自己的丈夫。

叶卡捷琳娜二世执剑骑马的胜利者姿态深入人心。她的政治直觉再次发挥了作用，让她抓住机会塑造自己的形象。她委托丹麦艺术家维吉利乌斯·埃里克森（Vigilius Eriksen）创作了一幅流传至今的肖像画，画中的叶卡捷琳娜二世穿着军装，一头乌黑的秀发散落在背后，她骑在马背上，一手执剑，意气风发地驾着自己的骏马布里兰特（Brillante）。这幅画彻底颠覆了人们的性别认知，它借鉴了传统骑马画像中的男性军事形象，突破性地展示出女性权力。在画中，这位勇敢的女战士冲破云雾、奔向光明——叶卡捷琳娜二世拯救了俄国，她将带领这个国家继续走向胜利。

新女皇的确有必要使用一切宣传手段来建构她的合法性。政变发生一周后，被囚禁在罗普沙（Ropsha）庄园的彼得死在了一个喝醉的卫兵手下，这可能只是个意外，也有可能是蓄意谋杀。阿列克谢·奥尔洛夫（Alexei Orlov）——格里戈里的哥哥、这场政变的领导者之一——在彼得死亡的这个关键夜晚也在现场。他匆忙向叶卡捷琳娜二世传递消息，坚称自己不清楚彼得是怎么死的。他在信中不忘尊称叶卡捷琳娜二世为"Matushka"，也就是"小母亲"，

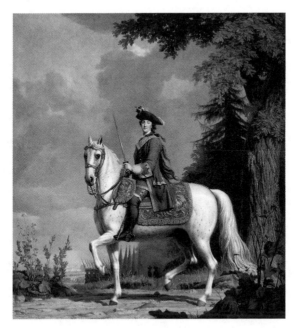

叶卡捷琳娜二世骑马像，维吉利乌斯·埃里克森
作于 1762 年

这是对俄国女性统治者的传统称呼，但是他字迹潦草地写道："他已经不在了，但没人想到会是这样……我们也不知道自己到底做了些什么，但我们都是有罪的，我们罪该万死。"

　　没有证据证明是叶卡捷琳娜二世下令杀死了自己的丈夫，或者她曾参与过任何谋杀他的计划，但将彼得除掉对她的统治而言是有益的。人们普遍认为她与彼得的死脱不开干系。她的政权还远不够稳定，于是，叶卡捷琳娜二世迅速采取措施，想把自己的形象从一个篡权者转变为革命者。多年后，她仍在最后的回忆录中为自己辩解："政局激变，我不是与彼得一起毁灭，就是死在他手下。我只能设法从残局中拯救自己、拯救我的孩子和这个国家。"

新皇叶卡捷琳娜二世为她死去的丈夫安排了一次验尸，验尸结论说彼得乃自然死亡，死因是痔疮绞痛，此事引起海外一片哗然。这一次，女皇利用自己的个人风格与戏剧性，加之推行大量改革政策来巩固自己的政治地位。1762 年 9 月 22 日，她在莫斯科举行了声势浩大的加冕仪式。庆祝活动为期 3 天，万人空巷，礼炮轰鸣。叶卡捷琳娜二世穿着银色丝质长袍，披着精心裁剪的金色貂皮大衣，在圣母升天大教堂（Assumption Cathedral）受膏，正式成为俄国的统治者。在这场风格华丽绝伦的东正教仪式上，叶卡捷琳娜二世把镶嵌着钻石和珍珠的帝国皇冠戴在了自己的头上，这顶全欧洲最大的皇冠是按照她的要求特别设计的。她身穿奢华的礼服，手持象征无上权力的宝珠和权杖，散发出无比自信的气场，这个加冕场景被记录在了两幅等身像中，其中一幅由埃里克森创作，另一幅由意大利的艺术家斯特凡诺·托雷利（Stefano Torelli）创作。托雷利的作品被选中挂在神圣会议①的议事厅，其复制品被放在帝国议会，这表示神职人员和政客们对叶卡捷琳娜二世当权没有任何异议。埃里克森作品的复制品则被送往欧洲各国宫廷，以此昭告天下：俄国已经改朝换代了。

33 岁的女皇没有停下脚步，几乎立刻投身于她长年学习启蒙思想而赋予自己的使命：让俄国接受欧洲的文化和政治思想，也要让欧洲诸国尊重俄国。叶卡捷琳娜作为俄化的德国人，在促进俄国政治、经济和文化与欧洲文明接轨时有着独特的优势。与此同时，

---

① 俄国东正教的最高领导机构，置于沙皇的绝对权威下。——编者注

她还要改变西方长期以来对俄国既有的那种原始、野蛮、人人徜徉在伏特加中的刻板印象。

叶卡捷琳娜二世在登基前就阅读过哲学家狄德罗和伏尔泰的作品，如今作为女皇，她可以直接给这些人写信。在政变后几周内，她就提出要印刷《百科全书》——这部启蒙思想的"圣经"是由狄德罗和达朗贝尔共同编辑的，法国社会充斥着对这部激进作品的反对声音。女皇的提议被拒绝了，当时她还没有坐稳女皇的位子。但这一开明举动赢得了欧洲诸国的赏识。1765年，叶卡捷琳娜二世在文化宣传领域下了一步好棋：她买下了穷困潦倒的启蒙思想家狄德罗在售的图书馆，且允许他在有生之年继续保留它，还向他支付薪水。"我愿匍匐在您的脚下，"狄德罗感激地说道，"哦，叶卡捷琳娜陛下！请相信，您在巴黎的信徒绝对不会比圣彼得堡少。"

作为启蒙运动的领军人物，伏尔泰机智过人且颇具影响力，当他确信女皇至少在原则上是真心有志于实现正义与宽容时，便开始跟她频繁地通信交流，他们之间文采飞扬的书信往来一直延续到伏尔泰去世。他直言不讳地支持天花人痘接种，而他发现自己的祖国尤其缺乏这种理性的声音，他大力提倡的态度也是说服叶卡捷琳娜二世在俄国推广人痘接种的主要影响因素之一。在伏尔泰的私人图书馆里，关于人痘接种的书籍超过6700册，在他死后，叶卡捷琳娜二世买下了这些书并把它们运到了圣彼得堡。

执政不到5年，叶卡捷琳娜二世撰写了一份里程碑式的文件——《上谕》，文件汇集了她在俄国语境下思考启蒙政治哲学的成果。《上谕》以"俄罗斯帝国是一个欧洲国家"的宣言统领全篇，明确呼应了彼得大帝的西化愿景，提出了叶卡捷琳娜二世对俄罗斯帝国及其治理方式的想法，并为法律的规范落实制定了指导原则。她认为，只有掌握绝对强权的领导者才能统治幅员辽阔的俄国，但这绝对不是意味着要实行专制主义：统治者的权力应该受到基于理性的基本法律原则的限制。《上谕》充分借鉴了孟德斯鸠等人的观点，很快就被翻译成英文在欧洲传播开来。《上谕》不仅是一份具有实用性的国家治理原则汇编，还是叶卡捷琳娜二世和她统治下的俄国追求的价值目标的公开声明。女皇在写作这部政治哲学著作的同时，还顺带做了些针线活儿。她写信告诉一个朋友，她每天早晨从 6 点开始，写作 3 小时，下午的时间则用来编织挂毯，一边游针走线，一边让人读书给她听。

事实证明，将《上谕》付诸实践更具挑战性。1767 年，叶卡捷琳娜二世召集成立了一个由包括农奴在内的社会各阶层代表所组成的立法委员会，负责新法典的编纂工作。该委员会在不到两年的时间里召开了 203 次会议，但后来由于俄国与土耳其开战，委员会被迫中止工作，并最终被废除。即便如此，女皇借着杂乱无章的审议过程，对这个阶层高度分化的国家中不同社会群体之间的利益纠葛有了清楚的认知，她所了解的这些信息也验证了她的观点：只有独裁统治才能维持俄国的稳定。

虽然立法工作毫无进展，但这位被称为俄国"小母亲"的统治者还实施了其他开明的计划来改善人民的生活，她有九成的子民是农民。叶卡捷琳娜二世工作热情高涨，擅长多线程工作，在卫生和教育领域同时开启了改革进程。她发现彼得大帝的教育改革措施已名存实亡，便重新任命了一个委员会，想要探索按照启蒙原则建立不分性别的国民学校制度的可能性。1764 年，委员会提出一项激进的方案：把 5 岁以上的儿童与他们的父母以及这个野蛮腐败的社会可能造成的不良影响完全隔绝开来，以期能够培养出"一种全新的人"——这是一种用道德教化而非体罚塑造的好公民。同年，叶卡捷琳娜二世在莫斯科创办了一所孤儿医院，将其用作这一新教育理论的试验田，其日常运营由女皇亲自督导。母亲们可以摇响街上的铃铛，把孩子放进篮子后从窗口放下来，待医院的工作人员取走孩子，孩子母亲再把篮子提上去，这样便保护了这些母亲的隐私。这所孤儿医院还设有产房，能为在此分娩的母亲提供一定的护理和照顾。所有被遗弃的孩子，无论有无合法身份，孤儿医院都会接收、照顾，并予以技能培训，之后才能离开医院去找工作、继续学习深造或者结婚成家。

圣彼得堡等地也按照同样的模式建立了孤儿医院。这些医院虽是由私人出资而非国家运营，但它们都肩负着降低新生儿死亡率的任务，这反映出叶卡捷琳娜二世对提升人民健康水平和扩大人口规模的广泛关切。她参考了德国官房学派[①]的理论：为了国家利益，需要对经济实行集体化，并施行强有力的管理；统治者必须努力扩大劳动力人口规模，才能积累更多的国家财富。而俄国有大片未开发的土地和极高的人口死亡率。"如果你随便去一个村庄问一个农民他有多少个孩子，"叶卡捷琳娜二世说道，"他会说有 10 个、12 个，有时甚至是 20 个。但如果你问这些孩子中有多少人还活着，他会回答有 1 个、2 个或者 3 个，很少有人说 4 个。我们不应对如

---

① 官房学派，即 cameralism，又译作官房主义，是 18 世纪和 19 世纪初德国的主流公共行政科学学派，主张为了实现国家利益的最大化对经济进行强有力的中央集权式管理。

此高的死亡率坐视不管。"[7]她总结道，有必要咨询医生的建议，也要给庄园主们制定一些规则，这些人过于粗枝大叶，就算小孩子一丝不挂地在冰雪里跑来跑去也并不在意。"尽管有些人成长得很健壮，但9成人都死了，这对国家来说是多大的损失啊！"除了增进儿童的福祉外，叶卡捷琳娜二世还下定决心要战胜每年让无数百姓丧命的传染病：梅毒、鼠疫和最可怕的疾病——天花。

为了实现这些目标，叶卡捷琳娜二世需要改革。与教育领域一样，俄国的医疗资源严重不足，甚至很多地方几乎没有医疗服务，农村地区的医护人员数量尤其少，还有太多收费过高的、往往并不称职的外国医生。从1760年到1770年，在俄国仅有的94名执业内科医生中，只有21名是俄罗斯人或乌克兰人。[8]女皇为此又成立了一个委员会，就改革事宜听取了多方的建议。1763年，她颁布法令，成立了俄国第一所医学院，其使命是为广大民众扩充医疗资源，并培养更多来自俄国本土的内科医生、外科医生和药剂师。俄国按照欧洲模式建立起了专业培训体系，莫斯科大学也开设了医学系，以培养服务精英阶层的医生为目标。此外，还建立了治疗性病的专科医院。女皇任命亚历山大·切尔卡索夫男爵为莫斯科大学医学系首任系主任，这位会讲英语的俄国人大概在20年前访问过伦敦天花医院。改革逐步推进，更广泛意义上的公共卫生概念渐渐形成——这也被视为国家应尽的责任。

1768年，即政变后的第六年，叶卡捷琳娜二世努力推进的各项改革计划已让她闻名海内外，她展现出独具俄国风格的开明统治者形象，也借此成功地巩固了手中的权力。她的情人格里戈里·奥尔洛夫仍然是她身边的红人，而帕宁伯爵则是她的儿子保罗大公不可或缺的顾问、经验丰富的导师。原本持怀疑态度的外国观察家也钦佩于叶卡捷琳娜二世对这个神秘国家的认知程度。"女皇或许是世界上最能指挥如此复杂机器的女人，"英国驻圣彼得堡大使卡思卡特伯爵（Lord Cathcart）向伦敦报告，"她正在实施伟大的公共工程，建设大型机构；俄国的军队从未如此稳健；她的国家财政状况良好，贸易盈余比以往任何时候都要高。"9

那年春天，叶卡捷琳娜二世改革计划的真正威胁并非来自敌国或是内部的阴谋诡计，而是一种致命的病毒——天花。新一轮疫情席卷了圣彼得堡，帕宁伯爵美丽而富有的未婚妻安娜·舍列梅特娃（Anna Sheremeteva）染疫后病倒了。得知此事，年幼时便与死神作过斗争的女皇赶忙把保罗喊回了皇村，来到自己身边。她担心与帕宁来往密切的保罗会和他的父亲一样成为这可怕病毒的牺牲品。叶卡捷琳娜二世曾带领数千名士兵发动政变，以篡位者的身份坐稳了皇位，利用自己的智慧、勇气和人格魅力挫败对手。然而，面对天花，她觉得自己终于遇到了一个可能无法战胜的敌人。

没有记录能表明天花传到俄国的具体时间，但这种疾病可能早在公元4世纪就跟随贸易进入俄国。15世纪、16世纪的编年史中出现过以身体上的斑点为特征的不知名致命疾病，但第一次具体提及"天花"是在1610年，当时西伯利亚西部的原住民群体中出现了这种传染病。10随后，远东广袤的西伯利亚和堪察加（Kamchatka）地区暴发了更多疫情，缺乏免疫力保护的人纷纷死去。此事引起了人们对"食尸魔"的恐惧，在巫师的指导下，担惊受怕的百姓献上牲畜作为祭品，还穿上借来的衣服以迷惑邪灵，并用木炭在身上画出黑色的假"脓疱"，以期瞒过恶魔，使恶魔相信他们已经得过天花。当病毒袭来时，健康的人就会把病人遗弃在村子里，抛家舍业逃往安全地带。

缺少医生，再加上没有可靠的治疗手段，某些物品就被无助的人们赋予了治愈疾病的力量。1653 年，正规医疗和民间信仰发生了一次怪异的碰撞，有记录显示，有人向俄国的中央制药局以8000 卢布的价格兜售一片独角兽的角。据称，此物能够根治瘟疫类的疾病，包括天花。它有专属的拉丁文认证书，上面有 7 名汉堡医生的签名。[11]

但更为合理、传奇色彩较少的阻止病毒传播的方法也已经出现。1640 年，出于对牲畜会染病传人的担忧，俄国政府颁布首条禁止从动物尸体上取皮的法令，违者将处以鞭刑。更多的法令随后出台，由新成立的医疗警察负责监督执行。1680 年，沙皇费奥多尔三世（Feodor Ⅲ）下令，所有感染天花、有发烧症状和患有其他严重疾病的患者都必须上报，并在患者家的房子上以红字警示，在获准离开之前，所有同住人都要将自己隔离在室内，不遵守规定者会受到严厉的惩罚，包括财产征用和强制破产。颁布这一法令的主要目的不是保护民众，而是保护沙皇及其随行人员不受天花威胁。

随后的法令也都秉持相同的目标，但内容一次比一次严格。彼得大帝曾下诏，规定任何擅自离开隔离区域者，不管出于何种原因，都将被吊死在主要道路旁的绞架上，以警示他人。1722 年，彼得二世宣布，任何出现天花病例的房屋，其户主必须通知警察，否则将面临严厉的惩罚。收到病例报告后，警察局局长有义务要求医生评估病情，并决定采取一切必要措施来阻止病毒扩散。为了保护皇室成员，年幼的彼得二世还下令，自家房屋内出现过天花病例的人不准进入瓦西里岛（Vasilievsky Island），即他在圣彼得堡的居住地。这一预防措施并未奏效，天花还是传入了宫廷。1730年，彼得二世在他婚礼当天早晨死于天花，殁时年仅14岁。

彼得二世的命运让俄国皇室笼罩在天花的阴影之下。他的继任者效仿其做法，试图依靠警察执法来控制病毒传播，保护皇室血脉。伊丽莎白女皇曾被天花夺走未婚夫，也见识过天花对侄子的摧残，她在1741年登基后重申了彼得二世的法令，并附加了新的限制：任何身上出现红疹的人都禁止进入宫廷和教堂。1764年，俄国共有11.6万人在天花疫情中丧生。次年，叶卡捷琳娜二世再次颁令，要求所有病例都必须上报警方。[12]

当俄国还在依靠严格的强制隔离和检疫措施来对付天花时，西欧已经走在医学前沿，开始对人痘接种进行革命性的实验。俄国人很快也得知了这一消息。1732年，也就是在人痘接种传入伦敦大约10年后，俄国开始出现对儿童进行人痘接种的公开呼吁。[13]此后20年，人痘接种技术在英国取得了长足发展，俄国医学界也对这项新技术有了更深的理解。圣彼得堡科学院创办的《月刊》（*Monthly Essays*）在1755年发表了一篇热情洋溢的报道。[14]此文介绍了人痘接种的"英国方法"，即把浸过天花脓液的棉线塞进刀切开的伤口处，一些对此方法感兴趣的人开始按照此法尝试接种。包括伏尔泰和本杰明·富兰克林（Benjamin Franklin）在内，许多有名的知识分子支持人痘接种的消息传入了俄国，圣彼得堡的《记录报》（*Vedemosti*）也对西方人痘接种的实践与发展进行了追踪报道。

最新的科学消息不断从西方传来的同时，俄国本土的接种工作也拉开了序幕。在帝国境内活动的多位旅行者和科学家的信件显示，某些省份的农民们已经在使用一系列类似人痘接种的民间做法。在乌克兰，母亲们会从得了轻度天花的患者身上取下脓液，涂在孩子的身上并包扎起来，直到孩子出现发热的症状。再往东，在伏尔加河河畔的喀山（Kazan），人们把天花的痂皮收集起来放进锅里，跟蜂蜜充分混合，然后再涂抹在皮肤上。还有一些村庄的做法是用脓液浸湿硬币，然后把硬币拿在手上或夹在腋下。在撒马尔罕（Samarkand），传统做法是用铜勺搅拌加入天花痂皮的水，再将混合液体倒进装有棉絮的木制容器里，让棉絮发酵，直至发臭，最后用多头针在拇指和食指之间划出小口子，把棉絮埋进去。位于帝国东海岸的堪察加半岛更难受到西方的影响，那里的人会用鱼骨蘸取脓液进行接种，这种方法是当地独有的。[15]

这些传统接种法分散在俄国各地，但局限在一些区域或社区内，从未延伸到其他区域，也未能跨越农民阶层传入上层社会。直至专业的医疗从业者引入了人痘接种，这种做法才在俄国广泛推行开来。

1756 年，在帝国最西端的利沃尼亚多尔帕特（Dorpat in Livonia）[16]，德国医生奥古斯特·舒伦纽斯（August Schulenius）在两名仆人的孩子身上进行了人痘接种试验，这是俄国有记载的首次官方接种尝试。他并未提前征得孩子父母的同意，幸运的是，两个孩子都活了下来。接下来，他在获得准允的情况下，为路德宗牧师约翰·艾森（Johann Eisen）的两个孩子完成了接种手术。此前，牧师已经因天花失去了 3 个孩子。舒伦纽斯使用在西方已经发展成熟的接种方式，为 1000 多名儿童接种了人痘，其中仅有一人死亡。声名鹊起的他终于引起了叶卡捷琳娜二世的注意。

艾森牧师认同叶卡捷琳娜二世的观点，即一个国家的财富蕴藏在人民之中。他希望最贫穷的农村儿童也可以像富人一样接受人痘接种，这样既能减轻他们的痛苦，又能增加国家的人口。艾森很快意识到，能够执行这一计划的医生实在是太少了，于是他指导农民母亲们给自家孩子进行接种。她们只需在孩子手臂上轻轻地扎上两三针，浅表的伤口甚至都不会引起出血。他对一位朋友说道，这种做法跟玛丽·沃特利·蒙塔古夫人从土耳其老太太那里学到的方法相同。57 年后，他"把这种做法又教还给了她们"。[17]

在圣彼得堡，《月刊》对人痘接种的宣传让一些医生跃跃欲试，而官方医疗机构依旧把重点放在对天花的治疗而非预防上。1763 年，叶卡捷琳娜二世已掌权，西伯利亚西部的托博尔斯克（Tobolsk）开设了一家专门治疗天花的医院，以应对这种反复暴发、破坏性极强的病毒。3 年后，圣彼得堡出版的一本治疗手册在一开篇就介绍了人痘接种，"这项有用的发明对人类大有益处"，但同时也指出，该方法"尚未用于生活在这片土地上的人身上"。[18]

虽然人痘接种对大部分俄国人来说尚属陌生，但叶卡捷琳娜二世私下已经考虑过接受此手术了。1764 年 6 月，叶卡捷琳娜二世巡视了波罗的海沿岸各省，在里加（Riga）时，她曾向自己的顾问提议为她的儿子进行人痘接种。当时保罗身体状况欠佳，但还是陪着叶卡捷琳娜二世一同西巡。人痘接种在里加十分常见，叶卡捷琳娜二世可能就是到了那里之后才第一次听说此事，刚刚发动政变夺权不久的她立刻意识到，这可以用来保护她的皇位继承人。奥尔洛夫对她表示支持，但据英国驻俄大使卡思卡特伯爵说，"这个想法被帕宁先生和其他许多人否决了"[19]，因为在帕宁等人眼中，这一做法非常离谱、太过冒险，完全不值得考虑。

4年后，天花再次席卷圣彼得堡，叶卡捷琳娜二世躲到了乡下的皇村。此时，隔离仍然是避免天花对她和她的继承人造成致命威胁的唯一办法。这种疾病"杀起人来"不论身份贵贱：就在一年前，即1767年5月，奥地利的玛丽亚·特蕾西亚女皇和她的儿媳、约瑟夫二世（Joseph Ⅱ）的妻子巴伐利亚的玛丽亚·约瑟法（Maria Josepha）① 都感染了天花。玛丽亚·特蕾西亚尽管伤痕累累，但最终康复，而玛丽亚·约瑟法发病不到一周就去世了，没能留下孩子继承皇位。仅仅几个月后，玛丽亚·特蕾西亚16岁的女儿约瑟法② 也落入病毒的魔爪。天花对哈布斯堡王朝造成的破坏也在整个欧洲引发了轰动。

叶卡捷琳娜二世和帕宁一直非常小心翼翼地保护着时年14岁的保罗大公，努力摒除任何会让他患上天花的因素。两人都意识到，除非他已经熬过一次天花，否则能否继承皇位将永远是个未知数。他们让保罗远离人群和其他可能的传染源，这些限制让保罗十分沮丧，这是可以理解的。12岁时，他曾被问到是否希望参加化装舞会，他抱怨道，无论如何自己都会被阻止去参加这类活动："帕宁先生会告诉我，有一个叫天花的大怪物在舞厅里来回走

---

① 与约瑟夫二世的妹妹、奥地利的玛丽亚·约瑟法女大公同名。——编者注

② 即约瑟夫二世的妹妹，奥地利的玛丽亚·约瑟法女大公。——编者注

动。这个怪物能够很好地预知我的行动，往往会出现在那些我最想要去的地方。"[20]

在帕宁的未婚妻感染天花后，由于担心保罗也会被传染，叶卡捷琳娜二世秘密让人把儿子从城里接到了自己的身边。帕宁一边要履行作为保罗导师的职责，一边担心心爱的未婚妻安娜，叶卡捷琳娜二世担心此举会给已经焦头烂额的帕宁造成更大困扰，但她别无选择。除了保护孩子，叶卡捷琳娜二世还需要考虑其他更广泛的影响。她非常清楚，如果她让自己的继承人染上天花，"就一定会受到公众的指责"。无论是作为一个母亲、情人还是其他任何的角色，她的个人决定都具有极强的政治意义。

1768 年 5 月 15 日，叶卡捷琳娜二世写信给帕宁，转达了来自御医的承诺：安娜很快就会康复。但两天后她得到消息，这位 24 岁的伯爵夫人已于那天早上 5 点撒手人寰。随即，她又写了一封信，表达她"诚挚的悲伤"，并补充道："我对你的不幸遭遇表示深深的遗憾，文字远远无法表达我的哀悼之情，请保重身体。"[21] 英国大使卡思卡特伯爵那说话直来直去的秘书亨利·雪利（Henry Shirley）也有着同样的担忧，他在给伦敦的一封简报中写道："在她患病期间，（帕宁伯爵）一直处在焦虑之中，他肯定伤心欲绝，他是如此爱她，所以我们不能不为他担心。"[22]

叶卡捷琳娜二世和保罗在皇村待了 7 周多的时间，余下的整个夏天，他们一直住在海边的彼得霍夫宫和奥拉宁鲍姆，以避开圣彼得堡暴发的天花疫情。这保证了他们的安全，但并非长久之计：一位女皇不能背弃自己的首都。为了寻找解决问题的办法，也许是受到了与她书信往来的伏尔泰或是医学院院长切尔卡索夫男爵的鼓励，叶卡捷琳娜二世重新拾起了自己 4 年前曾考虑过的想法：让儿子接受人痘接种。并且，为了避免有人指责她草率，她准备自己先行接受接种。

这一提议史无前例。包括英国汉诺威王室在内，欧洲各国的统治阶级家族成员早在 1768 年以前就已经接种过人痘，但从来没有哪个在位君主敢冒险亲自进行接种。

叶卡捷琳娜二世和其他欧洲君主的确不一样。她大量阅读启蒙运动文本，并与它们的作者保持书信往来，这让她坚信，理性和经过仔细权衡的证据才最为重要。就像面对法律、医疗和教育问题时一样，她研究了人痘接种，并听取了她所信任之人的建议。她看到的对于新式简化接种法的评价都很正面，统计数据也显示，接受人痘接种要比自然染上天花安全得多。

叶卡捷琳娜二世逐渐意识到，接受接种除了可以保护自己和保罗免受天花威胁外，还有其他的好处。有才华的政治家会把各种事件为自己所用，叶卡捷琳娜二世更是深谙此道。通过将自己树立成身先士卒的榜样，她可以证明人痘接种的安全性，然后在全国范围内推行这一做法。此举与她计划中的医疗卫生改革相呼应，也将拯救无数人的生命，为她在第二故乡赢得慈爱的"小母亲"的美名，并增强她统治的合法性。对外，这有助于俄国营造前沿科学实践中心的形象，而不再被视作迷信的温床。叶卡捷琳娜二世已经准备好，一旦安全地完成接种，就将这些想法付诸行动。

剩下的唯一任务就是选择一名医生来负责实施接种。在俄国，没有哪个医生的地位和经验能担得起这份巨大的责任。在法国，虽然启蒙思想家们坚定拥护人痘接种，但索邦大学正忙着扼杀一切相关的措施。显而易见，英国是最好的选择。那里是全球领先的人痘接种中心，同时也是危险性较低的"新接种方式"的发源地，还有着显著的接种成功率。

叶卡捷琳娜二世颁布了旨意。6月，一名信使被派往俄国驻英国大使阿列克谢·谢苗诺维奇·穆辛–普希金伯爵（Count Aleksei Semyonovich Mussin-Pushkin）处，命其筛选出英国最杰出的接种专家。这项任务在完成之前需要保密，不可泄露相关信息，即使是被选中的医生在到达圣彼得堡之前也不能获知全部真相。俄国女皇做好了为此付出生命代价的准备。

第四章

邀请

普希金先生阁下的来信。

——托马斯·迪姆斯代尔 [1]

1768 年 7 月初的某天傍晚，一人骑马来到距离赫特福德几千米远的波特希尔庄园，这里是托马斯·迪姆斯代尔的家。来人下了马，兴冲冲地告诉托马斯，他从俄国驻英国大使馆带来了大使阿列克谢·谢苗诺维奇·穆辛－普希金伯爵的亲笔信。托马斯拆开信封，眼前所见的是一份意想不到的邀请。俄国女皇叶卡捷琳娜二世下定决心，要在她的帝国引进人痘接种技术，并希望聘请一位有经验的医生来负责此事。作为《天花人痘接种的现有方式》的作者，托马斯·迪姆斯代尔博士被邀请尽快前去与大使会面，商讨该计划。

托马斯在他关于这件事情的记述中回忆称，他当时的第一反应是拒绝。他写道，自己"毫无出国的打算"，更不用说目的地是个离家约 2736 千米远的陌生国度了。[2] 他接受过顶级的医学教育，但语言并非他的强项：他只会说一点点法语；俄语自然是完全不会的。然而，直接拒绝邀请有失斯文，他必须先应承下来。于是，信使带着托马斯同意见面的允诺回到了伦敦。

见面的时间就在几天后，地点是托马斯的旧友、贵格派医生约翰·福瑟吉尔位于伦敦布卢姆斯伯里高级街区哈普尔（Harpur）街的家中。普希金伯爵对托马斯吹捧了一番：他表示自己已经咨询过好几位声名显赫的医生，他们一致推荐托马斯作为负责女皇这一宏大计划的最佳人选。托马斯神情严肃，说话直来直去，普希金伯爵非常努力地想说动他。伯爵承诺，在地位、报酬和"回国的绝对自由"方面，只要托马斯开出条件，俄国将一应满足。至于可能出现的额外任务，伯爵几乎没提，他仅仅一带而过地告诉托马斯，"一些身居最高位"的人可能也会是接种对象。[3]

托马斯没有答应。他坦言，对处在职业起步阶段的年轻人来说，这个机会肯定是无比激动人心的，但他的情况不一样。他已经56岁了，此前，他花了30多年时间经营自己的医疗事业，如今业务繁忙、利润丰厚，已没有必要再冒着风险去国外奋斗。而且他并不缺钱，"现有的财富令我感到满足"。顺风顺水的事业和令人称羡的收入也并非他选择留下的唯一原因：他还有"对家人更深切的眷恋"，妻子和7名子女的存在让他难以割舍心爱的家庭和在英国的事业。[4]把在英国的事业和家庭都抛之身后数月，甚至数年，这对托马斯来说太过沉重，因此他难以接受这份尊贵的邀请。华丽的异国宫廷生活对他没有什么吸引力，难以撼动其心意：即使是在英国，他也经常为极尊贵的客人们进行接种，但他在社会地位方面的野心远远不及他对医学的热忱。托马斯拒绝了邀请，但他向伯爵保证会尽力寻找一位能够替代他完成此事的合适人选。

出于谨慎，托马斯私下里又和福瑟吉尔单独见了一面。福瑟吉尔和托马斯非常亲近，就是他发自内心地向自己的患者——俄国大使普希金伯爵推荐了托马斯，称托马斯是英国人痘接种领域的顶尖专家。两位教友十分了解彼此，他们经常见面讨论接种技术的革命性进展，这些讨论促成了《天花人痘接种的现有方式》的诞生。他们在靠勤奋工作和医学创新赚钱这方面也很有天赋，并且，作为慈善之举，两人给穷人看病都从不收费。[5] 福瑟吉尔可能有些内部消息，抑或他只是比托马斯更谙世事，但不论如何，他都对托马斯拒绝邀请的做法表示理解。不过，他对托马斯强调，如果俄国的皇室成员真是这次接种任务的对象，他就必须接受邀请。托马斯不是那种追求公众关注度的人，他对此持保留态度。但人脉深厚的福瑟吉尔态度坚决，他说，那将是"信义的召唤，无论如何都要答应"[6]。

托马斯才刚刚开始寻找替代人选，俄国大使的第二份邀请就来了，而且这次的急迫程度远高于上次。普希金伯爵告诉托马斯，女皇此番派来的钦差是一位"仅在极特殊的情况下"才会出山的优秀军官，他昼夜兼程、日行百里，仅用 16 日就从圣彼得堡赶到了伦敦。[7] 这位军官带来的信息非常明确：叶卡捷琳娜二世和皇太子保罗大公想让托马斯·迪姆斯代尔医生为他们二人接种人痘。这一史无前例的要求无论是对女皇和皇太子，对俄国，对托马斯和英国，还是对人痘接种这一医疗实践的信誉和发展前景来说，都意义深远。不能再耽搁时间，也没有商量的余地。托马斯放下疑虑，接受了"信义的召唤"。他向普希金伯爵保证会对此保密，并承诺尽快动身。

行前，只剩下一件未决之事：报酬。普希金伯爵让托马斯自行开价，并补充说只要他开口，钱就一定会到位。出乎伯爵所料，这项上不封顶的报价竟收到了与预料完全相反的回应。托马斯拒绝为自己提供的服务开价，而是选择让女皇全权决定。他后来写道："打从一开始，赚钱就不是我的动机。"话虽如此，事实上托马斯全程都在为酬金苦恼。[8]他当然不缺钱；不过，他选择不事先确定具体费用的决定，反而在财务问题上帮了大忙。普希金伯爵当即给了托马斯1000英镑，而这仅仅是预支的差旅费而已。伯爵建议他走陆路去圣彼得堡，不要乘船穿越波罗的海的狂风暴雨，这样可以确保及时到达。伯爵还请托马斯带上一名亲友随行，放下了心理包袱的托马斯决定带上20岁的儿子纳撒尼尔。纳撒尼尔当时是爱丁堡大学医学院的学生，很熟悉托马斯采用的接种法。这是个明智的决定：这位面容清秀、有着棕色的双瞳、眉眼轮廓比父亲温柔得多的年轻实习医师将会是托马斯的得力助手。

父子俩只用几天时间就完成了准备工作。托马斯带上了他的医疗器械，把经过精心检查的手术刀装进镶嵌着贝母的银制盒子里妥善保管。行李装箱，马车备好，父子二人的命运即将迎来翻天覆地的变化。

那篇让托马斯在国际舞台上崭露头角的论文于1767年4月成书发表，当时并没有大肆宣传。在当期的《伦敦晚邮报》（*London Evening Post*）上，《天花人痘接种的现有方式》的出版公告夹在一则诺丁汉郡生产的女士丝质手套（"完全按照法国工艺生产"）的广告和一篇讲化学的影响的短文中间。公告称："此书的内容包括对接种准备的简述，包括饮食和医疗两方面，介绍了手术流程和后续的护理方法；此外，书中还记载了一些实验，这些实验的目的是探究类似疗法的治疗效果。"该书的售价为2先令6便士。

《天花人痘接种的现有方式》的开篇非常醒目。托马斯写道，从他职业生涯伊始，天花病的危险程度就让他确信，人痘接种应该在全民范围内"普及开来"。他于 1730 年开始接受医学训练，彼时距玛丽·沃特利·蒙塔古夫人把人痘接种技术带回英国尚不足10 年。按照这种说法，托马斯算是把自己摆在了全世界最早主张推广全民预防性医疗保障的位置上。

尽管托马斯是人痘接种技术的坚定拥趸，但他也承认，英国使用的传统接种法有时会引发令人担忧的副作用，偶尔还会导致接种者死亡。虽然这种风险比自然感染天花带来的风险要小得多，但也破坏了人们对人痘接种的信心。他一直没能忘记死在自己手里的那个少年，以及他在作为接种专家的 20 多年里曾遇到过的那些让他"极为担心"的接种者。不过，好消息来了。这时出现了一种更简便、更安全的新接种技术，这种技术几乎能把风险完全消除——他将在文中对其进行详细介绍。这篇论文承载着托马斯的雄心壮志：

> 让接种疗法进一步趋于完善，减轻这种外来疫病造成的破坏。我们必须竭尽所能，要么努力让它永远消失——虽然这可能不太现实；要么让它不再那么危险，哪怕这一过程中会遭遇各种艰难险阻。[9]

直到 200 年后，天花才会从地球上完全消失，但就当时而言，托马斯的这本操作指南出现得正是时候，它对控制天花疫情蔓延起到了很大的作用。此书让世人知道了存在经过改进的全新接种方式，也正是在同一时期，无论是在英国、欧洲大陆其他地区还是在美国，人们对人痘接种的抵触正在消退。1767—1793 年，《天花人痘接种的现有方式》共发行了 8 版，其中 6 版来自伦敦，另外 2 版则来自都柏林和费城。此外，法语、德语和意大利语各有 3 种译本，荷兰语、瑞典语、俄语和葡萄牙语各有 1 种译本。

此书清晰简明地解释了最新的人痘接种技术。托马斯始终参照自己的亲身发现，并依据自己经手的接种者的病史来阐释他的结论。他写道，他的指导方案是"大规模实验的结果……建立在反复尝试和客观观察之上"。对于此书的读者——无论是医疗从业者还是关注这一议题的非专业人士而言，这是一份来自 18 世纪科学前沿的快报。他们不会读到任何古板的教条内容，作者托马斯是个启蒙主义者，他承诺只用合乎理性的方式对经验进行实证分析。

新的接种方式有两大关键要素，一是用小切口和少量注入物代替深切口和浸满病毒物质的棉线，二是术后护理的优化：接种者在出现脓疱后不再需要捂汗排"毒"，相反，术后护理的目标转为保持较低的体温，鼓励接种者饮用凉水，不论什么天气都可以到户外散步，甚至可以在康复阶段就重拾体力劳动。值得重视的是，这种所谓的"冷疗法"，是"全新的，不符合任何既有理论"[10]。它与传统体液医学理论大相径庭，强调人体的自然代谢，托马斯觉得有必要打消读者对此可能产生的疑虑：

> 面对这么一种对于我们而言几乎完全陌生的做法，产生怀疑之心实属平常……然而，经验和成千上万依靠这种方法取得成功的案例都能证明，它没有任何值得关注的负面作用，无论是从短期还是长期来看。这些无可抗辩的论据能够支持和证

明，这种方法是有效的，也是安全的。[11]

在人痘接种的成功实践面前，人们几个世纪以来始终维护的医学理论大厦行将崩塌。

至于切口，它"最长不应超过八分之一英寸"，所用的器具是手术刀，刀尖沾有直接从天花病人身上取下的脓液。切口深度恰好穿透接种者皮肤表面，切开后，轻轻将表层皮肤扒开，让脓液流入其中。完成后，无须使用绷带或药膏进行包扎。双侧手臂都要接受接种。托马斯写道，虽然这一技术属于非侵入性操作，"但它引发天花轻症的效果从未令我失望过"。[12]

《天花人痘接种的现有方式》还为准备接受接种的接种者们提供了一个大为精简的术前准备方案。原本3周的准备时间缩短为9天。托马斯推荐食用清淡的素食，这也是保证体液平衡的标准做法。同时，他还推荐一并服用3剂催泻药粉，并给出了精确的配方：甘汞（一种汞化合物，广泛用于清理肠道）、蟹爪粉和吐酒石（一种锑化合物，用于催吐）。具体用药方式可以根据病人情况作出调整：儿童只需要轻度催泻（还能顺便驱蛔虫），老年人、体弱多病者和经期或孕期的妇女须减量。

书中，托马斯一面与读者分享自己接种人痘的实践经历，一面坦陈了一项重要事实：他书中所写的这种看上去很激进的新技术并非由他一人所发现。他早已熟知"冷疗法"在理论上的益处，17世纪著名的内科医生西德纳姆就曾用此法治疗自然感染的天花，这一做法在当时颇受争议。但托马斯此前从来不敢冒险在自己的患者身上使用此法。大胆尝试并非他的风格，他一直都很谨

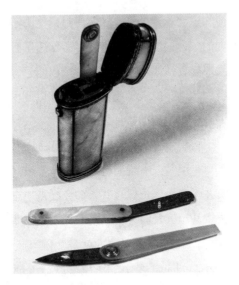

托马斯·迪姆斯代尔的银制嵌贝母医疗器
具盒。图中的手术刀据说是他给叶卡捷琳
娜二世接种人痘时使用的那一把

小慎微，不愿损害人痘接种的信誉。很长一段时间里，他仍坚持
采用热疗法和大切口、塞棉条的方式，这一直持续到几年前他开
始听说"一种难以置信的说法"之时。当时坊间盛传，在英国的
一些地区，有人正在采用一种新的、成功率更高的接种方法，更
令人惊讶的是，这些人似乎"只具备一点点基础的医学素养"。[13]

托马斯竟能对他们作出此种傲慢的评价，可谓罕见，这也说明
他对勤奋工作和学习的重视。他为自己在医院接受的严格训练和多
年的从医经验而骄傲。虽然他的医学学位是买来的，但他觉得自己
本来也完全配得上内科医生这一名号。然而，面对人痘接种技术的
重大突破，作为科学家的好奇心还是打败了所谓的职业优越感。正

如他所写的，他知道变革性的进步"有时是由能力不那么强的人在偶然情况下实现的"，他能做的只有竭尽所能去了解这项新方法，而不是像其他人那样，从"那些我们理应致以谢意、在这一过程中为我们提供了极大帮助"的人手中偷走技术并以此牟利。[14] 从 1765 年开始，他就一直在试验新的接种方法。

《天花人痘接种的现有方式》向为人痘接种技术的改进作出贡献的人表达了敬意，但并没有说明这些人具体是谁。撇开礼貌问题不谈，点名其实并无必要。虽然这些人如今已被遗忘，但在当时他们非常有名，声望甚至远及海外，就连欧洲大陆那些地位最为崇高的家族也知道他们。这群被遗忘的人就是萨顿家族——一个来自东安格利亚（East Anglian）乡下的医生家族，正是他们促成了人痘接种方式的变革。

罗伯特·萨顿（Robert Sutton）是一名来自萨福克郡（Suffolk）肯顿（Kenton）的乡野村医。1756 年，他 24 岁的长子在接种了人痘之后差点丧命，从那时起，他就一直在对接种流程进行各种试验。萨顿意识到，人痘接种的传统方式过于复杂且危险，2.54 厘米长的切口和浸满脓液的棉条都是没必要的，只会让接种者暴露在感染的风险中，且会减慢其恢复的速度。他尝试了一种新方法，直接从天花病患身上提取脓液，然后通过皮肤表层的微小创口快速将其注入接种者体内。可以确定的是，按照此法接种人痘的人表现出的症状更为轻微，身上起的脓疱更少，而且恢复得更快。就这样，人痘接种的革命性"新方法"诞生了。英国人用了 30 多年时间，回到了土耳其老妇人们走过的老路上。

1757 年，萨顿租下了一座适合收容接种者的"空间宽敞的大房子"，并在当地的《伊普斯威奇日报》上刊登了广告，推广自己的接种服务。广告是这么写的：

> 老爷们和夫人们只需要付 7 基尼，就能享受术前准备、接种、住院和护理的全套服务，您可以享用茶、酒、鱼肉和鸡肉，整个流程为期 1 个月；农民们则可以用 5 英镑的价格享受包含茶、小牛肉和羊肉在内的食物。为确保更多人受益，对于那些不适合按期出院的人，后续住院的费用为 3 基尼；而无须住院和护理服务者，接种价格为 0.5 基尼。[15]

生意纷至沓来。舒适的服务、适合各类人群的价格和"无创"接种的承诺吸引了来自英国各地的人。一年之内，萨顿就开了两家分店，然后又进一步扩大了经营范围，开始提供更加便宜的无附加项目接种；与此同时，他也上门为萨福克郡的富人们提供居家接种服务。1762 年，萨顿已经确认，在某种为之专门开发的秘密药物的加持下，简化接种法非常有效，他报告称，自己在 9 个月内接种了 365 人，"其中有些人常年酗酒，但没有人在术后卧床超过两天"。[16]

为了跟上日益增长的接种需求，萨顿让 6 个儿子也加入这门家族生意。老三丹尼尔并无正式的行医资格，但他继承了父亲的探索精神和商业头脑。丹尼尔针对新方法展开了进一步试验，发现术前准备时间可以从一个月缩短到 8～10 天。他还注意到，在接种手术完成后，比起在闷热而不通气的房间中卧床，接种者若能尽量多外出走动的话会恢复得更快。这两项改进都进一步提高了接种的安全性，而且让接种流程变得更简便、更迅速、更便宜，极大地扩大了潜在客户群体的规模。

然而，萨顿拒绝采用经丹尼尔改进的方法，他觉得这太冒进、太危险了。因此，丹尼尔搬到了邻郡开始单干。1763 年，年仅 29 岁的丹尼尔在埃塞克斯郡的小镇英盖特斯通（Ingatestone）——这里是连接伦敦、科尔切斯特（Colchester）和哈里奇（Harwich）港的东方大道上的一处驿站——开了两家"整洁而优雅"的接种所。[17] 英盖特斯通不在英国皇家医学院的管辖范围内，丹尼尔可以放心地行医而不用担心执照问题，它优越的地理位置也吸引着目的地为欧洲大陆或疫情频繁暴发的都城伦敦的旅行者前来完成接种。他像父亲一样信心满满地对自己的接种法进行广告宣传，并突出强调，在他这里，接种者享有在室外走动的自由，且整个流程耗时相对较短：全程大约只需要 3 周时间，接种者就能重新开始工作。为了吸引女性客户，他着重指出，他的接种者不会生出超过 20 个脓疱："值得公众，尤其是女性注意的是，此方法不会导致毁容。"[18]

宣传的效果立竿见影。开张一周年之际，年纪轻轻的丹尼尔已经完成 1629 例接种，赚取了足足 2000 基尼，这大约是时任首相年薪的一半。1765 年，他为 4347 人进行了接种，总收入高达 6300 英镑，成为英国收入最高的人之一。[19]

但英盖特斯通本地的居民对丹尼尔·萨顿取得的成功却并不感到兴奋。他们担心丹尼尔的接种者会传播疾病，因此贴出警示说丹尼尔·萨顿的生意会"损害公众利益"，并威胁要采取法律手段。这位年轻的医生深知世上并无禁止人痘接种的法律，所以没有搭理这些人。通过孜孜不倦地推广"萨顿接种法"，他的业务规模持续扩张，财富不断累积，名声也越来越大，各个年龄段、各个阶层的接种者蜂拥而至，促使他开设更多的接种所，以确保付了高价的客人无须跟那些选择廉价方案、共享病房甚至床位的接种者同处一室。

丹尼尔没有对外公开他的接种方法和所用药物的细节，因为他深谙垄断权的商业价值。但他阻止不了完成接种的人向他人分享自身的经历，一些关于这种新接种方法的说法最终还是流传开了。埃塞克斯郡的律师和政客班贝尔·加斯科因（Bamber Gascoyne）在他写给朋友大地主约翰·斯特拉特（John Strutt）的信中留下了珍贵的文字记载。1766 年，天花疫情在埃塞克斯郡暴发，加斯科因决定让自己的 3 个年纪尚幼的儿子接种人痘。他找来了丹尼尔·萨顿，让他负责孩子们和仆从摩尔（Moor）的接种。他记下了丹尼尔开出的素食食谱，包括"芦笋、菠菜、黄瓜、李子、西梅或醋栗布丁……冰水和苹果酒……有时候是牛奶和水"。这份食谱让他的一个儿子瘦得"跟枪管子似的"，至于十分害怕接种的摩尔，他看起来"就像是刚从绞刑架上下来一样"。[20] 丹尼尔没有透露催泻药粉的成分，但加斯科因从药物造成的副作用推断，其中应该含有汞、锑以及珊瑚粉或贝壳粉，这些都是很常见的药材，任何一位药剂师都能轻而易举地获得这些东西。

接种当日，丹尼尔·萨顿乘坐马车来到加斯科因府上，一同前来的还有刚刚由他完成接种的沃利斯夫人（Mrs Wallis），她身上的脓疱将用于此次接种。加斯科因注意到，丹尼尔用手术刀蘸取脓液后，把刀尖轻轻地划进了他儿子的皮肤，他动作轻柔，"以至于我儿子都没感觉到刀尖的动作"。四人的接种全部完成后，丹尼尔给他们开了催泻药粉。接下来的几天里，他们得忍过几天的发病不适期，遵医嘱去户外散步，呼吸新鲜空气。很快，他们就痊愈了。加斯科因称："如果这就是所谓的天花，那我宁愿得这个病也不愿意得疟疾。"事实证明，丹尼尔·萨顿这位曾被他轻蔑地称为"麻子大夫"的接种师，"出诊非常准时，而且……是个非常令人惊喜的家伙，他在接种和减轻天花毒性方面是有秘诀的"。

各个社会阶层的人都想找丹尼尔进行接种。波兰国王的首席御医亲自来到英盖特斯通观摩他的操作，甚至还在丹尼尔的指导下亲自上手接种了几个人。1766 年，丹尼尔应埃塞克斯郡莫尔登（Maldon）教区领导层邀请，在当地实施了一次大规模接种，他在一天内完成了 487 次接种，覆盖了全镇近三分之一人口。此举遏止了疫情在当地的暴发，进一步提高了他的声誉。[21] 在这 400 多人中，有 70 人是乡绅和商人，他们自己支付了接种费用；其他 417 名穷人的费用则是由公共财政负担。这次大规模的接种拯救的不仅仅是居民的性命，更是当地的经济。商人们自此可以重新开始工作，集市也能开门营业了。

乘着凯旋的东风，丹尼尔开始向英国东南部的其他城镇提供全民接种服务，并为穷人开出了优惠价甚至免费。他吃了一场官司，原告称他允许具有传染性的接种者四处传播天花病毒，但丹尼尔赢了官司，得以继续扩大他的业务规模。[22] 从 1764 年至 1766 年，丹尼尔的团队差不多接种了 2 万人，其中无一人身亡。仅在 1766 年，他就亲自操刀，为 7816 人进行了接种，平均每天 21 人。

然而，这位野心勃勃的企业家仍不满足。为了营造人设和吸引在宗教上比较虔诚的客户，丹尼尔在英盖特斯通家中的花园里建了一座小礼拜堂，雇用牧师罗伯特·霍尔顿（Robert Houlton）为他工作，霍尔顿的另一重身份是丹尼尔的公关发言人。1766 年 10 月 12 日，霍尔顿在埃塞克斯郡因加斯通开展了一次布道，为接种正名，在布道词中，他先是驳斥了从宗教或道德角度出发反对人痘接种的各种意见，然后又向仍抱着观望态度的家长们发出了引人心生愧疚的警告："要是你们不让孩子接种，结果他们却染病而死，你们不会感到良心不安，责备自己粗心大意、感情淡漠吗？"[23] 为了呼吁政府鼓励接种以扩大劳动人口和兵员规模，他把笔锋转向了"萨顿接种法"令人愉悦的特点上。"它的疼痛程度不及被针扎一下的千分之一……使用这种接种法，你不会受到拘束，不需要卧床。人们脸上洋溢着笑容，处处充满幸福的气息。事实上，在萨顿接种所度过的这两周时间会让你感到真正的愉悦和满足。"[24] 对那些负担得起住院护理费用的人来说，人痘接种的整套流程已经从危险而痛苦的折磨变成了跟出门度假差不多的体验。

　　丹尼尔一面让霍尔顿推广生意，一面关注着自己社会地位的提升。他搬到了伦敦的一栋豪宅里——此处后来成了皇家阿尔伯特音乐厅（Royal Albert Hall），并向联合王国纹章院（College of Heralds）申请了纹章和家族徽记。最终设计出来的纹章包含蛇和鸽子的图案，分别象征着医学事业和他接种方式的温和性；二者被镶嵌在天蓝色的背景上，这个颜色代表着坚持不懈的品格。此外，纹章上还有一句拉丁语格言，意思是"安全、迅速、愉悦"。有些人大肆嘲笑他爱慕虚荣，一位不具名的知识分子形容他"像个油头粉面的江湖骗子一样趾高气扬"[25]，但前来找他接种的人仍然络绎不绝。

　　庞大的市场需求让丹尼尔·萨顿向他的父亲和兄弟们抛出了橄榄枝。他们在英国各地和国外的一些地方建立起一套特许经营体系。到 1768 年，萨顿家族的成员和经他们授权的合作伙伴已经把业务拓展到了从康沃尔郡（Cornwall）和怀特岛（Isle of Wight）到利物浦（Liverpool）和杜伦（Durham）的英格兰全境以及整个威尔士。在不列颠岛之外，爱尔兰有 12 人拥有特许权，而在巴黎、海牙以及牙买加和弗吉尼亚殖民地则各有 1 人，全世界范围内的授权接种师总数达到 64 人。小罗伯特·霍尔顿是负责公关的霍尔顿牧师的儿子，出版了小册子《关于萨顿式接种技术无可争议的事实》（*Indisputable Facts relative to the Suttonian Art of Inoculation*），其内容包括所有获得授权的接种"艺师"名单。小霍尔顿继承了父亲华丽的文风："接种技术已经迅速趋于完善，摆脱了无知和偏见的桎梏，就像冲破了厚厚云层的太阳，此时此刻正在散发着耀眼的光芒。这完全来自萨顿家族高超的技术和不懈的努力。" [26]

小霍尔顿指出，当时已经无法统计萨顿家族和他们的合作伙伴用新方法总共接种过多少人，尤其是有"数百名"穷人根本就没被记录在册。但他从萨顿家族留下的记录中估算，从 1760 年起，仅在英国，就有多达 5.5 万人在他们手中完成了接种。接种后死亡的人数仅为 6 人，他把其中 4 例归因于其他疾病，另外 2 例则是由于接种者没有严格遵循医嘱。40 年前，英国皇家学会的詹姆斯·朱林算出的人痘接种致死率为五十分之一，如今，这个比例已经降至不到九千分之一。

丹尼尔·萨顿旗下庞大的业务规模让他的名字在英国成为人痘接种的代名词。同时，接种率升高引发民族主义情绪膨胀，自豪的英国人拿祖国与那些暂落下风的邻国比较。在欧洲大陆，基本上只有精英阶层的家庭才会接受接种，而且他们对这项技术也没有完全信任。1767 年 10 月，天花疫情席卷维也纳，哈布斯堡王朝皇室遭受了巨大冲击。早在人痘接种技术传入英国初期就完成了接种的作家霍勒斯·沃尔波尔在给朋友的信中写道：

> 欧洲的王公贵族们竟然还没吓破胆——怎么会呢？他们当中每天都有人死啊！大部分人明明可以进行接种，免于遭受这种命运，只需要每人付给萨顿先生 12 便士就行了。萨顿已经在好几个郡完成了全民接种，那些地方的生意完全没受到影响，人们就像往常一样在田间地头工作。死于这么一种陈年旧疫实在是太愚蠢了！[27]

诗人亨利·琼斯（Henry Jones）笔下的文字更为夸张。他在 1768 年的诗歌《人痘接种，暨美貌的胜利》（*Inoculation, or Beauty's Triumph*）中，把丹尼尔·萨顿塑造成一位超级英雄式的人物，说他推翻了死神的暴政，驱散了迷信的"蛰伏着的幽灵"，哪怕是哥伦布发现新大陆的壮举在萨顿"更加高尚、更加无可比拟的发现"面前也不值一提：

> 美利坚广袤的领土，
> 新世界未知的大陆，
> 宇宙中陌生的群星，
> 如今都在它面前黯然无明：
> 生命战胜了死亡的苦楚，
> 人类远离了潦草掘成的坟墓。[28]

作为接种师，丹尼尔·萨顿的收入、接种人数和影响力都无人能及，也难怪医疗机构内的工作者们想要窥探"萨顿接种法"的奥秘，同时又要对他本人进行诋毁。丹尼尔进行了大量的广告宣传，却不愿透露他那气味熏人的药剂和"强力"药水的配方，有些人据此将他塑造成"江湖骗子"的形象，与那种向底层人民兜售万能灵药的无证庸医几乎没什么区别——这种说法有失公允，丹尼尔是在用科学家的视角观察接种者，他为了探索皮肤和免疫系统对致病物质的反应进行了复杂的实验。只是他并未与他人分享实验成果，也没有参与全球范围内关于人痘接种的激烈争论。毕业于伊顿公学和剑桥大学的英国王室御医乔治·贝克爵士（Sir George Baker）在1766 年的一篇关于新接种法的论文中讥讽道，人痘接种"一些最为重要的改进出自无知且野蛮的人的双手"。[29]

这些精英医生的诋毁正中萨顿家族下怀。势利小人大可以放肆嘲笑，成千上万接种者的满意总能证明"萨顿接种法"的有效性，而且就算能达到完全一致的疗效，萨顿家的接种价格也比那些有名的内科医生要低得多。小罗伯特·霍尔顿很高兴，这样一来，他就可以把萨顿家族塑造成受到普罗大众的拥护、为心怀感念的民众带来最先进医疗服务的形象，并给那些仍在"冥顽不化的理论偏见"指导下挣扎、执迷不悟地想维护自身既得利益的医学界特权者们当头棒喝。他在《关于萨顿式接种技术无可争议的事实》中写道："针对这种新的接种方法，恶语中伤、嫉贤妒能和随意诋毁的闸门已经大开。老派的接种师意识到自己所坚持的方式遭遇危机；而那些靠着为自然感染天花的患者提供诊疗来牟利的人则担心失去收入来源。"[30] 小罗伯特的辞藻华丽，但表达的观点恰如其分：萨顿家族实现了人痘接种的大众化。

小霍尔顿使用春秋笔法，称托马斯·迪姆斯代尔虽未直接点出恩人姓名，但他总归是承认自己承蒙了萨顿家族的恩泽，可谓是个"值得尊敬的好人"，是出于"最善良的意图"。[31] 但是，在他看来，托马斯的研究并未揭示有关药物的奥秘，也没能窥探到接种管理模式的所有细节。"我所坚持的观点是，'萨顿接种法'无可复制，只有萨顿家族的成员和得到授权的合作伙伴才能了解到它的全貌，这些研究报告不过是在盲人摸象。"[32]

在这本小册子里，小霍尔顿甚至请求政府主持一场公开实验，让采用"萨顿接种法"的接种师和采用传统方法的医生为"300～400名孤儿实施接种"，当面一决高下。[33] 他的这一请求没有实现。但是，医生们对"萨顿接种法"的秘诀倍感好奇，他们十分迫切地想搞清楚它成功的关键究竟是什么，在这一过程中，伦敦孤儿院的孩子们作为被试者参与了一场设计更为严谨的实验。

伦敦孤儿院负责新入院儿童强制接种事宜的威廉·沃森博士（Dr William Watson）是一名备受尊重的内科医生，他已经在实践中引入了这种使用小切口和让接种者多呼吸新鲜空气的新方法。当时，他用74名儿童进行了一场实验，一是为了测试含汞催泻剂的作用，二是为了比较从新生的脓疱和出现时间较长的脓疱中提取的脓液对接种效果的影响有何差别。除了这两点不同之外，每名被试者在接种过程的其他方面均保持一致——这场实验引入了对照组，这是十分具有开创性的。他将孩子们身上出现的脓疱数量作为衡量个体反应严重程度的指标，并得出结论：首先，汞剂毫无效果；其次，尽管霍尔顿坚称那些附加措施是有效的，但其实除了小切口和户外透气之外，其他因素对接种效果都毫无影响。所有孩子均顺利康复；最关键的是，不论"何人在何时间以何种方式实施的人痘接种"，其风险程度都显著低于自然感染天花。[34] 沃森称赞萨顿家族对普及和优化人痘接种的贡献："他们当之无愧；不仅因为他们对接种流程做出了真正的改进，还因为他们使公众建立信心，若没有他们，选择接种的人就不会有这么多。"

萨顿家族能赢得公众信任的根本原因在于，只要接种者能做到谨遵医嘱，他们采用的方法就非常安全。丹尼尔·萨顿经常让反对他的那些人拿出证据，证明"萨顿接种法"曾导致接种者死亡，但没人拿得出这种证据。此外，萨顿家族的重要贡献还在于大大简化了接种方法，使沃森所说的"大量的人"得以享受接种带来的益处。从18世纪50年代开始，萨顿家族一直在推动接种方法的简便化和标准化，他们在开创出一个非常成功的商业模式的同时，也降低了人痘接种的成本，为大规模接种的普及铺平了道路。尽管内科医生们一直反驳称每个接种者都需要有针对性的准备过程和治疗方案，但丹尼尔·萨顿在大规模接种行动上取得的一次又一次成功推翻了内科医生们的谬论。这种新的"一刀切"式接种法不需要为接种者量身定制疗法：医生们可以集中精力对抗疾病本身，并在整个社区范围内为人们提供保护。人痘接种具有成为公共卫生措施的可能性。

对于面临天花疫情暴发的城镇和村庄而言，有组织地开展大规模人痘接种是挽救居民生命、确保经济安全的一种手段。从18世纪60年代中期开始，全社区范围内有组织的接种活动变得越来越常见，这个趋势发端于较为富裕的英国南部和东南部地区。当然，这并非全然出于慈悲之心。护理穷人和埋葬他们的尸体都很费钱，孤儿也需要人照料，而时不时发生的封锁隔离则会阻碍贸易活动。教区领导们把预防性医疗保障措施视为节约开支的方法。此外，如果社区中总有一小波人没接种过人痘的话，天花病毒就始终有再次暴发的可能，而这会把社区全体成员暴露在危险之中。除非穷人也能得到保护，否则这股名为天花的潮水永无退去之日。

此外，刚刚完成接种的人会有一个可能感染他人的窗口期，这个事实进一步突显了集体接种的必要性：若社区所有成员能一同完成接种，就无须担心发生交叉感染。城市和大型城镇人口太多，无法一蹴而就，但那些人口规模小的社区完全可以做到这一点，就像丹尼尔·萨顿在莫尔登所做的那样。那些没钱的人会由教区出面从贫困人口抚恤金中拨款支付接种费用；而当这笔费用过高时，还有慈善基金和富裕的个人捐助者可以指望。外科医生和药剂师们为争取到利润丰厚的接种合同挤破了头，他们向教区开出的报价是每人5先令；对于私人客户，他们收取的费用会再低一些，这也是一笔可观的外快。

此种大规模接种都是自愿参与，但通常情况下鲜少有人会拒绝。其具体流程与丹尼尔在英盖特斯通宣传的那种轻松愉悦的体验大相径庭：得到资助的贫民凭票排队接种并领取催泻药物，然后就会被送回家。接种后的一段时间内，他们不能去教堂、集市和各种人员聚集场所。其中有些人会接受后续检查以确保接种生效，有些则根本没人管。

虽然民众对人痘接种的接纳度越来越高，但大范围接种往往只是疫情暴发、迫在眉睫时才会使用的对策。1766 年，托马斯·迪姆斯代尔为赫特福德的穷人进行了一次大规模接种，一举遏制了天花在当地的传播。1768 年 1 月，托马斯曾不顾危险，穿过深深的积雪，从班吉奥村来到小伯克姆斯特德教区，为乔治·霍奇斯进行诊疗。这名家境贫寒的 10 岁男孩不幸感染了一种恶性天花病毒。托马斯回天乏术。事后他主动提出为当地教区内的所有居民免费接种人痘，以防疫情进一步传播。旅居英国的荷兰医生扬·英根－豪斯（Jan Ingen-Housz）为他提供了帮助，这位才华横溢的科学家曾在伦敦孤儿院的威廉·沃森手下学习过人痘接种。两人一起为 290 名村民进行了接种，其中除了小伯克姆斯特德教区的当地人之外，也应村民的邀请为附近的贝福德（Bayford）教区进行了接种。上至 70 岁的老人，下至仅 5 周的婴儿，包括孕妇在内的所有人在接种后都顺利恢复了健康。教区登记簿中的一则记录表达了对托马斯的敬意，称他"专业水平过硬，品格高尚，满怀人文关怀，是一名真正的绅士"。[35] 这次经历也对托马斯产生了深远的影响：他越发确信，在国家的支持下为穷人开展人痘接种一事势在必行。他注意到，富人群体基本上都已经完成接种，商人们如果愿意的话也完全负担得起让全家人都接受接种的成本。在"为赫特福德的各个教区进行大范围接种"的过程中，他开始认真考虑如何保护那些处在社会最底层的人，这些人"如果无人关注的话，将会是最大的受害者"。[36]

托马斯看到了人痘接种对于公共卫生改革的潜力，但他也和其他医生一样，对其可能产生的风险感到担忧。萨顿开创的新接种法简便易行、不必担心感染问题，为大范围推广做足了准备，但也让人痘接种技术向那些非专业接种师打开了大门，后者只需要会使用针头就行了。在人口稠密的贫困社区，接种反而可能导致新一轮疫情暴发。正

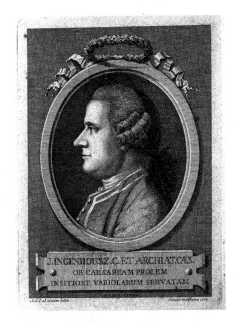

扬·英根-豪斯

如18世纪50年代的内科医生们试图保护自己的生意不受地方上的外科医生和药剂师们威胁一样，医学界联合起来对这些新来的外行进行了抵制，因为这些人不仅会抢走他们的饭碗，还会让人痘接种的安全性遭受毁灭性的质疑。托马斯遇见过"无数因为接种师缺乏文化修养和医学知识而造成危害"的例子。[37]有一次，托马斯到离赫特福德约16千米外的某地为一名妇女提供诊疗，他发现她生命垂危，原因竟是他以前的马车夫假借他的名号私自给人家进行了接种，结果却搞砸了，而且此人当时已经逃之夭夭。还有一位穷困潦倒的校长曾乞求托马斯给予帮助：他试着为自己的家人接种人痘，反而害死了他们。托马斯还了解到，这位校长其实还曾收过邻居家的钱帮人家接种，邻居们在接种后又感染了镇上的其他人，造成了大量居民的死亡。面对不熟练和不诚实的接种师对人痘接种的声誉造成的损害，托马斯十分愤怒，呼吁建立接种许可制度，但徒劳无功。

虽然有一部分业余接种师靠着《天花人痘接种的现有方式》等指导手册在乡镇地区进行了小范围接种，并获得成功，但大多数人仍然会寻求专业医护人员的帮助，按照自己的经济实力选择合适的接种服务。在 18 世纪的英国，医学发展不断寻求创新，颇具商业性质，在政府监管缺位的情况下，市场成为其发展的决定性因素，在需求暴增的情况下，自然就有许多外科医生和药剂师成为专业接种师。当时的竞争非常激烈，以至于许多城镇和村庄都出台了管制措施，规定接种必须在居民区之外的专用处所进行，以免造成疫情传播。1767 年，温切斯特（Winchester）的乡绅联合当地的贫困人口监督员在报纸上发布了一则公告，对"某些据传要在市内开设接种所的人"发出了警告，称其"将面临诉讼和法律的严厉制裁"，那些来到该教区寻求接种服务的人也会受到同等对待。

人痘接种师们进行了回应。他们在广告中强调自己的接种记录完美无瑕，并承诺将严格遵守隔离规定。仅在 1767 年的前 4 个月中，就有至少 23 名外科医生在《伊普斯威奇日报》上推广他们的业务。在埃塞克斯郡的锡布尔赫丁厄姆（Sible Hedingham），外科医生巴普蒂斯特·斯宾拉夫（Bapist Spinluff）在广告中吹嘘他"从未造成任何接种者死亡"，强调自己会为接种者提供"便利的照顾"，为此，他要价 5 基尼（比 5 英镑稍微多一点）。外科医生梅瑟斯·波特（Messrs Porter）和珀费克特（Perfect）在为他们位于格洛斯特郡坎普登（Campden）附近的接种所刊登的广告中称，他们那里采用的是"经过改进的、成功率最高的新技术"。他们也不对客户的健康状况施加任何限制："我们来者不拒，无论你是否患有坏血病或关节炎，也无论你是否年老、肥胖或酗酒。"[38]

萨顿家族看到自己的创新成果被人学去用来挣钱，开始不遗余力地打响自家品牌。1768 年 5 月，也就是俄国女皇正在酝酿她接种计划的那段时间，丹尼尔·萨顿为新促成的合作关系打了一则广告。这次，他把业务范围扩大到了约克郡，与当地的外科医生合作，同时提供面向富人群体的上门服务和针对穷人的免费接种。这则刊发在《利兹通讯报》（ *Leeds Intelligencer* ）上的广告称，人痘接种已经战胜了"无知的偏见和恶意的嘲弄"。他情难自禁地提醒读者，普及这个革命性的新接种方法的功劳理应归谁：

> 是什么让新式接种法在这个国家得到普及？是"萨顿接种法"所取得的成功：每个真正的医生都迫切想取得这一成果，但经过无数艰苦的研究和反复实验后，即便是最高水平的医学院也发现，他们达不到萨顿家族所达到的高度。[39]

当叶卡捷琳娜二世的顾问想要为俄罗斯帝国的接种计划寻找一名合适的医生时，他们直接把目光投向了英国。英国是第一个正式批准把人痘接种投入实践的欧洲国家，又走在对接种方式进行革新的前列。而丹尼尔·萨顿蜚声海内外，安全接种记录近乎完美，还运作着一个远至美洲殖民地的接种商业帝国。然而，冬宫最终并没有选择萨顿，而是把女皇和太子的命运交给了那个把"萨顿接种法"总结成书的人：托马斯·迪姆斯代尔。

在实际操作方面，无论小罗伯特·霍尔顿怎么说，托马斯和丹尼尔采用的方式都并无太大区别。但萨顿的暴发户身份让他在富人圈子里名声欠佳。约瑟夫·考克菲尔德（Joseph Cockfield）和与他同为贵格会成员的朋友约翰·斯科特——那位被父母保护在家中多年不出门、只为避免感染天花的诗人——在 1766 年选择了托马斯的接种服务，因为他们担心要价更低的丹尼尔不可靠。考克菲尔德写道："他收费太低了，以至于那些家境贫寒、受教育水平低下、生活放荡不堪的人全都挤到他的接种所，使那里成为混乱无序之地。就那种地方，10 个里面不死 1 个就算是谢天谢地了。"[40]

客户素质良莠不齐只是丹尼尔·萨顿面临的诸多问题之一。模仿者越来越多，接种价格随之下跌，面对这种情况，他只能把更多的时间和财富投入保护自己品牌的无望努力中。1768 年 7 月，托马斯和俄国大使在伦敦会面的时候，丹尼尔和他的兄弟威廉正忙着在报纸上刊登公告，谴责一位谎称接受过他们培训的接种师："我们借此敬告大众，每一个来自萨顿家族或是受过萨顿家族指导的接种师都持有证书，那些称自己拥有'萨顿接种法'的授权却拿不出证书的人，全都是骗子。"[41]

这场战斗注定失败，已是英国最富有者之一的丹尼尔开始有点贪婪了。他仍然会亲自操刀为社会地位比较高的接种者进行接种，但他规模庞大的特许经营网络和他对宣传推广的痴迷，削弱了他对于需要专业护理的客户的吸引力。他在短期内赚取了巨额财富，买下了家族纹章和大房子，但这些换不来乔治时代伦敦精英阶层对他社会地位的认可。他没有正式的医学执业资格，这一点曾对他造成巨大的困扰；当下，他身居环境高雅的豪宅，却仍被嘲笑为粗鄙无能之士。日记作者、慈善家赫斯特·斯雷尔（Hester Thrale）在日记中用尖刻的笔触记下了她在一场聚会上向大家介绍"著名的丹尼尔·萨顿"的经历。在包括作家塞缪尔·约翰逊（Samuel Johnson）[1]在内的一众宾客面前，丹尼尔手足无措，"他咧嘴大笑"，然后笨拙地承认"我从未与这样的人交往过"。斯雷尔称，他是个"思维敏捷的家伙，但他太过粗鄙，对书本和世界一无所知"。[42]

1768 年，维也纳天花疫情肆虐，哈布斯堡王朝的玛丽亚·特蕾西亚女皇失去了女儿和儿媳，她自己也差点没挺过来。在乔治三世的宫廷御医答复奥地利驻伦敦大使塞勒恩伯爵（Count Seilern）就人痘接种所作咨询的报告中，人们历来对萨顿家族为人痘接种所作贡献的矛盾态度有了集中体现。在此前 6 年时间里，玛丽亚·特蕾西亚女皇的直系亲属中有 5 人先后命丧天花，当时，她想招募一位顶级专家，负责在她的帝国中推广人痘接种。隶属英国皇家学会的内科医生和外科医生报告称，人痘接种在英国取得了显而易见的成功，"哪怕在萨顿家族之前的时代，每千人的死亡率也几乎为零"。"萨顿接种法"取得"巨大成就"的关键在于让接种后的人多呼吸新鲜空气，这种疗法在维也纳一定会同样奏效。报告的结论部分全盘否定了萨顿家族为人痘接种技术变革作出的贡献："萨顿家族无疑为人痘接种技术的某些方面做了一些改进工作，但他们制定的规则过于笼统，也没有对不同体质的人给予恰如其分的照顾，因此常常造成损害。其他接种师也已采用了新的接种方式，在这些人手中，

---

[1] 英国 18 世纪著名诗人、散文家、词典编纂家。独力编纂了历史上第一部英语词典《英文词典》，著有《王子出游记》《饥渴的想象》等。——编者注

接种技术已趋近完美。"[43]

看到这种有失公正但有效力的消极评价，奥地利人自是不会邀请丹尼尔·萨顿去维也纳了。被选中的人是荷兰医生、科学家扬·英根-豪斯，他曾在赫特福德和托马斯·迪姆斯代尔合作过，之后他的接种技术已更加成熟。英根-豪斯圆满完成了任务，并被任命为玛丽亚·特蕾西亚女皇的御用医生，获得了丰厚的退休金待遇。

俄国人也跳过了丹尼尔这个选项。有传闻称，他曾被邀请去俄国驻英国大使馆商讨此事，但他要求俄国预付 4000 英镑，大使拒绝了他的要求。[44] 不过，鉴于英国皇家学会对他的那般评价，丹尼尔很可能压根就没踏进过大使馆正门半步。而托马斯·迪姆斯代尔身上则有太多被选中的理由了。1768 年时，他的著作已经发行到第四版，这使他成为全球领先的新接种法的权威专家（他在著作题目中称新式接种法为"现有方式"而非"萨顿接种法"，巧妙地为新式接种法抹去了萨顿家族的烙印）。俄国人自然也读过他的著作，其中包括圣彼得堡医学院院长，在此事的安排中发挥了关键性作用的切尔卡索夫男爵。[45]

托马斯在医院接受过正规培训，还有长达 35 年的行医经验，他对自己的专业能力有着冷静自持的自信，这一点深受接种者青睐。他比丹尼尔·萨顿年长 23 岁，能给接种者提供周到的、人性化的关照。1767 年，温切斯特的查尔斯·布莱克斯通（Charles Blackstone）在给朋友的信中提到，自己的妻子和两个女仆在赫特福德完成接种的体验很棒。布莱克斯通说，他的妻子恢复得很好，脸上只起了 6 个脓疱。"迪姆斯代尔医生是一名值得推荐的接种师，他身上具备接种师该有的全部优点：远见卓识、温柔体贴、砥砺勤奋、行为有度。"[46]

对人痘接种这种需要接种者主动暴露于病毒感染风险之中的操作来说，一名值得信任的医生可谓无价之宝，更何况托马斯是分情况收费。他的生活方式没有丹尼尔那么高调张扬，尽管他同样很富有，在赫特福德拥有多处房产、地产，还在伦敦买了房子，此外，他还完全负担得起自己一大家子人的吃穿用度。他不再需要为钱发愁，但他清楚地知道自己的价值。在大使馆之行前不久，他收了贵格会信徒、伦敦天花医院理事、商人和慈善家奥斯古德·汉伯里（Osgood Hanbury）50英镑（这笔钱大约相当于现在的7000余英镑），作为接种人痘的费用。[47]

贵格会的社会网络里都是思想自由且接受过良好教育的人，这些人致力于让社会变得更好。对于托马斯而言，贵格会的社会网络仍在生活中占据着核心地位。他虽然不再参加教友们的那种集会，但他的成长经历已经深刻地影响了他，而且许多著名的贵格会教友都是他的接种者。该教派秉承的改革价值观将驱使他为在贫困居民中普及人痘接种而开展社会运动。共同的信仰维系着他和福瑟吉尔之间的友谊，而正是福瑟吉尔的影响力为托马斯争取到了前往俄国的机会。

但托马斯·迪姆斯代尔胜过丹尼尔·萨顿的最重要的原因无关其社会地位或社会网络，而是在于其医术的公开性。萨顿家族从未将其"秘诀"公之于众，以此维系着自家业务的垄断地位。丹尼尔曾承诺要把自己接种方法的秘密公之于众，但一直拖到了1798年——那一年，爱德华·詹纳公布了他关于牛痘接种的革命性发现。如果说丹尼尔是生物科技企业家的鼻祖，那么托马斯则是科学家和改革者。托马斯在听说萨顿家族在人痘接种方面取得的突破后，对他们的方法进行了研究和测试，随即在两年之内将研究成果悉数公开发表。他在《天花人痘接种的现有方式》的结尾承诺自己毫无保留："我希望，这部作品已经把我所了解的、对于此技术和与它相关的全部内容，以及我最恰当的判断和最有用的经验公布给我的读者，这无须赘言。"[48]

外科医生理查德·兰伯特（Richard Lambert）也是一位社会活动家，一直为改善英国东北部地区穷人医疗保健状况奔走呼号，是众多崇拜托马斯的人之一。他在1768年写道，尽管萨顿家族靠着"偶然的成就"推动了接种技术的改进，但对人痘接种技术最大的推动还是来自"值得尊敬的迪姆斯代尔医生对新式接种法的各种版本所作的无私、热情、开放、准确和全面的阐释"。[49]

叶卡捷琳娜二世的顾问们也持类似的观点。托马斯接受了叶卡捷琳娜二世的邀请，乔治三世的宫廷很快知晓了这件事。1768年7月18日，星期一，风格低俗的小报《索尔兹伯里和温切斯特日报》（*Salisbury and Winchester Journal*）在宫廷秘闻和政治八卦栏目中披露："我们听说，俄国大使阁下已经聘请赫特福德的知名内科医生托马斯·迪姆斯代尔博士前去为女皇和大公接种人痘，据悉此公将于两周内动身前往圣彼得堡。"[50] 我们无从得知这家地方小报是怎么这么快就得到这个消息的，但这至少说明英国人已经知道俄国君主即将接种人痘。

7月28日，周四，托马斯和纳撒尼尔从埃塞克斯郡的斯特拉特福德（Stratford）乘马车前往哈里奇港，登上前往荷兰的邮船。尽管这个任务存在风险，但托马斯还是很乐观的。托马斯此前的患者约瑟夫·考克菲尔德写道："大多数人认为托马斯医生此行前景不甚明朗。据说圣彼得堡天花疫情极其严重，可能在他抵达之前，俄国女皇就会自然染疫。"尽管如此，"他还是兴高采烈地出发了"[51]。

抵达阿姆斯特丹后，托马斯父子俩改乘私人马车继续前进，他们乘坐的是一种专为快速长途旅行设计的封闭式马车。一行人日夜兼程，途中只是偶尔短暂地停留。这辆马车给托马斯留下了深刻的印象，他在给朋友亨利·尼科尔斯（Henry Nicols）的信中写道："我觉得我能连续这样旅行一年而不用下车，这车太舒服了，我们俩在车上的睡眠充足而香甜。"中途停车时父子俩受人招待、大快朵颐，反倒比坐车还累。很快，他们经过汉诺威（"这座城市没什么值得看的"），然后又到了柏林和波茨坦（Potsdam），在那里停留了两日（"以便四处走走，参观宫殿和画廊等"），先后受到英国大使和俄国大使的宴请——俄国人"极具礼节地"接待了他们。[52] 抵达波罗的海之滨的但泽（Danzig）后，[53] 一行人又前往港口城市里加，那里便是进入俄罗斯帝国的门户。

随后，在军队护送下，他们在俄国的领土上疾驰，最终抵达圣彼得堡的时候，距离他们从阿姆斯特丹出发恰好一个月的时间。他们到达时，原本为他们提供的住所都还没准备好，于是，马车转而驶向帝国首都最繁华的百万大街上的一栋豪华公寓楼，此处离冬宫和波光粼粼的涅瓦河都仅有一步之遥。4周前，托马斯父子俩还在赫特福德，而此时，经过长途跋涉，他们已经抵达了一个陌生的国家。不过，舒适的旅途结束了，一系列艰难的挑战才刚刚拉开帷幕。

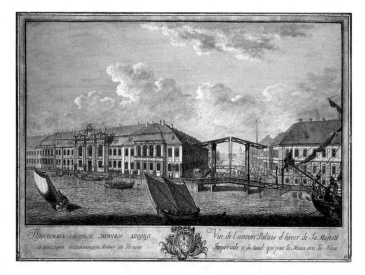

圣彼得堡冬宫风景。叶菲姆·维诺格拉多夫（Yefim Vinogradov）
和伊万·索科洛夫（Ivan Sokolov）作于 1753 年

第五章

准备工作

最为重要的工作。

——尼基塔·帕宁伯爵[1]

在抵达圣彼得堡的次日清晨，托马斯父子二人在环境优雅的公寓楼中醒来，推开窗户，呼吸着涅瓦河河畔夏末的温暖空气。经过好几周的车马劳顿，跨越诸多变幻的风景，他们很高兴终于能够安定下来了。这座雄伟壮观而又陌生的城市用它童话般的美丽震撼了无数来自西方的旅行者，托马斯父子也未能例外。就在几周前，新任英国驻俄大使卡思卡特伯爵为子女聘请的家庭教师威廉·理查森（William Richardson）走海路抵达圣彼得堡，他记录下了从海上看到的圣彼得堡。"圣彼得堡被绿树环绕：因此，当船慢慢接近海岸时，那些镀锡、镀铜和镀金的尖塔和尖顶就仿佛从森林中冒出来一样出现在我的眼前。"[2]

另一位英国游客是这么形容的："我从未见过涅瓦河河畔这么华丽、生机勃勃的景象。河面就像泰晤士河一样宽，河水又深又急，如水晶一般清澈透明，河岸两旁尽是宏伟的建筑，连绵不断。"[3]

从托马斯下榻的公寓能直接看到冬宫，这座气势恢宏的皇家宫殿是涅瓦河河畔最显眼的建筑物。顺着百万大街往另一个方向看去，就能看到丰坦卡河（Fontanka）畔的花园，花园中有一栋低调一些的两层建筑，那是保罗大公的居所——夏宫。公寓中还能听到施工的声音，声音来自小艾尔米塔什（Small Hermitage），它是叶卡捷琳娜二世下令兴建的私人度假屋和艺廊，即将完工。女皇为托马斯安排的马车和4名随从在楼下随时待命。

然而，托马斯和纳撒尼尔没有多少时间用来放松，也无暇欣赏城中令人称奇的景观。叶卡捷琳娜二世的首席顾问、接种计划的总负责人帕宁伯爵来信，召集他们第二天下午前往他位于夏宫的住所碰头。

帕宁年近天命，他戴着饰有3条缎带的假发，身着正装，以正式和"非凡的礼节"[4]接待了来客。他向托马斯父子再次确认了此次任务在政治上的重大意义。帕宁侧身靠近托马斯，说道：

> 先生，您被授予的是一项对任何绅士来说都最为重要的工作。我们出于对您的专业水平和正直人格的信任而托付给您的，是当今世上最伟大的两位人物的生命。他们的安危关乎这个庞大帝国的安宁和幸福，一旦他们出现任何意外，我们现在享受着的一切美好顷刻便可化为极度的悲惨和混乱。愿上帝保佑我们不会蒙受这种难以言喻的灾难。

帕宁的意思很明确：托马斯·迪姆斯代尔手中掌握着女皇和皇太子的命运，以及整个俄罗斯帝国的国运。这个警告足够坦率直白，以至于托马斯把它完整地记录在了他的接种笔记中——后来，在女皇的授意下，他把这本笔记付梓出版了。帕宁的未婚妻几个月前刚刚死于天花，他向托马斯解释道，天花对俄国的威胁非常严重，此时只有人痘接种才能挽救这个国家。他强调，俄国拥有"学识广博、技术高超的内科医生"；但他没说的是，就连女皇的心里也清楚，对一个如此庞大的国家来说，医生的数量还是太少了，而且大多数都来自外国。帕宁进一步解释道，由于缺少接种人痘的经验，女皇下令让大臣们去国外找一名顶尖水平的接种专家，英国自然成为首选。他告诉托马斯："让你接手此事是众望所归；因此，我对你抱有极大的信心，你千万不要感到束手束脚。"

帕宁还补充说，女皇稍后会亲自向托马斯解释她的计划，但可以确定的是，13 岁的保罗大公已经下定决心要接种人痘了——此前近半年时间里，他一直和母亲在乡下的行宫中躲避天花疫情。"这是他自行考量的结果；他同意接种，甚至对此还有些期待。"这样一来，就轮到托马斯来确认，这位体弱多病的大公的健康状况能否经得起接种手术的折腾。作为保罗的导师，帕宁负责大公的一应日常起居事宜，他敦促托马斯去观察一下这个孩子，尽快就此事得出结论。"你就多和他待一待；他吃饭你也看着，他玩儿的时候你也看着；总之，你要自己多多观察，好好看看他的体质到底如何。"[5]他告诉托马斯不要有任何隐瞒，哪怕他最终认为皇太子接种人痘的风险太大，女皇也会信守承诺，他应得的报酬不会受到任何影响。

托马斯不得不作出这个可谓是他人生中最重要的医学判断。他压下心中的焦虑，向帕宁保证会出具一份"公正的报告"。第二天，评估保罗大公的身体状况的第一次机会就来了：托马斯父子俩被邀请进宫与他共进晚餐。这位年少的太子"以最大的礼貌和亲和力"接待了他俩，还当着所有人的面准允他俩"无须提前打招呼就可以过来"和他一起吃饭，想在宫里待多久就待多久。[6]

同一天夜里，叶卡捷琳娜二世和她的随从人员自彼得霍夫宫——位于首都以西约 32.19 千米处、俯瞰着芬兰湾的"俄国凡尔赛宫"——移驾返回圣彼得堡。次日上午 10 点，在夏宫更为私密温馨的氛围里，女皇和医生终于见面了。

参与这次会面的除叶卡捷琳娜二世和托马斯外，就只有帕宁和作为翻译的俄国皇家医学院院长切尔卡索夫男爵。映入女皇眼帘的，是一位 56 岁的英国男性，他面庞宽阔，面部线条坚毅，紧闭的双唇透露出一丝倔强，棕色的双眸则显得更为柔和，眼中闪烁着智慧的光芒，却看不出丝毫算计。托马斯见到的则是一名笑容可掬的女性，她比一般人高一些，身材甚好，肤色白皙，脸上点缀着她标志性的胭脂红，湛蓝的双眸传递出温暖的感觉和敏锐的洞察力。托马斯对女皇行礼、鞠躬。叶卡捷琳娜二世讲法语，托马斯讲英语，虽然语言不通，但二人之间产生了强烈的联结感。托马斯记录道："我对女皇陛下的广博学识和高雅礼节早有耳闻，但她极强的洞察力和那些关于人痘接种的犀利提问，还是让我猝不及防，感到十分惊讶。"[7]

就像她对法律和医疗系统进行改革时一样，这一次，39 岁的女皇也谨慎地研究了人痘接种。她充沛的好奇心和迷人的魅力对托马斯产生了魔法般的影响。在写给住在伦敦老南海庄园（Old South Sea House）的朋友亨利·尼科尔斯的私人信件中，托马斯一改往日如医学论文一般的严谨语气，通篇所用尽是溢美之词："我向你保证，在任何方面，她都是我所见过的所有女性中最有吸引力的一位。她亲和力极强，很有头脑。"[8]

当晚，托马斯与女皇和十几位宫廷贵族共进了晚宴，这些美好

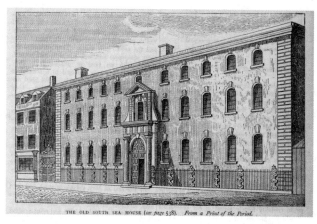

THE OLD SOUTH SEA HOUSE (*see page 538*). *From a Print of the Period.*

位于伦敦针线街（Threadneedle Street）的老南海庄园，
托马斯·迪姆斯代尔的朋友亨利·尼科尔斯的家

的第一印象又被进一步加深。托马斯习惯于英国随季节变化的食材，
他对"按照法国的方式"用汤锅和餐盘盛给宾客自行取用的各种佳
肴感到十分惊讶。菜品包括各种肉类和淡水鱼，还有"最上乘的水
果和甜点"，托马斯对于能在北方寒冷的气候下吃到这些东西感到
震惊不已。叶卡捷琳娜二世坐在长条桌的一端，桌上摆满了来自阿
斯特拉罕（Astrakhan）的西瓜和葡萄，来自莫斯科的甜瓜，以及来
自乌克兰的苹果和梨子。桌上甚至还有俄国本地出产的美味小菠萝，
这种长满刺的水果在 18 世纪是社会地位的象征，通常只出现在最
富有的人家的餐桌上，通常需要从英国进口。然而，对托马斯来说，
再奢华的菜单也没有"女皇陛下本人自然的松弛感和亲和力"令人
印象深刻。这位全世界最有权势的女人与来宾十分随意地聊着天，
向每个人致以问候，"她看上去是那样的轻松自如，那样的兴致勃勃，
不像身居如此高位，反倒像个获准参加盛筵的普通人"[9]。

当托马斯观察女皇时，女皇也在观察他。如果说这顿水果大餐是对他的考验的话，那么他显然通过了考验。第二天，叶卡捷琳娜二世再次召他进宫，并告诉他，自己已经下定决心，"想要尽快接受接种"。托马斯提议向宫里的御医们解释一下需要进行的准备工作和接种流程，但女皇表示这并无必要："你是被人大力举荐前来做这件事的，我对我们之间就此事进行的交流感到非常满意，我也更加有信心了，我对你在人痘接种方面的能力和知识没有一丝一毫怀疑。"[10] 叶卡捷琳娜二世坚称，她身边那些宫廷医生在接种方面的经验为零，而且她的身体状况一直非常好，几乎没接受过他们的问诊，所以这些人根本提供不了任何帮助。托马斯后来发现，女皇其实并不信任这些人，还经常拿他们的无能开玩笑。叶卡捷琳娜二世告诉托马斯，关于她健康状况和体质的信息，他大可以直接来问自己，若有必要的话，他们可以经常碰面。托马斯表示，他需要为女皇把脉，但接种的标准程序其实并不需要进行身体检查。对于叶卡捷琳娜二世而言，接种人痘是她的个人选择。她对托马斯说："我的命是我自己的；我愿意把这条命交给你，并且对你信心十足。"[11]

托马斯只能依靠自己的经验和判断，还无法与任何人讨论此事——哪怕是在闲聊中提及也不行。叶卡捷琳娜二世告诉他，她希望先于儿子接受接种，并补充说："同时，我也希望此事能够保密，请您务必让外人以为我已经把接种人痘的想法全都搁置在一边了。"[12] 托马斯可以用给保罗大公的接种手术"打前站"为借口造访冬宫，来为女皇的接种做准备。

皇命不容违抗，托马斯承诺他会绝对保密。但为了让自己心里有底，他试着提出了最后一个请求：能否允许他先给一些年龄、习性与女皇相仿的妇女进行接种，作为先期试验。他在英国时，从未采取过这种预防措施，但这次，他的接种者实在太过尊贵，而且他也不清楚俄国天花病毒的特性，这两点因素促使他决定谨慎行事。但叶卡捷琳娜二世拒绝了托马斯的请求。她已经读了所有能读到的相关资料，权衡了各种统计数据，并下定决心。她告诉托马斯，如果人痘接种是新技术，或者"对接种所取得的普遍成功尚存疑虑"的话，他提出的预防措施还算必要；不过，这两种情况并不存在，所以"没有理由再拖延时间了"。[13]

在英国，随着经过简化的新式接种法的普及，人们对接种的热情大增，但托马斯仍需时不时地反驳一些怀疑的言论。在一年前出版的《天花人痘接种的现有方式》中，他疲惫地写道："医学的发现，就像其他任何学科一样，在最初都会遭到指责和反对……针对人痘接种的谬论不计其数，我感到乏味，甚至不愿细说。"但如今，生平第一次，他陷入了完全相反的境地。这次接种任务背负了太多意义，身为科学主义者的托马斯想要做到尽可能的谨慎，但女皇陛下却不想耽误一点时间。

托马斯忧心忡忡，但接种计划已然不可能更改。女皇圣旨既出，俄罗斯帝国准备引入人痘接种疗法，庞大的国家机器已经开始运转。作为整个计划的第一步，叶卡捷琳娜二世买下了一座豪华的巴洛克式二层楼房，这里曾是已故的雅各布·沃尔夫男爵（Baron Jacob Wolff）的夏季居所，女皇准备将它用作隔离医院。沃尔夫是一名银行家，他生前是英国驻俄总领事，执掌圣彼得堡繁荣的英国商人社区。他在任期内政绩斐然，把业务做得风生水起，一面出口俄国的大麻、钾肥和大黄——这是一种在 18 世纪欧洲需求量巨大的珍贵药材——到英国，一面从英国进口羊绒到俄国。[14] 沃尔夫庄园位于涅瓦河对岸，那片区域没有对岸那么繁华，且远离皇宫，环绕着许多面积巨大、一直延伸到大涅瓦卡河河畔的花园，是隔离传染性患者的理想地点。托马斯和纳撒尼尔视察过后，将这座庄园改建为医院的工程就开始了。曾在俄国西部利沃尼亚省工作过的内科医生舒伦纽斯博士被任命为常驻监督员，他的助手是宫廷顾问斯特伦格博士（Dr Strenge）。

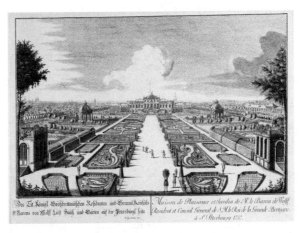

圣彼得堡的沃尔夫庄园

沃尔夫庄园的改建工作如火如荼地进行着，与此同时，女皇的接种准备工作也一刻都未耽搁，而且她和托马斯放出的烟幕弹也起了效果。新上任的英国驻俄大使卡思卡特伯爵向伦敦汇报了此事的相关安排。卡思卡特曾在军中服役，右眼戴着眼罩，以遮盖枪伤留下的疤痕，因此被戏称为"眼罩卡思卡特"。他一到任，就意识到自己面临极其微妙和危险的外交事态。[15] 他于1768年8月

29 日给英国政府的北方事务专员韦茅斯（Weymouth）子爵去信，对迪姆斯代尔父子的到来表示乐观。[16]"女皇本人肯定是要接种人痘的，之后就轮到大公。人人都对此心照不宣，不会引发过多关注。"[17]——但此番轻描淡写的保证为时过早：接种的准备工作拖拖拉拉，这让人们开始觉得，女皇并非是那个要接受接种的人；虽然她和托马斯频繁会面，但那也可能是为了讨论保罗大公的接种事宜。卡思卡特报告称，托马斯仍然希望在给叶卡捷琳娜二世接种之前为四五十人接种，他受到了热烈欢迎：

> 根据俄国方面的安排，托马斯·迪姆斯代尔在皇宫里就像他在英国那些贵族家中一样自由自在。他是一个非常值得尊敬的人，而且行事非常谨慎；他不太会说法语，但听懂不成问题。我听说，女皇也懂一点英语，他们俩交流不需要有翻译在场。

但托马斯对自己糟糕的语言能力可没这么乐观。他写信给住在布达佩斯的朋友亨利——此人对语言很精通——希望他前来圣彼得堡帮忙翻译。在"年轻、英俊、敏捷、活泼、健康"的保罗大公的邀请下，他和纳撒尼尔每天都会进宫用餐。[18]他对此受宠若惊，只是饭桌上的场面有些尴尬：

> 他已经跟我们很熟了，脾气也很好，时不时会用法语问我一些问题，但我的心思并不在这上面，以至于语言能力没能取得任何进步，这让我很困扰，因为交流不畅并非是一件令人愉快的事。[19]

语言沟通的困难和对接种任务的焦虑并不妨碍托马斯感叹圣彼得堡的美景和娱乐活动。他兴奋地告诉亨利："宫廷的奢华和各座宫殿的壮美令人惊叹。"冬宫拥有自己的 600 人剧院，"跟科文特花园（Covent Garden）一样大"，上演的是法语和俄语剧目，还有 190 名演奏家参与的音乐会，"那简直是我听过的最美妙的音乐"。这些活动都由女皇出资，她每晚都会和保罗一同出席观看。秋天是举行化装舞会的季节，人们"跳舞、打牌、喝酒、吃甜品"，这些活动同样也由女皇出资。托马斯也曾参加一场盛大的舞会："我不认为欧洲还有哪个国家的宫廷生活能如此快活。"

早前那种贵格会式的简朴生活，托马斯早已抛之身后，但他在英国的日常还是很节制的，唯一的不良习惯不过是偶尔喝上几口麦芽威士忌。相比之下，俄国宫廷中的纵情狂欢和饕餮盛宴让托马斯的生活发生了翻天覆地的变化。[20]他对此忧心忡忡："我们穷奢极欲，缺乏锻炼，这会损害身体健康。自打离开英国，我几乎没怎么骑过马，只陪着大公骑过两次，还都是慢慢骑的，而且没骑多远。"他担心的另一件事，是在俄国宫廷生活的复杂礼仪和等级尊卑制度下出现社交失误。他向亨利坦言，自己有些力不从心："我从不后悔来到这里，但我还有点没缓过神，常常在犯下大错的边缘试探。你知道我说的是实话，因为我是个特别粗心大意的人，而且这里的环境与我所习惯的完全不同。"

托马斯本可不必为此担心。在写给亨利的信中，他从未提到他有哪次真的犯了什么错误；而对叶卡捷琳娜二世来说，无论如何，他的智慧和诚实都比社交礼节更为重要。她给予了他完全的信任，为了让他远离宫廷中的社交压力，她甚至愿意在私人寝宫中进行会面。在圣彼得堡经商的苏格兰人约翰·汤姆森（John Thomson）声称自己曾目睹托马斯和叶卡捷琳娜二世的日常会面，他写道："他是个聪明、质朴而自由的人，我确信他的坦诚会在那位伟大的女士那里为他赢得某种自由。"[21]在英国时，托马斯习惯去患者家中出诊，去到赫特福德或伦敦的人家的客厅里；而在圣彼得堡，他会坐在女皇的床榻上与她讨论接种事宜，有时女皇的情人也坐在女皇身侧。

"（迪姆斯代尔）每天早上都能自由进出她的寝宫"，根据汤姆森的记录：

> 在她有空时，他们会交谈一到两个小时，他就坐在女皇床上，但没有任何的歪心思。没人打扰他们，（除了）奥尔洛夫伯爵，他会时不时地加入他们。医生的法语她有时听不太懂，这时候她就会让他讲英语，她也能听明白。她习惯把他当成一位年长的密友对待，当她要去见其他人的时候，就会让他离开……她被医生的朴实所吸引，决定接受人痘接种。

叶卡捷琳娜二世十分擅长树立自己的公共形象；但与此同时，她也喜欢在私下里与人深交。就像她大量搜集艺术品，只为提高俄国作为文明国家的声望一样。她乐于招揽人才，托马斯是他所在领域的专家，做事直截了当，甚至略显笨拙，礼节周到但不媚俗，这让她非常满意。这位医生崇尚科学规律、理性和对证据的冷静分析，这些恰好都是她希望普及给这个在她看来仍被迷信束缚着的国家的启蒙主义价值观。不仅如此，他还是个英国人，女皇很崇拜这个国家的文化，再加上，俄国已与英国建立了政治友谊，而且还寻求进一步强化两国之间的政治互信。英俄之间的贸易往来本就非常频繁，两年前，英俄续签了商业条约，贸易纽带进一步得到加强，越来越多来自英国的商人、外交人员、医生、园艺师、教师甚至马戏团的演员出现在圣彼得堡。[22] 涅瓦河河畔有一整片布满商人豪宅的地段，被称为"英国街"；时髦的俄国贵族也毫不掩饰他们对英国商品的喜爱——从布料、瓷器到马车、猎犬乃至伯顿啤酒。[23] 叶卡捷琳娜二世本人虽然从未造访过英国，但她常对人说自己有"英国情结"，称和英国人相处就像"回家了"一样。[24] 卡思卡特大使刚到圣彼得堡几周就被女皇迷住了，他在给韦茅斯的信中说："从前辈们的信件中看，他们似乎觉得俄国在情感、习俗和教育上都处于法国的影响下。但现在，由于女皇已经坚决且公开地表过态，俄国已经走上英国化的道路，而且一定会在这条道路上越走越远。"

托马斯告诉亨利，自己在宫里被称为"英国医生"。"每个人都对我非常尊重，尤其是女皇，他们告诉我，女皇从未对任何一个外国人施以过如此之多的恩惠。"由于没有为工作设定任何条件，托马斯在叶卡捷琳娜二世眼中已经不知不觉地从收钱办事的"乙方"变成了"一个常来拜访我的绅士"。[25] 但他又赶紧保证说，自己绝没有因为女皇允许自己随时登门而变得轻浮："我并没有滥用女皇的优待，只是偶尔去服侍她，我想这是我的职责所在。"

医患二人建立起互尊互爱的良好关系，但叶卡捷琳娜二世仍然急切地想要尽快推进接种工作。尽管统治早已巩固，但她的登基终究是不合规的，因此她仍需强化自己作为一国之君的可信度和权威度。这个把蜜蜂作为自己徽记的女人每天都在日出前起床，而且总是非常忙碌。她的立法委员会，她在医疗、教育与农业方面实施的改革，以及她的文化促进计划都有很多工作要做。为了绘制领土地图，科学家和探险家四处奔走，足迹直抵俄国最偏远的角落；为观测来年的金星凌日现象，她派出了探险队。卡思卡特的报告尽显对女皇的崇拜之情："她在所有事情上运筹帷幄，事必躬亲，跟人谈的尽是关乎如何推动国家与社会进步的话题。"在海外，更多艰巨的挑战渐渐浮现。波兰爆发了反俄运动，这让女皇向西部增加了军力部署；法国人意图收买土耳其人，鼓动该国向"傲慢的俄国"发起挑战；与此同时，俄国的哥萨克骑兵在奥斯曼帝国领土上追击波兰反俄人士，其间发生了许多暴力行为，这把土耳其进一步推向了战争。毁灭性的七年战争刚刚结束不到5年，而此时，从伦敦到圣彼得堡的外交官们又谈论起欧洲再次陷入动荡的可能性。

叶卡捷琳娜二世非常勤勉，但她实在是把自己逼得太紧了。对她来说，接种人痘就意味着要耽误一整个恢复期的宝贵时间。沉甸甸的责任也把托马斯压得越来越喘不过气，他在这个语言和行为方式都很陌生的国度里感到迷茫无助，却没有医学界的同僚可以跟他商量对策。他向亨利坦言："我的工作还是挺顺利的，但许多蚀人心智的忧虑困扰着我，让好事也变得很糟糕，我实在无法像别人那样享受这种环境。我多希望你能来陪陪我啊。"

托马斯为这场全世界瞩目的人痘接种手术作准备的方式，和他对待英国那些花钱请他接种的人的方式是一样的：填写医疗问卷。虽然根据他越来越丰富的经验，基本上只要是健康的人，就能在几乎无须任何准备的情况下安全完成接种，但他还是按照老派的做法，在术前调查接种者的既往病史、体质和当下的健康状况。女皇希望他能提供有针对性的护理，他自己也想借此寻求心理上的安定感。

托马斯为叶卡捷琳娜二世列出了一系列问题，叶卡捷琳娜二世用法语写下了详尽的回答。在后世的史书里，这位女性的身体是淫欲放纵的象征，但从问卷上看，她通常都很节制，非常有健康意识，只是容易出现由过劳引起的身体症状。至于饮食，她早餐饮用咖啡和绿茶，有时配上饼干；晚餐则是喝汤，然后吃些肉类，在夏季也吃蔬菜。这份食谱看上去就像现在那些瑜伽营提供的健身餐食谱，但叶卡捷琳娜二世也承认自己有时候会压抑不住，食量大增。她说："有时候我吃得很少，但有时候我也会敞开了吃。"她晚餐一直吃得很清淡——因为她发现这有助于提升她的睡眠质量——并且最多只喝两杯用大量的水稀释过的勃艮第红酒；除了天气炎热时会喝酸橙汁之外，她在两餐之间不会再进食。她写道："我认为，一个人的消化能力取决于他的饮食。印象里，我一生便秘的次数不超过 3 次。"[26]

叶卡捷琳娜二世称自己 15 岁时得过胸膜炎，在一个月内被放了 16 次血，痊愈后，为了防止复发，她多年来一直被要求喝驴奶和矿泉水。她说自己不太适应这种非常规饮食，胃部常常感到不适，最后断定是骑马改善了她的胃部状况。在当时，她只是偶尔会在吃多了水果或者痔疮（这是圣彼得堡的地方病）发作的情况下出现腹痛。叶卡捷琳娜二世告诉托马斯，她身上别的毛病都是她自己造成的，她在撰写《上谕》期间太过劳累。奥尔洛夫伯爵曾明确地提醒她久坐伤眼，对健康不利。"两年来，我时常头痛得难以忍受，我觉得这是工作量太大导致的，加上我起床太早——我每天不到 5 点就起床，已经持续 3 年了。然而，自打今年夏天开始，我发现自己的头痛消失了，因为我把起床时间推后到了 6 点至 7 点之间。"[27]

女皇的回答也体现出她的个性：自我要求极为严格，但偶尔也会放纵一下。托马斯看了问卷，觉得没有什么感到困扰的情况。相比之下，关于保罗大公健康状况的报告更让托马斯发愁。大公的两位私人医生克鲁斯博士（Dr Cruse）和富萨迪耶（Monsieur Foussadier）均声称自己对人痘接种疗法一无所知，既无法亲自参与接种工作，也无法给出任何意见。托马斯转而向来自苏格兰的诺思·维戈尔博士（Dr North Vigor）求助，此人是保罗侍女的医生。托马斯原本希望维戈尔会出于同胞情谊提供些帮助，但维戈尔却以此事太过重要自己没有资格插手为由推辞了。所有人都唯恐避之不及，托马斯再一次面临孤军深入的局面。更糟糕的是，根据富萨迪耶留下的从保罗出生以来的记录，善用催泻剂和药物的西方医生和坚守土法的本地护士一直在这个孩子身上打拉锯战。富萨迪耶称，护士们按照传统的育儿法给保罗喂了太多东西；她们还把房间里弄得热气腾腾，用厚厚的罩子捂着保罗的摇篮；不仅如此，她们抱孩子的方法也不对，搞得他开始出现膝盖内翻的症状。保罗由已故的伊丽莎白女皇带大，她是把他当做自己的王位继承人来培养的。先女皇无视医生关于清淡饮食的建议，她允许保罗配着啤酒吃任何自己想吃的东西。令人毫不意外的是，这个十几岁的少年曾饱受消化不良和便秘的折磨，还经历过发热、腺体肿大和蠕虫（他曾排出过一只"半英尺长"[①]的蠕虫）的折磨。[28]

---

① 约为 0.15 米。——编者注

托马斯对医生们拒绝提供帮助感到"极其失望",也对大公"有失谨慎且有违常理"的健康管理感到震惊。宫中一位受人尊敬的人表示,他们非常希望托马斯能成功,但"任何了解俄国的人都无法做到"为女皇和大公接种人痘——听闻此言,托马斯更焦虑了。他决定把保罗当前的健康状况和他建议以书面报告的形式呈给女皇。他写道,虽然保罗"体质弱",但根据他多次与保罗进餐时的观察,这个孩子"体格完好,活泼机灵,没有什么先天缺陷"。他很好动,胃口也好,虽然瘦瘦的但出人意料的强健,运动起来不知疲倦。要是在英国,这样一位接种者肯定会被托马斯判断为适合接种,但是,这时的他没有后备方案,因此不得不加倍谨慎。他推测,俄国的气候不同于英国,可能会对术后恢复不利。他提议找一些和保罗年龄体质相仿的"下等人"来进行试验性接种,唯有这样他才能确定自己采用的接种方法在圣彼得堡和在赫特福德一样有效。

叶卡捷琳娜二世批准了这项请求。名为巴索夫(Basoff)和斯维滕(Swieten)的两名 14 岁的陆军学员被选为测试对象,据悉二人都未感染过天花。不过,托马斯此时才惊讶地发现,俄国人对这种疾病的性质和症状非常陌生,甚至很少有人能确切地说出自己小时候到底得没得过,并且俄国也未曾公开收集死者的死因信息数据。为保证托马斯能自由出入皇宫,还不给皇宫带来感染风险,帕宁建议由纳撒尼尔在沃尔夫庄园为两个少年进行接种。纳撒尼尔每天会向托马斯汇报两次,这些报告会在被翻译后递到女皇手中。

从涅瓦河对岸传回来的消息从一开始就不太乐观。仅从获取痘苗的操作上就暴露出俄国百姓高度依赖危险的土法。纳撒尼尔从一个病情较重的当地儿童身上取了脓液，这个孩子看上去已经在好转，但他贫穷的父母却把他关在一个空间狭小且温度过高的房间里。纳撒尼尔在报告中说，他请求他们把窗户打开给孩子透透气，但他们坚持说"就是得热点才行"，结果没过几天这孩子就死了。

两名陆军学员的接种过程给托马斯带来了更深的恐慌。术后第二天，巴索夫出现了强烈的恶心和发热症状，他承认自己违背医嘱，吃了满满一肚子水果干。托马斯说："我儿子记录得很清楚，我可以相信他的判断，但不幸的是巴索夫仍在发热。"[29]这两名年轻的士兵勇敢地接受了人痘接种，但其实他们早就被吓破了胆，觉得自己是"某种危险实验的牺牲品"。

到第六天，纳撒尼尔发来的报告内容仍不乐观，托马斯决定亲自前往沃尔夫庄园照料两位被试者。女皇在他动身之前召见了他："我不喜欢看你这么不开心。告诉我发生了什么。"托马斯向她解释了自己的担忧，但是，当她进一步向他询问时，他承认自己确信巴索夫的发烧症状来得太早且太不正常，应该不是人痘接种导致的。听罢，女皇对他说："那就去打消你的疑虑吧。我毫不怀疑，上帝保佑，他会好转的，一切都会好的。"[30]她对人痘接种和医生的信任没有丝毫动摇，但她也意识到，若不能改变群众的怀疑态度，她推广接种的计划可能成效不会很好。"我必须承认，现在的情况并不乐观，因为一旦事情真的出了岔子，就算告诉人们接种并非罪魁祸首，那些居民也不会信的。这样一来，一切才刚刚起步，偏见就已经根深蒂固，这会让我在臣民中推广人痘接种一事变得举步维艰。"[31]

对于人痘接种而言，榜样的力量是有两面性的：女皇的成功接种可以提高公众对该疗法的信心；但如果出现哪怕是毫无代表性的失败案例，这种信心就会在一夜之间被击碎。叶卡捷琳娜二世看到了这种风险，不过她仍劝慰托马斯保持乐观："打起精神来吧。我们只能做正确的事，无论何事都要讲求证据。我对你所做的事情非常满意，你可以依靠我的保护和支持，无论这次这个孩子最终怎样，我的决心都不会变的。"[32] 只要托马斯认定她身体状况健康并适宜接种，他们的计划就没有理由中止。"你应该为我实施接种手术，我的榜样作用将有助于重新建立这种疗法的声誉。"当其他人都对接种感到忧虑和恐惧时，女皇却表现得很兴奋："我甚至期盼着这一天的到来。"[33]

叶卡捷琳娜二世建议托马斯别急着动身，可以等到晚上纳撒尼尔的最新报告来了再决定。让他感到欣慰的是，这份报告带来了好消息：巴索夫已经退烧，两个少年看上去都脱离了危险。巴索夫只长了两三个脓疱，斯维滕则一个脓疱都没有，看来他应该是早已得过天花。在 9 月份剩下的几个温暖的日子里，托马斯得以留在宫中，每天去拜会女皇一到两次来完成接种前最后的身体检查，中途还参加了保罗大公 14 岁生日的庆典。接种计划的保密工作做得很好：公众的视线全都聚焦在保罗身上，但他其实是叶卡捷琳娜二世本人接种计划的幌子，而宫里的官方日程安排也从未提及此事。

终于，接种的日期定在了 10 月的某一天。确定此事后，托马斯渡过涅瓦河，在沃尔夫庄园与纳撒尼尔、舒伦纽斯和斯特伦格会合了。巴索夫和斯维滕现已痊愈，继他们之后又有 4 名少年被选中参与测试，此外还有一名并不确定是否曾患天花的 15 岁侍女，名为埃莉奥诺拉（Eleonora）。直到此时，远离了圣彼得堡的光怪陆离，托马斯才直观地感受到天花给俄国人民带来的冲击。为了获取痘苗，他前往一座村庄寻找正在发病期的天花患者，结果发现当地的死亡率令人惊讶：37 名感染者中只有 2 人幸存。更大范围的死亡率难以估算，但当地的报告和托马斯自己的观察都表明，天花"在这里非常致命"，致死率远高于英国。他写道："虽然没有证据证实这种猜测，但通过与知情人士交谈，我确信，在那些以自然方式感染天花的人中，无论穷人还是富人，至少有一半是活不下来的。"[34] 根据这些数字推断，他认为人口总量为 2800 万的俄国每年会损失"200 万条生命"。他后来承认，这个估计有些高了，但这也足以说明他目睹的状况是多么残酷。[35]

托马斯指出，那些主要影响老年人的疾病"不会对国家造成伤害"，但天花不同，它会蚕食年轻、健康的人口。病亡数高企，对经济的破坏也是灾难性的。人口是俄国财富的基石，其大量减少"所带来的萧条和损失无可计数，也无法想象"[36]。只有人痘接种才能挽救这个国家。

为寻找进行第二批试验所需的致病物质，托马斯和纳撒尼尔带着 5 位被试者中的 4 位来到了圣彼得堡郊外，一位德国外科医生被宫中委派至此，负责治疗患上天花的穷人。9 月 26 日星期五晚上，托马斯和纳撒尼尔被带入一间狭小、阴暗的房子，他们一进门就注意到，屋里的人都"用一种充满恐惧的表情"看着他们。床上躺着一个患有中等严重程度天花病的孩子，在摇曳的烛光中大口地喘着气。托马斯走近这个男孩，想从他身上提取脓液。突然，男孩的母亲跪在了托马斯面前，她前额点在地上，高举双手向托马斯求情。

那位德国外科医生对托马斯解释说，俄国人觉得，虽然人痘接种能让接种者免于一死，"但这会导致脓液的提供者死亡"。[37] 孩子的母亲在绝望中大哭，她只是想救下儿子的命。

托马斯对自己被当成杀人凶手感到震惊不已。他赶紧试着安慰这名妇女，让翻译向她解释说，他决不会夺走这个无辜孩子的性命。他保证此事绝无危险，但如果她不相信他的话，他就会"马上停手，让她无须再感到忧虑"。在与丈夫长谈之后，这位母亲似乎被说服了，托马斯当场为几名被试者完成了接种，并多保存了一些脓液供留在沃尔夫庄园的最后一名被试者使用。托马斯看得出，孩子的母亲仍然忧心忡忡。他越发担心孩子后续的命运，恳请这家人打开窗户，让他呼吸些新鲜空气——最后，他以一枚 1 卢布的硬币为代价说服了他们。

托马斯很快意识到，自己有理有据的劝导并未奏效：他后来从那位外科医生处得知，这位绝望的母亲之所以同意接种，只是因为她的丈夫坚持认为皇命不可违。"哪怕女皇陛下下令砍掉孩子的手脚——那可比死还可怕——我们也得服从。"[38] 这让托马斯感到慌张。对人痘接种的恐惧已深入俄国人的骨髓，如果这个贡献了脓液的孩子没活下来，偏见定会进一步加深，女皇的接种普及计划就全完了。他赶紧派纳撒尼尔回到那个人的家中。纳撒尼尔赶到后，发现孩子已经睡着，状态看起来好多了，但窗户又像往常一样，被紧紧地关上了。令托马斯更沮丧的是，这家人之后又一次违背医嘱，把孩子带去了澡堂，这让他的健康状况更加恶化。托马斯坚持让孩子呼吸新鲜空气，还开了秘鲁树皮——这是一种当时很常见的含有奎宁的药物——让他服用。命运的天平最终倾向了叶卡捷琳娜二世的伟大计划：这个孩子康复了。

托马斯终于能把注意力重新放到 5 名被试者身上。可是，事情又没能朝他预期的方向发展。正常情况下，术后几日内，切口周围会出现一些小脓疱，这是人体的免疫系统正在与陌生病毒对抗的表现，然而，这几个被试者的切口附近都只有一个充满脓液的大水疱；接种一周后，接种者应该开始爆痘并发热，但他们没有出现任何症状和不适。托马斯困惑不已，因为无法理解试验结果而羞愧难当，并且越来越担心自己、女皇和大公的命运。他在给亨利的信中写道："想必你一定知道，这些不成功的试验令我感到苦恼。简言之，我没招儿了，急需朋友们的建议。但只有纳撒尼尔能和我商量，就我的期望而言，他算是发挥了很大的作用。"尽管纳撒尼尔接受过父亲的训练和专业的医学教育，已经能帮上很大的忙，但托马斯渴求的远不止一个 20 岁的大学生的支持，他需要一些更有经验的人的帮助。"我太失望了，我尽了最大努力去搞清楚这到底是为什么。"[39]

与此同时，卡思卡特发给伦敦的报告也反映出托马斯日益加重的压力。10 月 7 日，他写道："迪姆斯代尔医生在他的医院要找到足够的痘苗几乎是不可能的。那些接种者接种后出现的天花症状并不明显，应该无法为后面的接种者提供脓液——至少对最为重要的那一位来说是这样的。这就又耽搁了不少时间。"这场计划的接种不只牵涉医学问题：一国之君的性命被握在外国医生手中，此事具有极为严肃的外交影响。英俄之间贸易兴盛，但两国并未正式结盟。帕宁希望英国加入方兴未艾的"北方联盟体系"——这是一个旨在保护俄国在波罗的海地区的利益、制衡法国和奥地利的北欧大国联盟。英国虽然和法国一直不对付，但也不想卷入俄国同波兰和奥斯曼帝国的冲突，就拒绝了帕宁的提议。当时，更让伦敦担心的是，在俄土战争一触即发的关键时期，女皇竟准备冒着生命危险接受人痘接种。

卡思卡特仍然处于被叶卡捷琳娜二世迷得丢了魂的状态，他提议向女皇转达乔治三世对她和皇太子的关切——尽管她打算接种人痘一事在俄国是"不可说的"，因此在官方层面上英国并不知晓此事。他对韦茅斯写道，托马斯·迪姆斯代尔这位英国医生无疑强化了英俄两国之间的纽带，甚至还能成为俄国宫廷内部的重要消息来源。"没人能像迪姆斯代尔医生一样与女皇、大公和帕宁伯爵都相处得这么好。他和他们交往非常密切，等他回国，您可得同他交流一下。"此时距叶卡捷琳娜二世发动政变登上皇位已经过去了6年，英国正想要摸摸她的底，托马斯和女皇的私交把他卷入了这场政治大戏。卡思卡特来俄国的任务，就是看看有没有同俄国签署新的同盟条约的可能性；而他很确定，叶卡捷琳娜二世已经牢牢掌控了权力。"她散发着无以言表、高于一切的威严感：开朗又冷静，对所有人都很关注且很仁慈……我可以大胆地向您保证，这里的一切都极为稳定。"

卡思卡特大使曾经历过奥地利王位继承战争（War of the Austrian Succession）[1] 和卡洛登战役，不会轻易自乱阵脚；托马斯也已经正

---

① 奥地利王位继承战争是 1740—1748 年间以法国、普鲁士等国为一方与以英国、奥地利等国为另一方为争夺奥属领地而进行的战争。神圣罗马帝国皇帝查理六世逝世后，玛利亚·特蕾西亚依诏书继承奥地利领地。普鲁士、法国、西班牙等国反对，企图乘机瓜分哈布斯堡王朝领地，因而引发战争。站在奥地利方的有英国、荷兰、俄国。这场战争以玛利亚·特蕾西亚的王位得到承认而告终。——编者注

式向他保证，两个接种者都完全适合接种。即便如此，在信的结尾处，他还是承认，等待的过程令他惴惴不安："我希望接种工作顺利结束。"

他不是唯一一个有此想法的人。韦茅斯从伦敦去信，明确转达了乔治三世的关切："出于人道，国王陛下一直支持人痘接种。陛下听闻俄罗斯女皇将为她的国家引入人痘接种，甚是欣慰。"英国王室是实实在在支持人痘接种的：乔治三世和夏洛特王后最年长的两个儿子乔治王子和弗里德里克王子都已经完成了接种，而年纪小一些的威廉王子和夏洛特公主则即将在12月接受接种手术。不过，为当朝君主秘密接种就得另当别论了。韦茅斯告诉卡斯卡特："尽管在经验丰富、能力出众的迪姆斯代尔医生的指导下，这事儿应该不会有什么差池，但国王陛下还是对于女皇陛下想要接种人痘的消息心存忧虑。因此，在接种流程开始后，我希望掌握女皇病程的发展情况，请您定期提交报告，以确保国王陛下对此知情。"在成篇的外交辞令之中，能看出伦敦方面对此事有着切实的忧虑。

在沃尔夫庄园，托马斯正努力压制心中不断累积的不安。应他要求，一支卫兵分队驻扎在这座医院及其附近区域负责安保工作，以确保医院中的情况不被泄露出去，并防止病毒扩散至圣彼得堡市区。园外，卫兵们踱步巡逻；园内，托马斯正仔细研究他由切尔卡索夫代为呈给女皇的每日情况汇总。他动用所有的理性和判断力，给叶卡捷琳娜二世写了一份时至当前的试验的完整报告。他指出，一切都是按照他的指示进行的，秋季的天气也很适宜，没有任何迹象表明试验会出问题。根据"无数的事实和长期的经验"，接种人痘总是会在从未感染过天花的人身上引起免疫反应，他对此深信不疑。因此，唯一可能的结论是，这些被试者全都得过天花而不自知，因此试验才毫无效果。为了证实这一点，他提出用舒伦纽斯医生还在用的老方法，即把浸有脓液的棉线塞入长切口并包扎，再给他们接种一次试试。这个提议显得托马斯有些不太理智了：他明明已经在自己的论文中摒弃了这种旧技术。他还准备让 5 名被试者暴露在那些病情最严重的天花患者面前。如果经历这些后他们都仍然健康，那他的猜想就能得到证实——他们早已拥有了针对天花的免疫力。

叶卡捷琳娜二世批准了医生的提议，4 名陆军学员和埃莉奥诺拉接受了第二次接种。果然，他们没有表现出任何初期感染的症状。但在当时，在隔离医院封闭的环境之外，事态的急剧变化也同样需要女皇关注：奥斯曼帝国向俄国宣战了。为了处理这场危机，她必须排除一切干扰。早已下定决心的她命令托马斯，接种手术必须即刻进行，不得再有任何拖延。托马斯写道："我简直不敢相信，她的决心竟仍然没有被动摇。"[40] 他不得不服从女皇的命令。

女皇的接种日期是 10 月 12 日。她提前 8 天开始按照托马斯的详细指示调整饮食：午餐可以吃鸡肉或小牛肉，要水煮加盐调味，不能火烤或放香料；晚饭吃血肠、汤、蔬菜和水果糕点，但不能吃黄油、鸡蛋，也不能吃萝卜，因为这些东西会使身体发热。[41] 同时，托马斯挑选了 3 名"体质良好"的儿童并为他们接种，以确保为女皇接种时有痘苗可用。虽然孩子们的父母担心接种可能会要了孩子们的命，但托马斯还是在警察的陪同下把他们带到了沃尔夫庄园。其中一个孩子是 6 岁的亚历山大·丹尼洛维奇·马尔科夫（Alexander Danilovich Markov），他是一名预备役军官的长子，已经开始在军校学习。这个孩子与历史上对他的描写大体一致：叶卡捷琳娜二世形容他活泼、顽皮、充满好奇心，而且"小得像只虫子"。[42]

托马斯已经做了一切能做的准备。他向亨利去信，感谢他为儿子约瑟夫提供的帮助，并承诺日后一定会报答，并加上了一句会让亨利心里一颤的话："我希望能见到你，对你当面致谢……但如果发生了什么事的话，这封信就将作为我欠你人情的见证。"

女皇也意识到，如果接种出现差错，她的医生就会身陷险境。她死在一个外国人手里这件事一定会立即引发阴谋论和针对托马斯父子的报复性袭击，甚至还有针对他们的祖国爆发战争的可能。倘若在不到10年的时间里第二次发生君主早逝的情况，危险的权力斗争将席卷俄国，而在那一切发生之前，从走漏风声的那一刻起，托马斯和纳撒尼尔就已经注定不可能活着走出皇村了。因此，尽管自己信心满满，但叶卡捷琳娜二世仍然制定了后备方案。按照她的指示，一艘快艇停泊在芬兰湾岸边，随时准备把迪姆斯代尔父子安全送回英国。[43]宫外的车马也已备好，确保两位医生在女皇殒命的消息传出去之前就能登上快艇。

卡思卡特也仔细考虑了如果女皇或大公在接种后去世会引发何种灾难性后果。他向伦敦的各位大臣们汇报了最新情况，转达了托马斯周全的考虑和势在必得的信心，并补充说："他能有把握是最好的，因为一旦女皇和大公中的任何一位不幸丧命，这个庞大的帝国将会在顷刻间陷入永无休止的混乱。"[44]

10月11日星期六，按照事先订下的时间表，叶卡捷琳娜二世服下了托马斯开出的 5 粒汞丸。甘汞、蟹爪粉和吐酒石净化了她的身体系统；此时，她可以接受接种手术了。

次日晚上 9 点，一辆高速马车按照安排来到沃尔夫庄园。院里的其他医生和患者都不知道这个计划，迪姆斯代尔父子俩也配合着演戏，假装自己不知为何受召进宫。被选中为女皇提供痘苗的孩子亚历山大已经睡着了。纳撒尼尔用皮草裹着他，把他抱在怀里，跟托马斯一起急匆匆地登上马车，趁着夜色出发了。穿过涅瓦河后，他们被直接带到冬宫的一个后门，托马斯此前离开冬宫前往沃尔夫庄园走的就是这个门。他记录道："我们被带至后面的楼梯处，迎接我们的是切尔卡索夫男爵，他陪着我们去面见女皇。"[45] 叶卡捷琳娜二世在一个小房间内独自等待着。托马斯拿出他的银质医疗器械盒，从里面的 3 把刀中抽出一把，旋开了镶嵌着贝母的刀盖。他没有叫醒亚历山大，只轻轻一刺，刀尖就戳进了孩子身上的脓疱。他用沾有脓液的刀尖在叶卡捷琳娜二世的两条小臂上各划了一下，做出肉眼几乎看不见的切口，然后把刀尖上剩余的脓液全都抹在了上面。这场耗费好几个星期准备的手术，就这样在几秒钟内结束了。俄国女皇已经接种了天花人痘。

托马斯和纳撒尼尔抱起亚历山大，急匆匆地离开了冬宫。纳撒尼尔把孩子送回了沃尔夫庄园，向急切等待着的同事们解释说，托马斯为一个贵族小孩接种了人痘；托马斯则留在百万大街的公寓，脑海中回放着当晚发生的种种，彻夜难眠。叶卡捷琳娜二世的接种手术终于结束，但是，随着致命的病毒进入她的身体，最危险的时期才刚刚开始。

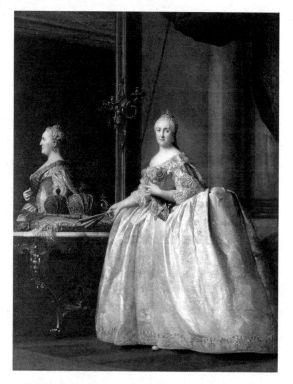

镜子前的叶卡捷琳娜二世，维吉利乌斯·埃里克森
作于 1762 年

第六章

接种

发热、身体不适、脉搏明显加快。

——托马斯·迪姆斯代尔 [1]

10月13日上午，一辆由8匹马拉着的豪华马车在3名随从的陪同下驶出冬宫的大门，车上的百叶窗被拉了下来，遮住了车里的托马斯·迪姆斯代尔和为此行担任翻译的切尔卡索夫男爵，他们准备前往城南约24.14千米处的皇村。

几小时前，女皇也踏上了同样的旅程。她刚刚度过了一个不平静的夜晚，全身剧痛难忍，仿佛要被各种症状折磨至死。随着接种起效，她的脉搏逐渐加快。女皇吩咐托马斯跟着她前往皇村，把纳撒尼尔留在了沃尔夫庄园。保罗也留了下来，开始为接种做饮食上的准备，叶卡捷琳娜二世希望从自己身体上取下感染物为保罗进行接种。这个计划是出于战略性而非母性：她的目的是打破迷信——有人认为接种过程会导致提供感染物者的死亡。朝臣们被告知，叶卡捷琳娜二世移驾皇村是为了监督建筑工程，鉴于她对重建和修缮工作的狂热，这是一个很合理的借口。她的情人奥尔洛夫伯爵外出打猎去了，没有人觉得她会在没有奥尔洛夫陪同的情况下接受接种。截至此时，她此行的真实目的仍是完全保密的。

当年早些时候，为了躲避圣彼得堡的天花疫情，叶卡捷琳娜二世和保罗曾在皇村住过一阵子。当马车驶入大门时，托马斯被眼前的盛景惊呆了。这座始建于伊丽莎白时期的巴洛克式宫殿，当时已由意大利建筑师弗朗切斯科·巴尔托洛梅奥·拉斯特雷利（Francesco Bartolomeo Rastrelli）重建，看上去就像童话世界里蓝白相间的美味甜点。整座宫殿长达 325 米，有着镀金的洋葱头圆顶和精美的镀金雕刻装饰。托马斯被这座"极其宏伟"的庞大建筑所折服，他住进了 40 个套房中的一间。按照叶卡捷琳娜二世的保密要求，其余的房间除了仆人外全都空无一人。

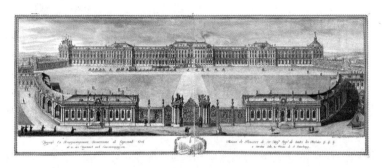

皇村，普罗科菲·阿尔捷米耶夫（Prokofy Artemyev）、叶基姆·弗努科夫（Yekim Vnukov）、尼基塔·切尔娜科夫（Nikita Chelnakov）作于 1756—1761 年的线雕和水彩画

手术后不到 24 小时，女皇就受到了病毒的影响。"她看上去精神不振"，托马斯注意到。[2] 按照托马斯的指示，她吃得十分简单，下午吃了清汤、水煮鸡和蔬菜。用完餐后，她睡了将近一个小时，醒来后精神大振。"傍晚时分，她感觉十分轻松和愉悦。"托马斯记录道。[3] 详细观察女皇的状态有助于托马斯控制自己极度焦虑的情绪。

第二天早晨，在经历了一个"尚可忍受"的夜晚后，叶卡捷琳娜二世开始出现感染症状，手臂内侧刀口附近的位置开始疼痛。但她心情变得更好了，并像往常一样向医生汇报了自己的肠道情况。托马斯此番的私人医疗笔记并非如往常一般整洁，上面满是各种墨水印和圈圈画画的痕迹，上面写道："经询问，我被告知女皇陛下在 13 日时有两次大便，她在身体健康时即是如此。"对于在冬宫焦急等待消息的帕宁，托马斯则准备了一份更简练、不那么私密的汇报："女皇陛下休息得不错，健康且精神状态良好。"

女皇穿着披肩，在不到 7℃的户外溜达了近 3 个小时，呼吸新鲜空气——新式接种法认为这是有利于身体康复的关键步骤。[4] 从手术结束到第一个脓疱出现这段时间里，她每天都要进行长时间散步。宫殿前是荷兰风格的庭院，穿过庭院就是面积广阔的公园，那里有隐修院、石窟和湖泊，湖水的源头是附近的一处泉眼。在湖边的一座人工山丘上，有着世界上第一座过山车，它由伊丽莎白委托拉斯特雷利建造，是一种俄国冰滑梯，全年可用。过山车起伏的轨道长达 300 米，越过水面直达湖心岛；到达轨道终点后，车厢需要由马力驱动的轧车拉回到坡顶。当客人们来宫殿拜访她时，叶卡捷琳娜二世最喜欢的就是带着他们一起以极快的速度从"飞山"上冲下来，客人们常常被吓得不轻。有一次，车厢的某个轮子从轨道的凹槽里滑脱了，坐在她后面的奥尔洛夫用尽全身力量才稳住车身，没有酿成惨祸。

女皇独自一人待在庭院里，晚秋的落叶从她身边飘零而下，此时的她正琢磨着如何把这座小花园改建成没那么古板的英式风格，以此来消磨时间，转移自己对接种风险的担忧。她曾告诉伏尔泰：

"我厌恶那些直来直去、一成不变的道路；也讨厌喷泉，它折磨着水，让其违背天性向上喷涌……总的来说，我对英国的喜爱左右了我对园艺的审美。"[5]斯托（Stowe）、普赖尔公园（Prior Park）和威尔顿（Wilton）等公园的版画启发了叶卡捷琳娜二世，这些公园有湖泊，还有精心打造的、轮廓起伏的"自然"景观，她命令皇村的园丁们不要再把树篱和灌木修剪得整整齐齐。此时，借着散步的机会，她有了充足的时间去思考如何彻底改造自己的花园。她写道："我永远无法住进一个不能种植或者不能动土的地方，即便它是世界上最美丽的地方，也一样会让我感到厌倦。我在这里就是为了这个目的：我常常会让我的园丁们无比头疼。"[6]

接种后的第二日夜间，叶卡捷琳娜二世抱怨说她的寝宫太热了，尽管当时的温度只有17℃左右，本应让人感到颇为凉爽。头晕的症状也困扰着她，托马斯称"女皇陛下埋怨着，说自己的头转来转去的，晕得不行，感觉就像是喝醉了一样"。他让她喝了一杯凉水，又让她去一个温度稍低的房间散了一会儿步。双管齐下，女皇的症状缓解了不少。托马斯为女皇把了脉，发现她"脉象还不错，但不如往常好，而且频率也偏低，体表温度则适中"。

吃过由稀饭、汤和麦片粥组成的普通晚餐后，女皇开始借伏尔泰的作品转移注意力。这位作家最近给她寄来了一些他的书。在女皇休养期间，时年25岁的安德烈·舒瓦洛夫伯爵（Count Andrei Shuvalov）负责每天给她读这些故事，舒瓦洛夫伯爵是伊丽莎白朝中一位政客的儿子，熟稔西方文化。在她心爱的家庭教师巴贝·卡德尔的影响下，女皇一生都热爱大声朗读。她仔细研读了伏尔泰的讽刺小说《老实人》（Candide），此书对乐观主义思想进行了尖锐的批评，并抨击了腐败和残暴的恶行。这部作品嘲讽了主人公甘迪德（Candide）的导师邦葛罗斯（Pangloss）的自满哲学，即"万物既皆有归宿，此归宿自必为最美满的归宿"①，并得出了一个实用主义的结论，即为了获得幸福，"我们必须修筑我们自己的花园"。女皇没有遗漏这条信息。读罢此书，女皇从皇村给伏尔泰寄去了雪松子，让他"用来修筑花园"，同时还不无戏谑地自比为森特－登－脱龙克男爵夫人（Baroness Thunder-ten-Tronckh）——正如深爱着皇村的叶卡捷琳娜二世，这位书中的角色"认为她的城堡美绝天下"。[7]

在接下来的日子里，叶卡捷琳娜二世保持清淡饮食，喝冷饮，在没有暖气的大礼堂内散步，以此控制自己脑袋和身体"沉甸甸"的感觉。作为一个"喜欢走动、极度讨厌躺在床上的人"，她很适应托马斯制定的呼吸新鲜空气和加强运动锻炼的方案。[8]托马斯每天都会检查女皇的身体状况，询问她的症状和排便的情况，这些都是他衡量女皇的身体与病毒斗争状况的健康指标。他如释重负地记录道："接种处的外观（原文如此）符合它应该呈现的状态，我确信女皇陛下已经感染了天花。"[9]此前试验中接种无效的状况终究没有发生，事情的发展走上了计划的轨道。他写信给帕宁，提议在下周为保罗进行接种，届时正好能从他母亲的脓疱中提取感染物用于手术。托马斯蹩脚的法语说不清楚过于复杂的事，好心的切尔卡索夫帮了他很大的忙。托马斯告诉亨利·尼科尔斯，切尔卡索夫男

---

① 中文译文参见［法］伏尔泰：《老实人》，傅雷译，安徽人民出版社1983年版，第10页。

爵除了中途因痛风而短暂休养了一阵外，一直都随叫随到，是"值得尊敬的好人"，但是他仍然衷心希望得到亨利的陪伴和精神支持。

叶卡捷琳娜二世年轻时的痛苦经历让她对宫廷医生和现代医学深表怀疑，如果条件允许，她更愿意依靠自然的力量来恢复身体健康。她人到中年，身边已经开始有亲近的朋友去世，每到此时，她便会对"愚钝"的医护人员大发雷霆，抱怨"甚至没有一个医生知道如何去治疗哪怕是像被臭虫叮咬这种疾病"。只有她的狗看上去身体不错，女皇称："它不需要任何医生。"[10] 叶卡捷琳娜二世不信任那些古老的医学理论和可疑的药方，她选择自己通过饮食、休息、适度运动，以及呼吸新鲜空气加上蒸汽浴等方式来管理自己的健康。只有当病症持续存在以致影响工作时，她才会求助于放血、催泻等传统医疗手段。

托马斯主张对接种者的观察应尽可能严密，而干预程度应尽可能低，这让叶卡捷琳娜二世觉得自己找到了一位值得尊重和信任的医生。在接种后的第四天晚上，托马斯给她开了 4 剂泻药，其成分包括甘汞、蟹爪粉和吐酒石。但是，女皇不信任自己的药剂师，她想让托马斯用从英国带来的药材为她配药。她近乎哀求道："让我用你自己的药粉吧——其他的药我一概不想使用。"女皇坦率的言辞触动了托马斯的内心。他在给亨利的书信中自嘲地说："这听上去是不是有点儿浪漫？"

与托马斯之间的日常健康咨询有助于叶卡捷琳娜二世制订自己的计划，即在俄国全境范围内大规模推行人痘接种。她从托马斯口中获得了许多信息，例如自然感染天花和人痘接种的风险程度孰高孰低，接种的最佳年龄和所需准备，以及如何在大规模接种的同时避免交叉感染，等等。女皇对托马斯提供的答案十分满意，命他写下他的论断，并详细记录叶卡捷琳娜二世母子二人的接种进程。有一个统计数字让叶卡捷琳娜二世特别难忘：据托马斯估计，他大概已经为 6000 人实施过人痘接种手术，其中只有 1 人死亡，死者是一名 3 岁的孩童，托马斯判断这个孩子是因接种之外的其他原因去世的。

　　女皇对托马斯的好奇不只局限于医学层面，虽然他的贵格会成员身份实际上是文化层面而非宗教实践层面的，但也让女皇十分感兴趣，她在伏尔泰的著作和《百科全书》中读到过这种不同于英国国教的信仰。女皇充满疑问。她问托马斯是否做过布道工作，因为贵格会不承认教阶制度，且允许任何有德行的人——无论男女——执掌神职。托马斯不喜欢在公开场合进行演讲，他承认自己在这方面并未"受到圣灵的影响或者感召"。贵格会通常会把逃避关税或是做走私生意的成员开除出教，这让务实的女皇十分感兴趣。她告诉托马斯，她愿意与诚实的宗教信仰者做生意。"至于精神上的启示，我对这方面不太理解，但从禁止走私的原则来看，我宁愿我沿海地区的居民全都是贵格会成员。"[11]

　　接种后的平静日子很快就结束了。叶卡捷琳娜二世因所谓的"建筑工程检查"而迟迟未返回圣彼得堡，嗅到异样气息的宫廷贵族们纷纷赶到皇村来一探究竟。令托马斯感到惊讶的是，尽管他时常与女皇见面，且自己还来自天花病毒的"窝点"沃尔夫庄园，但没有任何一位来客对他的存在感到疑惑和好奇。让他更在意的是，他的这位接种者竟能忍受越来越严重的身体副作用，若无其事地和客人们谈笑风生。每天下午，她都会离开自己的私人寝宫，前去接见来访的贵族，一直到晚上 8 点才回来。托马斯惊叹道："这阵子，女皇以她一贯的亲和力出席了每一项娱乐活动，没有表露出任何的不安或者忧思；她经常和贵族们一同用餐，并以自己独特的谈话风格活跃了气氛，这让人觉得她如今的地位和身份名副其实。"[12] 不需要应酬的时候，一触即发的俄土战争占据着女皇的思绪，她每日与帕宁通信，除了告知她的健康状况外，也表达自己对这场危机的看法。托马斯嘱咐她不要太过劳累，女皇却不以为意，而且她看上去比平时更快乐、更健康。托马斯在私人笔记中写道："她告诉我，一到晚上，她的胳膊和手就会发热，非得伸到被子外面才舒服。但整体来说，女皇陛下十分活跃且健康，她甚至还问我，她是不是本不该感到如此愉悦。"[13]

　　叶卡捷琳娜二世兴致高昂地与人应酬，并且未透露自己已经接种了人痘；但同时，她也要求托马斯在具有传染性的阶段来临前及时提醒她："虽然我希望保密自己接种的事情，但如果它可能对其他人造成危险的话，我就不能再隐瞒了。"[14] 对于大多数接种者而言，标志着传染阶段来临的高热会出现在术后的第 7 天或者第 8 天，但托马斯不敢冒任何风险。10 月 17 日星期五，也就是术后的第 5 天，托马斯就开始要求她不要再接触那些没有得过天花的人，叶卡捷琳娜二世接受了人痘接种的消息终于在皇村里传播开来。这一消息传到了圣彼得堡的卡思卡特大使那里，他迅速将消息转达给伦敦的韦茅斯，并且使用的是最高级别的外交密文："我可以向您大胆保证，女皇是在上周日和这周一之间的夜晚接受接种的，此事尚未公开。"

　　叶卡捷琳娜二世的病程此时正处于关键时期。尽管感染症状一再加重，但表明手术"起效"的脓疱仍未出现。托马斯的医疗笔记对女皇接种的全过程进行了详细的跟踪记录：星期五晚上，她抱怨头疼，手和肩膀还出现了麻木的情况；吃得很少，只喝了"两杯没加牛奶和奶油的绿茶"；并且嗜睡。托马斯用放大镜检查了她刀口周围的皮肤，发现了小丘疹——这是个积极的信号，让托马斯宽心了不少。

次日，病毒的攻击性更强了。女皇派情人格里戈里的弟弟弗拉基米尔·奥尔洛夫伯爵（Count Vladimir Orlov）把托马斯接到身边，向托马斯抱怨说自己一直在发抖、发热，"全身都不舒服"，只能卧床休息，但她又难受得无法入睡，便只好起身。她也没能进食，"感到头重脚轻、晕头转向，胳膊又疼又麻，背部也很痛"。往常她的静息脉搏为每 30 秒不超过 40 次，现在已经上升到每 30 秒 46 次：尽管不危险，但会让人不适。托马斯依靠长期积累的经验让自己镇定下来，他建议女皇不要躺下，继续饮用凉水，并且在没有暖气的大礼堂中散步。他写道："女皇陛下听取了我的建议，身体终于缓了过来，晚上她还待在公共房间里打了会儿牌。"[15]叶卡捷琳娜二世知道，她在康复期间，只有公开露面才能让来访的贵族们安心——她必须要让别人看到自己。

她的谨慎不无道理。当天晚上，女皇就收到帕宁的消息，提醒她整个圣彼得堡都知道了她接受人痘接种的事情，城里的居民都因为担心女皇而"惴惴不安"。当时的风险是，如果叶卡捷琳娜二世尚未恢复到可以公开露面的程度，而保罗大公又要前往皇村接受接种，显而易见，在这种情况下会出现权力悬置，民众的"不安"情绪也会随之加剧。切尔卡索夫和弗拉基米尔·奥尔洛夫私下里找到托马斯，同他商讨新计划：从此前接受过接种的一个年轻学员身上提取感染物来给保罗接种，这样一来，他就可以留在冬宫，发挥安抚众人的作用。托马斯对俄国女皇的生命安危负有全部责任，但除了等待接种起效之外，在其他事情上他都无能为力。帕宁在托马斯刚刚抵达俄国时就告诫他这个任务万分重要，这让他压力倍增。而停在宫外、随时准备把他送出俄国领土的马车，对保障他的人身安全来说也是聊胜于无了。

接种后一周的那个星期天，叶卡捷琳娜二世像往常一样早早起床，迎着寒风出门散步，以此缓解身体的沉重和发热。此时，她手臂上的刀口已经完全发炎；她早早入睡，一天中只喝了茶、粥和煮过苹果的水。第二天一早，托马斯给她开了半盎司①芒硝——这是一种泻药；女皇头部的刺痛感稍有缓解，但背部和双脚仍然疼了一整天。同时，她的月经也来了，这让她的身体承受着天花和生理期的双重挑战。托马斯适时注意到这件事，直到女皇月经结束前都没有再让她催泻。[16]

到了晚上，让托马斯感到非常欣慰的是，女皇刀口周围的皮肤出现了脓疱；手腕上也长出了两个，脸上也有一个。脉搏的跳动变缓，高烧也几乎退去。虽然叶卡捷琳娜二世还是没有食欲，但托马斯相信，最糟糕的情况已经过去了。

经历了又一个不平静的夜晚，女皇第二天醒来时身上已不再疼痛，这是在她接种后的9天里第一次出现这种情况。托马斯称："发热的症状完全消失了。她吃了水煮鸡肉，胃口很好，总的来说，愉快地度过了这一天。"[17]虽然不能保证叶卡捷琳娜二世会康复无虞，

---

①　1盎司约为28.35克。——编者注

但她已经度过了最危险的时刻。经历了试验的失败和寻找痘苗的困难，托马斯一度感到如山的压力在肩，而此时他终于能喘口气了。事实证明，为女皇提供脓液的顽皮的"小虫子"亚历山大是一个完美的痘苗提供者。

作为接种一事的"大管家"，帕宁和托马斯同样焦虑。一接到叶卡捷琳娜二世传来的好消息，他就立刻把它转给了英国大使，并警告称，在大公的接种计划完全结束之前，此事仍然是"一个天大的秘密"。卡思卡特也非常欣慰，他致信伦敦方面称："我非常高兴地告诉您，女皇只有轻微的不适，手术之后也没有把自己关在房间里。令人欣喜的是，昨天脓疱长出来了，数量很少，质量完全能让迪姆斯代尔医生满意。"有关女皇接种人痘一事的宣传工作也在加紧筹备，她被描绘成身体强健的代名词，几乎完全没有受到手术的影响，一应事宜皆在她掌控之内。她的康复不仅关乎她本人的健康，还是一件具有国际意义的国之大事。卡思卡特在其中扮演了中间人的角色，他写道：

> 我（向帕宁）保证，这个消息会让国王陛下感到很满意。在迪姆斯代尔医生决定出国时，国王陛下就预料到他要去俄国进行人痘接种，我认为一直到所有事情圆满结束之前，陛下都会深感忧虑……作为整个事情的策划者和指挥者，（帕宁）对这个结果感到特别高兴，因为这免去了很多麻烦事儿。

女皇度过了一个宁静的夜晚。第二天，托马斯信心满满地回到圣彼得堡的冬宫，发现大公染上了水痘。虽然他症状轻微，但接种手术必须要等他完全康复后才能进行。这意味着他无法使用从他的母亲身上取下来的感染物，因为女皇的脓疱在他康复前就会愈合。托马斯给保罗开了两剂温和的药物，这让大公在为逃离天花病毒而东躲西藏多年后，能够"精神饱满并且渴望接种"。随后，托马斯从沃尔夫庄园接上纳撒尼尔，两人一起回到了皇村。

虽然无法提供感染物给自己的儿子，但叶卡捷琳娜二世想确保有人使用从她身上取下的感染物接种，以此证明提供脓液是安全的。她还迈出了将接种推广到整个帝国的第一步，亲自鼓励住在皇村附近的一些贫困村民接受此疗法。托马斯后来写过一篇关于英国大规模人痘接种的论文，论文的脚注提到，在他造访俄国期间，这位专制君主深刻地反思了推广接种和她对权力的态度之间的关系。"我犹记得女皇用她标志性的活泼语气，饱含真情实感地对我说：'如果我命令这附近的穷人去接受接种，他们一定会遵命，这也的确对他们有益；但我更喜欢说服而非强迫。'"[18]女皇口中的说服，在现实中往往等同于金钱贿赂，虽然她意识到怀柔策略可能会被滥用，但这还是引发了一场接种竞标战。"我为每个可能同意接种的人预付一个卢布……有几个人接受了接种并且成功康复了；但之后，他们把要价提高到两个卢布，为了进一步鼓励人们，我不得不同意他们开出的价格，因为我希望通过最温和的方式来推广人痘接种。"[19]当时，《上谕》刚发布不久，她的立法委员会在理论上仍未被废止，这一经历恰好展示出叶卡捷琳娜二世自觉的启蒙意识和践行启蒙原则所面临的挑战。

女皇的身体状况持续好转，只是水疱扩散到扁桃体引发了剧烈的咽喉痛，托马斯让她用黑加仑果冻漱口药来缓解症状。10 月 27

日，在叶卡捷琳娜二世完成接种 15 天后，托马斯终于能够在给亨利的第三封信中把这段时间的所有经历说出来，在信中，他如释重负的轻松心情溢于言表："她的天花病症是最理想的那一种，脓疱很少，而且——感谢上帝——病程已经过了高峰。我心中悬着的石头终于落地了。"在反复要求亨利为他保密后，他将发生的种种都说了出来——与叶卡捷琳娜二世的多次会面，病倒的被试者，在夜色的掩护下乘坐马车前往冬宫……他告诉亨利："在这里发生了很多事情，让我在极度的焦虑和高兴中上下波动，我都不知道该如何是好了。但总的来说，一切都很顺利，看起来我将要永远幸福下去了，希望痛苦的部分能够就此告一段落。"

托马斯对女皇健康的担忧逐渐消退，但却为酬劳的事情发了愁——他在这次接种计划刚开始的时候将此事搁置未谈。他已经离开英国 3 个多月，损失了一大笔收入，而大公接种日程因故推迟，他不得不在俄国停留更长时间。朋友扬·英根－豪斯传来的消息加重了他对自己所得酬劳的焦虑。英根－豪斯取代了暴发户丹尼尔·萨顿，被乔治三世的御医们推荐给了奥地利宫廷，他于 5 月抵达维也纳，在玛丽亚·特蕾西亚和儿子约瑟夫二世的监督下，对一批批贫困儿童进行了接种试验。最后，在 9 月——也就是几周前——他成功地为玛丽亚·特蕾西亚的两个幼子斐迪南（Ferdinand）和马克西米连（Maximilian）以及约瑟夫二世的女儿特蕾西亚（Theresia）完成了人痘接种手术。奥地利女皇在美泉宫（Schönbrunn Palace）为第一批接种的 65 名儿童举行了晚宴以示庆祝，并在奥地利皇室成员的帮助下亲自招待了他们。

人痘接种在维也纳成为最新的潮流风尚，英根－豪斯告诉托马斯，他已被任命为皇家医生，每年有 550 英镑的巨额聘金，并且只需要在紧急情况下出诊。如果他结婚，他的妻子也会得到一笔养老金，女皇在宫中为他安排了居所，还送给他一枚价值不菲的钻石戒指和一个"印有皇帝肖像的最华丽的鼻烟盒"。[20] 很快，英根-豪斯为更多的皇室成员接种了人痘，包括玛丽亚·特蕾西亚的女儿、后来的法国王后玛丽·安托瓦妮特。经历了天花对维也纳宫廷造成的巨大破坏，哈布斯堡王朝的皇室成员接受人痘接种成为整个欧洲的话题焦点。

奥地利女皇提高了奖赏标准。"我的奖励会是什么样，我不知道，也没有多想，"托马斯信誓旦旦地向亨利保证，但这并不太有说服力——"尽管我认为女皇的赏赐将会非常得体。"毫无疑问，俄国女皇有足够的资源来取悦所有人，并且她知道如何利用这些资源。随着女皇身体逐渐康复和传染期的结束，皇村的宫廷生活又恢复了往常的热闹。托马斯写道："这个地方到处充满欢乐，音乐、台球、纸牌和其他娱乐活动从早到晚都不停歇。"托马斯从焦虑中解脱出来后，他甚至对异国的美味佳肴产生了兴趣："我们都坐在同一张大桌子上大快朵颐；桌上有来自阿斯特拉罕的上等西瓜，一开始我并不喜欢吃这种东西，但现在我很爱这一口。"托马斯还说，在叶卡捷琳娜二世疗养期间，接连不断的应酬把她搞得疲惫不堪，但她"要让所有人满意"的愿望让她对此毫无怨言。与女皇相处的时间越长，他对她的钦佩之情越深。"在我见过的所有男人或女人中，她最懂得如何取悦众人而不显得刻意。"

不适的症状消失后，叶卡捷琳娜二世每天都会乘马车出去呼吸新鲜空气。此时，她已完全康复，她便开始以自己的方式宣传人痘接种。女皇首先给莫斯科总督彼得·萨尔特科夫伯爵（Count Petr Saltykov）写信，称赞托马斯"在这门技艺方面无懈可击"——这验证了她有多么慧眼识人。她刻意强调，自己不仅在整个接种过程中保持清醒，而且术后没有出现任何严重不适。最后，她总结道："我告知你们这个愉快的结果，以便你们反驳那些错误的谣言。"——她想在此事传到满是流言蜚语的旧都之前，抢先确立起自己在叙事上的话语权。[21]

下一个接到女皇亲笔信的是她的笔友法尔康涅（Étienne Falconet），这位法国雕塑家在不久前收到叶卡捷琳娜二世的委托，为先皇彼得大帝创作一座巨大的骑马雕像。法尔康涅曾戏谑地调侃女皇蔑视索邦大学——该校的医学院一直支持巴黎市议会于1763年出台的对人痘接种的禁令。叶卡捷琳娜二世明确表示自己平安度过了整个接种过程，并笑称是巴黎索邦大学的抵制让她坚定了进行接种的决心。她写道，"我不认为罗贝尔·索邦（Robert Sorbon）创立的大学是什么不容置疑的权威"，并建议索邦大学的成员应立即去接种人痘。[22]女皇借此机会抨击了保守的法国医疗机构，同时也向这个被她视作竞争对手的国家发出了挑衅，她认为支持人痘接种代表着一种进步的独立思想："他们时常会支持一些听起来很荒谬的决定，在我看来，这样的国家毫无公信力；毕竟，人类早已不是井底之蛙。"

叶卡捷琳娜二世在汉堡的政治密友约翰娜·比尔克（Johanna Bielke）来信称，关于她接种人痘的流言蜚语已经在欧洲满天飞了：这位神秘的英国医生是谁？他貌似有着奇怪的宗教信仰，而且还常伴女皇左右？叶卡捷琳娜二世很擅长通过这些朋友之口在上流社交界扭转舆论。她很快就想出了对策。11 月 1 日，女皇给约翰娜回信，分享了自己接种人痘的消息，并向她的朋友保证，这位医生"既不是江湖郎中，也不是贵格会成员"。女皇对托马斯这位医学大家大为称赞：他不仅技术娴熟，而且品德高尚。"感谢上帝，在接种后不到 3 周的时间内，我就康复了。他是一个谨慎、睿智、无私的人，极其正直；他继承了其父母的贵格会信仰，但后来离开了这个教派；不过他依旧是一个德行很好的人。我将永远对他充满感激。"[23]

叶卡捷琳娜二世有很多信息想要通过约翰娜的社交圈子传播出去。一直以来，叶卡捷琳娜二世的主要诉求都是发挥自己的带头作用，鼓励其他人追随自己的脚步，此时，这个想法已经付诸实践了。从军队高层开始：托马斯先是给陆军元帅基里尔·拉祖莫夫斯基伯爵（Kirill Razumovsky）进行了接种，然后是女皇的情人格里戈里·奥尔洛夫——他和许多人一样，并不确定自己是否得过天花。女皇评价奥尔洛夫是"像共和时代的古罗马人那样的英雄，既有他们的勇猛，又有他们的气概"，他在接种后毫无反应，第二天就迎着猛烈的暴风雪去打猎了。对于推行这种既危险又新奇的疗法，榜样的力量会比苦口婆心的论证劝说更为有效。女皇炫耀道："圣彼得堡的所有人都想接受接种，那些接种过的人身体状况都很好。"

写完最后一封信后，女皇于 11 月 1 日星期六下午——也就是她从首都移驾这里的第 17 天——离开了皇村。托马斯写道："她带着健康的身体回到了圣彼得堡，全城为之欢欣鼓舞。"[24] 入城后，女皇在喀山大教堂稍作停留，亲吻了圣像并进行了祷告。下午 5 点，她终于回到冬宫与儿子重逢，保罗已在台球室里等候亲吻母亲的手。当天晚上，叶卡捷琳娜二世出现在宫中，向众人展示自己已经完全康复，并接受来自贵族和乡绅们"无穷无尽"的祝贺。第二天，冬宫的教堂内举行了一场庄重的赞圣仪式，以感谢上帝保佑女皇，仪式由加夫里尔都主教（Archbishop Gavriil）主持。参与仪式的众人双膝跪地，注视着女皇和大公亲吻神圣的十字架。教堂外，来自圣彼得堡要塞和海军总部的大炮总共鸣响了 101 次。[25]

对于托马斯而言，回到圣彼得堡就意味着要向卡思卡特汇报。面对英俄两国之间微妙的外交关系，卡思卡特迫切地想要利用叶卡捷琳娜二世成功进行人痘接种一事大做文章。整个秋天，两国小心翼翼地向对方表达着善意——此时俄土战争一触即发，帕宁推行的"北方联盟体系"的重要性越发突显。在伦敦发来的最新一封信函中，乔治三世向叶卡捷琳娜二世展现出的善意表示了正式的欢迎，肯定了她关于两国共同利益的"公正想法"，以及她"稳定北方的真知灼见"。事关国运，无论托马斯愿意与否，他在俄国需要完成的事情都不仅局限于接种本身，卡思卡特毫不犹豫地利用他这个非官方渠道去窥探叶卡捷琳娜二世的真实面貌。他给韦茅斯去信称：

> 想必您还记得一位伟人曾说过的话，匹夫眼中鲜有英雄。我向您保证，从医生传来的报告中可以看出，女皇陛下在这位眼光犀利且为人真诚的医生眼里，是一个女英雄，也是一个温柔的母亲。托马斯有充分的机会在对方毫无戒心的情况下进行观察，他可能对我有所隐瞒，但绝不会随意奉承。我已获知关于女皇所表现出的脾气秉性的全部信息。[26]

托马斯比世界上其他任何一个英国人离叶卡捷琳娜二世更近，

他意识到自己夹在两个顶级强国中间，试图以无损尊严的方式保持对祖国的忠诚。

其他大使也同样急于送出关于女皇接受人痘接种的消息。普鲁士驻圣彼得堡大使佐尔姆斯伯爵（Count Solms）在得到帕宁的简报后，立刻向叶卡捷琳娜二世的盟友弗里德里希二世传达了女皇接受人痘接种这一"最令人高兴的结果"。他写道：

> 天花病毒起效时并没有引起非常剧烈的发热症状，女皇陛下在接种后不得不卧床两天。她的脸上有几个脓疱，全身大概有百余个，大部分长在手臂上；脓疱痂皮已经开始剥落，由此可以预测，大体不必担心再出现新的危险了。[27]

帕宁放出了叶卡捷琳娜已重操大局的消息，但他仍要求对外封锁她接受人痘接种一事，直到大公的接种完成，这一消息才能被外界知晓。

当宫廷还在庆祝女皇康复时，托马斯已经开始工作了。水痘已经痊愈的保罗服下了托马斯医生开具的 3 粒汞剂来催泻。11 月 2 日星期日上午 10 点，也就是赞圣礼当日，托马斯用宫廷药剂师布里斯科恩（Briscorn）先生的小儿子提供的新鲜脓液为大公进行了接种。托马斯只在大公的右臂上做了切口，因为他担心在左臂上也如此操作的话，可能会导致几年前保罗喉咙左侧的腺体疾病复发。

保罗的医生们已明确表示，他们不愿直接参与接种过程。托马斯再次独自挑起了重担。虽然这个男孩很年轻——这通常意味着在接种后出现的症状会比较轻微，但他复杂的既往病史让情况变得复杂了些。托马斯那涂涂画画、内容繁复的个人笔记中，又添上了对这位接种者各项身体机能、病程进展的详细记录。接种当晚，保罗又吃了3粒汞剂；第二天"有两次很好的排便，既不便秘也不拉稀，整个人都很清醒"；夜里，他吞下了3勺"树皮煎剂"——一种来自秘鲁的树皮浓缩液，被广泛用于治疗发烧，这是托马斯想方设法从克鲁斯医生那里求来的。

到第三天，保罗开始感觉到明显的不适，但都是一些术后常见症状。切口又红又痛，这是病毒感染的迹象。他躺在床上，称自己双臂发抖而且还很疼。第四天早上，他的脉搏"明显加快"，达到每分钟96次；但中午时分他就退烧了；晚餐喝了清汤，吃了蔬菜和鸡肉。次日，也就是手术后的第五天，保罗的脉搏加快到每分钟104次，他说自己感到头晕、昏昏欲睡，托马斯依旧使出老办法，让他在凉爽的房间里散步，缓解了他的不适。11月9日星期日，即接种后的第七天，保罗的下巴上出现了1个脓疱，背上出现了3个。这是接种成功的预兆，表明保罗的发热很快就要结束了。

随着更多的脓疱的显现，保罗做了一些运动，但又被咽喉疼痛击倒了。他喉咙痛得无法吞咽，吐出泡沫状的唾液。托马斯让保罗用溶于温水的黑加仑浆漱口，结果，疼痛刚刚缓解没几天，保罗的上颚又出现了一个肿胀的大脓疱，脉搏也急剧上升到每分钟118次。保罗的身体变得十分虚弱，接种以来第一次不得不卧床休息。

11月14日，保罗的炎症消退了。托马斯写道："从此时起，大公就不曾感到疼痛了；全身的脓疱加起来不超过40个，很快就纷纷成熟脱落，所有病症就这样令人欣喜地结束了。"

松了一口气的卡思卡特立即给罗奇福德伯爵（Earl of Rochford）

去信，罗奇福德伯爵——这位能干的政治家已经接替韦茅斯子爵成为英国政府的北方事务专员。卡思卡特向他汇报了保罗大公的健康状况，还把托马斯与丹尼尔·萨顿的接种成果进行了对比：

> 他昨天没有发烧，今天也是如此。迪姆斯代尔医生手下的病人比萨顿先生的病人所遭受的痛苦要少很多，症状也更轻。所以请允许我大胆地向您保证，最危险的时候已经过去，这个帝国很快就会迎来那个值得普天同庆的大日子。[28]

这是对托马斯最高级别的称赞。与此同时，女皇陛下"身体非常健康"，她觉得自己在保罗之前接种的决定是正确的。她曾私下告诉保罗"自己没有遭受太多痛苦，以至于她十分放心让大公进行接种。但如果之前不曾亲身尝试，她是不可能让大公这样做的"。[29]

罗奇福德把这个好消息告诉了英国国王，他曾向卡思卡特提起，陛下十分关注此事的进展，尤其担心年轻的保罗大公。乔治三世收到消息后很高兴："这不仅是因为陛下个人对功绩斐然的女皇和前途无量的皇太子的重视与尊重，更是因为这件事也将确保俄国人民幸福、内政稳定。"[30] 托马斯的手术刀保护了母子俩免受天花之苦，也保护了这个国家。

随着保罗逐渐康复，托马斯在圣彼得堡要完成的两次挑战已经接近尾声，但这位医生却未能得到喘息之机。叶卡捷琳娜二世的带头作用让宫中的贵族们蜂拥而至，托马斯带着手术刀，乘着这波新兴的浪潮奔走在大户人家之间。卡思卡特在看到女皇"完全康复、几乎没有留下疤痕"后报告称："每天要求接种的人不计其数，有的是出于对伟大榜样的效仿，有的是担心被感染的风险，无法一概而论。他们的接种都很顺利，这令人感到欢欣鼓舞。迪姆斯代尔医生在俄期间让每一个人都很满意。"[31]

仅仅是保罗接受接种手术的那一日，托马斯就在笔记上写下了一大堆要接种的人的名字，其中不仅有贵族成员，还有宫中的仆从："大公殿下；亚历山大·库拉金亲王（Prince Alexander Kurakin）；切里梅捷夫伯爵（Count Czerimeteff）及其夫人；一个叫卡尔穆克（Calmuck）的男仆；切里梅捷夫的女儿，也叫卡尔穆克；一个侏儒；以及西蒙，他是个黑人。"[32]西蒙是俄国第一个被记录在案的非裔接种者。

疲惫的托马斯难以满足所有人的接种需求，他挤出时间又给亨利写了一封信："这里的每一个人都迫切地想要接受接种，就算他们有种种不满，我纵有三头六臂也是忙不过来的。目前我的病人都是最上层的贵族，我已经接种了大概有40人……我无法记住每个人的名字，但纳雷什金家族（Narishkins）、切尔巴托夫家族（Cherbatoffs）、戈利岑家族（Golitsyns）、沃兰佐夫家族（Woranzoffs）、布特林家族（Butterlins）、斯特罗加诺夫家族（Stroganoffs）和许多其他家族都在其中，而且进展都很顺利。"[33]纳撒尼尔——他唯一的助手——也无法为他分担：应帕宁的要求，纳撒尼尔被派往舍列梅捷夫伯爵（Count Sheremetev）家中。伯爵的女儿，也就是帕宁的未婚妻，在当年早些时候死于天花。伯爵幸存的18岁儿子和17岁女儿，跟大公一样进行了接种，纳撒尼尔需要照顾他们直至康复。托马斯抱怨说："老伯爵太喜爱这些孩子了，他把我儿子留在那里照看他们，这其实完全没有必要，却害得我整日忙碌不停。"

抛开疲惫不谈，托马斯其实未曾想过人痘接种在俄国能取得如此的成功。甚至早在女皇和大公顺利完成接种并康复的消息正式公布之前，他遇到的每个人都已向他表达了对于女皇和她的继承人顺利康复的兴奋之情。"我敢断言，不出几日，对女皇和大公爱戴至深的俄国人就会全部陷入狂喜。"托马斯本人也被赞美冲昏了头脑，但他坚持认为——他也是这样告诉亨利的——自己不会沉溺在这些称赞之中。"我不会自满于这些恭维和礼遇，但这些无穷无尽的夸赞的确会让人飘飘然。感谢上帝给予我理智，让我不要沾沾自喜、得意忘形。"

托马斯在俄国的这3个月，大部分时间是在宫廷里度过的，此时他早已不再害怕在社交时出糗。他在各个宫殿里都住了很久，和那些在宫中生活和工作的人变得很熟，以至于他发现自己"十分自在，在宫里畅行自如，就好像在自己家一样"。宫廷里的人对他的礼貌欢迎给托马斯留下了深刻的印象，不仅如此，托马斯还发现，他在圣彼得堡的街头迷路时遇到的普通俄国百姓也都很友好、很聪明。英国人通常认为俄国贵族"流淌着野蛮的血液"；但从他的亲身经历来看——尽管经历不多——事实并非如此。[34] 托马斯写信给亨利：

> 不管别人怎么说，如果礼貌的标准是自由、仁慈和礼貌对待比自己层次更低的人的话，我认为这个宫廷的人都非常有礼貌，尤其是女皇，她完美地融合了善良与伟大。大公也是如此，我和他在一起生活了很长时间，他对我是如此的友善。

即便是帕宁这么一个难以捉摸的人物，也对托马斯展现出十足的热情。"亲兄弟也不一定会如此善待我。"

托马斯已经完成了任务，但仍有一件不确定的事情：他的报酬还未商议。事到如今，他更有信心能够得到奖赏，但时间一天天地流逝，离自己离开俄国的日子越来越近了。他对赚钱的执念一直未曾消失。托马斯向亨利坦白："我期待自己能带着很大一笔钱回家，这并非不可能，因为大家都说女皇陛下十分慷慨。我认为自己做的工作应该能让她感到满意。"尽管俄国很迷人，而且即使在冰冷的天气里，他公寓里的炉子也烧得十分暖和，但他的思绪早已飞回心爱的赫特福德。他希望在1月初离开俄国，那时积雪已经压实，便于乘坐雪橇，回程耗时会更短。"这个地方令人非常满意，但回家和见到老朋友的愉悦更让我向往。"

当托马斯给亨利写信时，叶卡捷琳娜二世也回到了自己的办公桌前。恢复健康后，她又开始考虑与奥斯曼帝国的战争问题。她在皇村期间思考得出的结论是，俄国不应向土耳其人的要求低头。卡思卡特报称："女皇决心立刻亮剑，向前线派遣大军，以保卫自己的领土或实现扩张。"[35] 女皇写给盟友弗里德里希二世的信件中，同时谈起了人痘接种和向奥斯曼帝国宣战这两件事情；而弗里德里希二世既不赞成她接受接种，也不同意她与奥斯曼帝国发生冲突。她表示，如果早知道他如此反对的话，她可能会作出不一样的决定；她还开玩笑地说道："这一次，我的胆大妄为得到了好结果。"她的言语透露出，正是这样的大胆精神让她决定挑起战争。"迄今为止，我都在努力做好事。但此刻我被迫作恶——世上所有的战争皆是这般，至少哲学家们是如此说的。我相信，如果有哪场战争可以被容忍的话，那一定就是我现在要发动的这一场。我受到了攻击，不得不予以回应。"[36] 刚刚战胜了天花病毒的叶卡捷琳娜二世觉得自己定能所向披靡。

出生于爱尔兰的利沃尼亚总督乔治·布朗将军（General George Browne）称赞女皇接受人痘接种手术的勇气，叶卡捷琳娜二世谦虚地表示："我想我确实还算勇敢；但我认为，英国的每个街头男孩也都拥有同样的勇气。你的同胞——诚实能干的迪姆斯代尔医生，让俄国的每个人都变得勇敢了起来。"[37]

女皇写给接替普希金伯爵出任俄国驻伦敦大使的伊万·车尔尼雪夫伯爵（Count Ivan Chernyshëv）的信也谈到了这两件事。在信件的开头，叶卡捷琳娜二世说："现在我们只讨论两件事，第一，战争；第二，接种。从我和我正在康复的儿子开始，俄国的贵族家庭几乎家家都有人接受了人痘接种；许多人因曾染过天花而无法赶上接种的热潮，他们还会因此抱怨。"[38] 她提及了一连串"把自己的身体健康交给迪姆斯代尔先生"的贵族，包括很多美丽的公主和许多以前曾拒绝接种的人。她开创了新的潮流，而且决心把这些功劳都算在自己头上："看看吧，这就是榜样的力量！3个月前，没人愿意了解这件事；而现在，他们却把接种看做是救赎！"

叶卡捷琳娜二世不仅用人痘接种保护了她自己和她的继承人。而且在完成接种后没多久，她身先士卒的英勇之举就传遍了整个欧洲。在国内，她赢得了人们的钦佩和效仿，成功地把这项新技术引入了她的国家，这会让俄国获得很多好处。这个成果已经足够振奋人心，但对叶卡捷琳娜二世来说，这还远远不够。她的宏伟计划才刚刚拉开序幕。

第七章

新风尚

看看吧，这就是榜样的力量！

——叶卡捷琳娜二世[1]

1768 年 11 月 22 日正午刚过，冬宫大教堂中香气弥漫，蜡烛和树脂熏香燃烧产生的烟气顺着圣像壁上涌，在镀金的穹顶下交错缭绕。[2] 穹顶之下，巨大的爱奥尼亚式立柱和金灿灿的洛可可式装饰将信徒们聚拢在一起的身影衬得非常渺小。他们正在举行圣礼，庆祝俄国女皇和大公在接种人痘后顺利康复。

此时距叶卡捷琳娜二世的秘密接种过了 40 天，距保罗完成接种手术则不到 3 周。两人都已恢复健康，女皇几乎一刻也不想耽搁，急切地想把手臂上的切口从医疗程序的印记转变为有力的政治象征。对女皇的子民来说，他们对女王的情感如信仰一般虔诚，因而，宣传活动的第一步就是要证明她的所作所为得到了东正教会的明确祝福。

感恩接种的日子选在了东正教十二大节日之一的圣母进堂节的节后。[3] 贵族和外国政要齐聚冬宫大教堂，这座华丽的巴洛克式建筑由弗朗切斯科·拉斯特雷利设计，风格与皇村相同。卡思卡特大使也应女皇之邀携妻儿前来道贺。同他一起前来的，是并不善于应付皇家社交场合的科学家、医生托马斯·迪姆斯代尔。对于这次盛会，托马斯仅在保罗接种报告的结尾部分记下了寥寥数语："贵族和乡绅们例行公事地对他们的君主表达了发自内心的喜悦之情。"

幸运的是，读者们还能读到另一位英国人的观察。他就是卡思卡特家的家庭教师威廉·理查森，他是先于托马斯几天来到俄国的。他的记录中写到了这场"庄严而宏大"的仪式的各方面细节：[4]

一根栏杆横贯大厅，栏杆内，女皇和她的儿子站在靠近祭坛旁边的立柱南侧。祭坛两旁还各有一组由音乐家组成的唱诗班。除了祭司之外，所有见证或参与仪式的人都站在栏杆之外。[5]

在合唱圣歌和祈祷之后，祭坛后面的两扇折叠门向外打开，向在场的宾客展示了教堂中最神圣的部分。理查森写道：

正对着我们的是一幅巨大的油画，画的是耶稣基督从十字架上降下。两旁各有一排镀金的爱奥尼亚柱；中间的桌子上铺着金布，金布上放有十字架、烛台和装有圣水的圣杯。高级祭司们头发花白，美髯飘逸，头戴礼帽，身着昂贵的长袍，庄严地肃立于圣殿两侧。整个场面让人联想到耶路撒冷圣殿。

从圣殿中走出一位手持火烛的祭司，他身后跟着另一位口中念着祷词、手里拿着点燃的香炉的祭司。"他走向女皇陛下，在她面前挥了3次香炉。女皇向他深深鞠躬，在胸口前优雅地画着十字。接下来，另一位牧师拿着福音书走来，读了其中几段后，又把福音书递向女皇，女皇亲吻了它。"随后，在"深沉而庄严"的圣歌中，祭司主持了圣餐礼。当圣殿的门第三次打开时，东正教主教普拉顿（Platon）走上女皇对面的讲坛，发表了颂扬她"坚忍和伟大"的演讲，并感谢上帝对俄国降下的善意。其中一句话令苏格兰人理查森印象尤为深刻："俄国人从不列颠这个充满智慧、勇气和美德的岛屿上得到了帮助。"

最后，圣彼得堡都主教加夫里尔带领来自帝国各地的神职人员共同为女皇和大公的健康做祷告，母子二人双膝跪地，在来自涅瓦河彼岸海军要塞的炮声中亲吻了十字架。礼炮的轰鸣响彻圣彼得堡：大炮为女皇鸣响了 51 次，为大公鸣响了 31 次。[6]

这场烛光中的仪式出色地利用了东正教传统仪式的舞台感重塑了俄国接受并积极探索前沿科学的形象。在摇曳的香炉和超然的圣歌中，女皇的接种被赞美为一种神圣行为。叶卡捷琳娜二世对俄国宗教外在形式的力量理解很独到，这是她在自己奢侈冠绝的加冕仪式上体会到的。她把接种的实际过程——包括催泻、长脓疱和发热——与神圣的神秘感联系在一起。她甚至还把这场仪式当成了针对英国人的宗教外交活动：这些来自不列颠的新教徒即使无法理解各种东正教意象，也无疑能够感受到俄国对英国的赞美。

圣礼只是开始。仪式后，宾客们移步至皇宫的公共接待室。在那里，叶卡捷琳娜二世站在俄国的核心管理机构帝国议会的议员、代表教会的神圣会议成员以及她在进行法律改革的过程中设立的立法委员会的代表面前。加夫里尔都主教以神圣会议之名祝贺女皇和大公接种成功，而基里尔·拉祖莫夫斯基伯爵则代表帝国议会向女皇致以谢意——伯爵本人刚刚追随着叶卡捷琳娜二世的步伐接受了托马斯的人痘接种。自登基以来，俄国的"小母亲"一直保护着所有臣民，为了她治下的人民及其后代的利益，她甚至不惜把自己和儿子的生命置于危险之中。伯爵宣称："现在，帝国的男女老少皆拜倒在您面前，您的形象宛若我们的治愈者、我们的主。"[7]

非常明确的是，叶卡捷琳娜二世的接种被描述为一种宗教行为。此举不仅保护了自己和儿子的身体免受天花侵害，还赋予她一种可以治愈她的所有子民的神圣力量。她坚持要求从自己身上提取感染物用于后续其他人的接种，这一做法已经得到大力宣传，以反击民间认为这样做会杀死感染物提供者的迷信说法。托马斯在记录中写道："女皇和大公欣然准许了好几个人用他们身上的感染物完成接种；他们屈尊低就的做法有效地摧毁了在下层民众中流行的偏见，即提供感染物的人会因此死去。"[8]事实上，叶卡捷琳娜二世并未寄希望于一夜之间扭转人们的观念：她需要持续宣传接种。此时，她的做法又增加了另外一层象征意义：她为自己的子民献出了身体，正如基督在最后的晚餐上象征性地献出了自己的身体一样——他掰开饼，交给了他的使徒们，并命令说："你们当如此行，为的是记念我。"① 在俄国，人痘接种已经成了一种圣礼。

叶卡捷琳娜二世给帝国议会的答复也援引了圣经："我的目的是以自己为榜样来挽救我众多忠诚的臣民免于因感染天花而死亡，他们不知道接种的益处，对它感到害怕，所以一直深陷险境。这样一来，我正是在履行我的头衔赋予我的职责：根据福音的教导，好牧人应为羊舍命②。"[9]这句话传达出的信息很明确：通过亲自承

---

①　《新约圣经》中有多处关于此处提及的圣餐礼起源的记载，如《哥林多前书》11:24、《路加福音》22:19 等，中文通行的翻译即为"记念"，并非别字。

②　出自《约翰福音》10:11，文中为叶卡捷琳娜二世按经文原义转述，用词与《圣经》原文稍有出入。

担接种的风险，这位勇敢的女皇表明了自己是大公和全俄人民的救世主，她像基督一样，牺牲了自己，保护了人类。她行了接种的奇迹，人们只需追随她的脚步，她的国就能转危为安。最后，她说道："你们可以确信的是，我会进一步努力去关怀我的所有忠诚臣民和每一个人的福祉。这是我仁慈的标志。"她在为人痘接种做宣传的同时，也在拔高她在俄国人民中的形象。

现在，人痘接种已经被赋予了神秘意涵，是时候扩大她接种成功这个消息的影响力了。在她的命令下，圣彼得堡的所有教堂都举行了庆祝性的圣礼和布道仪式，并为女皇和大公的健康值夜。在圣彼得堡白雪皑皑的街道上，到处是节庆的气氛。[10]工人们全部放假一天，以便参与庆祝活动——这番景象会在帝国境内获知女皇接种成功消息的各个城市中轮番上演。首都各处教堂钟声不断，城中的所有的房屋和两座要塞都被灯光照亮，冬夜恍若白昼，此番热闹的景象持续了 3 天。冬宫内，贵族和外国政要们在礼炮的轰鸣声中轮番手持伏特加向女皇敬酒，晚上还举行了庆祝舞会。官方的宫廷报刊记录了这些活动，自打叶卡捷琳娜二世康复后，这些刊物就不再封锁关于她接受接种的消息了。[11]

女皇决定把这种氛围维持下去。在帝国全境范围内推行人痘接种将是一项长期任务，需要时不时地推一把才能保持势头；而且，叶卡捷琳娜二世也想提醒俄国人民记住自己作为先驱的贡献。还有什么是比给所有人都放一天假更好的办法呢？帝国议会批准了一项法令，规定每年 11 月 21 日为全国假期，以兹纪念女皇和大公接种人痘并顺利康复。俄国每年有 63 个关于宫廷和教会的节日，但这是第一个纪念医学事件的节日，也是第五个与叶卡捷琳娜二世本人相关的节日。接种人痘这件事，受到与女皇的出生、受洗、登基和加冕一样的认可和重视。[12] 帝国议会规定，这个新的公共假期具有世俗和神圣的双重性质，以值夜和为健康而行的圣礼和布道仪式开始。这一天"所有的公共事务都会被暂停"，燃放烟火（首都圣彼得堡连放 3 天，其余各地燃放 1 天），帝国各地的东正教堂都要鸣钟。女皇的接种被牢牢地刻进了国历，在 1795 年之前，宫中每年都会为此举办庆祝活动。[13]

11 月 24 日是圣叶卡捷琳娜日，托马斯翘首以盼的那一刻终于到来了。女皇身着近卫军团制服，头戴一顶精致的皇冠，胸前别着星形的圣叶卡捷琳娜勋章，前来参加庆祝她受洗日的典礼，典礼内容包括祷告、演讲和放礼炮。[14] 随后，女皇在音乐和军鼓鼓点的伴随下走出冬宫教堂，接受朝臣们的祝福。最终，她当众宣告，她的医生因完成了帕宁所说的"对任何绅士来说都最为重要的工作"而值得嘉奖。[15] 嘉奖的内容非比寻常。[16] 女皇宣布，托马斯·迪姆斯代尔将被授予俄罗斯帝国男爵头衔，这是个世袭爵位，可以在他的家族男性血统中永世流传。这是叶卡捷琳娜二世即位 6 年以来封的第一个男爵，从 1710 年彼得大帝把这个头衔授予他功名显赫的副宰相彼得·沙菲罗夫（Peter Shafirov）① 算起的话，托马斯也不过是受封此爵位的第十二个人。[17] 纳撒尼尔也受封男爵，且同样是世袭爵位。这两个爵位让迪姆斯代尔家族得以在自家纹章的中心位置添加上带有俄罗斯帝国雄鹰之翼的盾形图案。这是一项巨大的殊荣，尽管尴

---

① 犹太人，1697—1698 年任彼得大使团翻译，随彼得一世出访欧洲，1710 年受封男爵。——编者注

尬的是，这个贵格会家庭并无家徽可以把雄鹰之翼添加上去，还不得不为此做一个家徽。[18]

女皇也没有忘记与托马斯和纳撒尼尔一同来到冬宫为她秘密进行接种的第三个人。亚历山大·马尔科夫，这个调皮的 6 岁男孩为女皇提供了接种用的脓液，他也获得了贵族身份，并被赐予了新的姓氏：奥斯佩尼耶（Ospenniy），这个姓是俄语中天花（óspa）一词的形容词变格。小"天花勋爵"接种后经历了最轻微的病程，也已完全康复，这进一步证明了提供脓液的人是安全的。他拿到了 3000 卢布赏金，还被授予了一枚徽章，上面是一个孩子弯曲的手臂的图案，衣袖高高卷起，手臂上有一枚斑点，手中握着一朵粉红色的玫瑰。

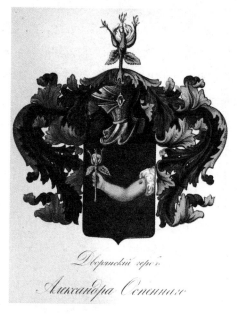

亚历山大·奥斯佩尼耶的徽章

托马斯得到的物质报酬和他获得的荣誉一样丰厚。女皇一次性付给他 1 万英镑奖金——这大约相当于如今的 2000 万英镑，此外还有 2000 英镑的旅费和每年 500 英镑的终身养老金。[19] 关于这笔天价奖金的消息很快就传遍了欧洲。托马斯没有事先约定酬劳，却得到了他无论如何也不敢开口索求的巨额财富。这位英国医生还被任命为女皇的御医和国家顾问，在俄国高度规范化的军事、社会和宫廷体制中，这一头衔相当于少将级别。托马斯得到的回报远超他最疯狂的想象，他兴奋地亲吻了女皇的双手。[20] 在远离家乡赫特福德的这片陌生土地上，这位欣喜若狂的 56 岁的医生终于卸下了所有包袱。保罗大公此前也并不知道托马斯究竟会受到何种奖励——这是叶卡捷琳娜二世故意为之，目的是让大公也能分享这份惊喜。结果，在听到托马斯受到的奖励后，大公差点为他这位心爱的医生高兴得哭了出来。卡思卡特大使出席了为 120 名来宾举行的舞会和晚宴，他被这位年幼丧父的孩子的情感打动了："很荣幸，大公当晚几乎是含着眼泪告诉我，他感到无以言表的满足，这让我确信，他生性敏感的心灵得到了悉心的呵护。"

托马斯在当时给亨利的信中承认，宣布获得男爵爵位并不完全是个惊喜。帕宁事先已私下征求了他的同意，还告诉他，叶卡捷琳娜二世"对我的服务有着最高的评价，并希望只要俄国还存在，迪姆斯代尔这个名字就会一直受人尊敬，为此，她决定授予我帝国男爵的称号"。托马斯征求了卡思卡特的意见，他担心这会引起两国在外交上的不愉快，担心在母国君主批准之前，他不应该接受这个尊贵的外国头衔。卡思卡特大使让他放心，称英国国王将会希望他接受这个荣耀而不必等待皇家许可；在敏感的政治时期，不值得为了一个小小的时机选择问题而损失一个主要盟友。托马斯写道："我只能说，尽管我不配拥有这一荣耀，但我应该顺从女皇陛下的意愿。"

不出叶卡捷琳娜二世所料，关于女皇慷慨馈赠的消息没过多久就传回了伦敦。卡思卡特的报告完全站在了女皇的立场上。他满怀钦佩地对罗奇福德表示："情况就是这样，您应该可以明白女皇陛下是多么伟大、多么慷慨。奖赏固然丰厚，但它的价值是固定的；不过，我相信，它的授予方式、保罗大公的满意之情以及来自整个俄罗斯帝国的掌声，对迪姆斯代尔先生来说是无价的。"

叶卡捷琳娜二世还有更多礼物要赠予托马斯，一方面是为了表达感激之情，另一方面也是为了展现俄国文明开化、拥有不输欧洲任何国家的生产奢侈品的能力。自登基以来，她一直鼓励外国工匠把他们的技术带来圣彼得堡，把这座帝国首都发展成珠宝、瓷器、金银器皿、奖章和硬币的制造中心。这些精致的产品常常以叶卡捷琳娜二世经过精心修饰的形象作为装饰，成为关于俄国和女皇本人的公关商品。

托马斯至少收到了 4 件叶卡捷琳娜二世的标志性宣传品：印有女皇的珐琅彩微型肖像的镶钻鼻烟盒。这小玩意儿价值不菲，经常作为礼物送给重要的访客，以此彰显俄国的工艺水平和财富实力。另外，还有更加个性化的礼品：由帝国瓷器厂特别设计的旅行茶具和咖啡具套装。镀金的壶体、带盖的杯子和勺子上都印有寓言图案和托马斯的签名，装它们的木箱表面由摩洛哥皮革包裹，木箱里面是粉红色的绸缎内衬。[21] 除了这些，托马斯还收到了 62 枚银质纪念章和一枚钻石戒指。

　　同样为接种操了很多心的纳撒尼尔也收到了属于他自己的礼物。只比他小 6 岁的保罗大公跟他就像跟托马斯一样亲密，大公送了他一个镶钻的四色金鼻烟盒。舍列梅捷夫伯爵的一双儿女都在接种后得到了纳撒尼尔的照顾，伯爵也送了纳撒尼尔一个鼻烟盒，外加一笔不菲的现金。托马斯在给亨利的信中写道："富有而慷慨的老伯爵非常高兴。周五，他给了我一个非常沉的包裹，我一瘸一拐地拎着它走出了他家，打开一看，里面是价值 500 英镑的金币。"

　　皇室接种完毕、礼赠送毕，但叶卡捷琳娜二世的招待并未止步于此。经过几个月相处，对她来说托马斯已经不仅仅是受雇的医学专家：他更是她值得信赖的朋友。即使她那紧张的恢复期已经过去很久，女皇仍然喜欢和托马斯待在一起，迪姆斯代尔父子俩仍是宫里受欢迎的常客。一个冬日，叶卡捷琳娜二世邀请托马斯参加狩猎活动，在圣彼得堡城外白茫茫的天空下狩猎乡间雪地里的野鸡。[22]托马斯捕了 4 只，女皇捕了 9 只，另外两名陪同的贵族则一共捕了 4 只。叶卡捷琳娜二世钟爱狩猎，喜欢用枪或放猎鹰来捕野鸟、野兔，不过，但凡识趣的人都不会想要在此事上胜过她。事后，她送了托马斯一套武器、一条枪带和一个火药瓶——这都是她的私人藏品——并告诉他，她曾经亲自试过那几把枪，可以向他保证它们都是好枪。叶卡捷琳娜二世还送给托马斯一个银质的子弹盒，上面用英语刻着："送给托马斯·迪姆斯代尔男爵，朕的国家顾问。"

　　托马斯在写给侄子、外科医生约翰·迪姆斯代尔的信中对这些礼物描述了一番，并劝他考虑一下把事业发展到俄罗斯帝国或波兰（"如果你有促成此行的精神的话"）。[23]对富有冒险精神的英国人来说，俄国本土医生数量上的不足意味着机遇。他向约翰保证，他已经克服了"所有的困难和不确定性"："我现在柳暗花明。你应该也听说过我得到了多么丰厚的奖赏。而且，女皇、大公和整个宫廷对我一直保持着很高的评价。"在信的末尾，他指出回信要写给"俄罗斯帝国圣彼得堡的迪姆斯代尔男爵先生"。托马斯的先辈出于贵格会信条拒绝领受任何贵族头衔，但显然托马斯已经开始享受他的新社会地位了。

贵格会要求信徒恪守朴素和简单的生活方式，从传统上说，他们也会拒绝肖像画，这被视作虚荣。但托马斯并没有这种观念。对深谙艺术影响力的叶卡捷琳娜二世来说，为了对新技术和她自己带头接种的英勇行为进行公共宣传，她必须把为她接种的父子俩画下来，为他们作画的是宫廷画师卡尔·路德维希·克里斯蒂内克（Carl Ludwig Christinecke）。画中，托马斯一反常态地穿着鲜红色的天鹅绒大衣和配套的马甲，神情严肃；纳撒尼尔则身着欧洲大陆风格的蓝色天鹅绒礼服大衣，缀有时髦的白色蕾丝衬衫褶边，神态比较轻松。这两幅画像，以及保罗大公、帕宁、切尔卡索夫、弗拉基米尔·奥尔洛夫加上女皇本人的几幅画像，都被当做礼物送给了托马斯。

来自叶卡捷琳娜二世和其他接种者的谢礼实在是太多了。托马斯有一本记录了接种者的名字和他们礼物的笔记，根据上面的记录，礼物中包括 4 只鼻烟壶、1 条珍珠项链，还有其他各种项链和镯子。在称呼俄国贵族、标注陌生的俄语名字读音的各种墨迹和符号旁边，记录着一条来自一位紧随接种风尚的接种者的委托，托马斯承诺给他找一本英国流行的关于蜜蜂、各种猎犬和野鸡的书。[24]

由于俄国富裕阶层家庭的接种需求非常大，托马斯还有机会进一步增加收入，但他对家乡的思念却越来越强烈。11 月 25 日，他写信给亨利说："许多大贵族已经完成了接种，但排队的人更多。如果我的目的是赚钱，那我肯定可以在很短的时间里挣到一大笔。不过我已经知足了。"

在英国政府眼里，托马斯已经完全证明了自己。女皇的接种不仅没有破坏，反倒还加强了英俄之间的关系，卡思卡特大使的位置也坐稳了，他十分欣慰，对托马斯在政治上的明智赞不绝口：

> 迪姆斯代尔医生封爵后与之前别无二致。他行事审慎坚定，在富丽堂皇的俄国宫廷中不仅为祖国赢得了荣誉，也为他自己赢得了财富。他从未忘记作为国王陛下的臣民的无上荣耀，一直与我保持了其工作性质所允许的最大限度的交流。

托马斯在政治上的把握很明智，他在不泄密的前提下提供了许多有用的见解。他的人格魅力和他的医术一样令人印象深刻。

不过，大使也逐渐感受到俄土战争给英国带来的压力，他不得不应对俄国要求英国提供军事支持的紧张谈判，但是他对女皇的钦佩之情仍然比以往任何时候都更为强烈。托马斯在俄国期间，卡思卡特曾语气轻蔑地向伦敦报告说："俄国人很聪明，但他们教育水平普遍很低，也不清楚任何知识的原则。"不过，他发现叶卡捷琳娜二世更容易让人理解："女皇思维敏捷，眼光独到，关注商业活动，甚至关心底层人民的尊严和幸福，脚踏实地又心怀未来，在见到她之前很难想象这样的人竟然真的存在。"[25]

随着教堂的钟声和大炮的轰鸣在圣彼得堡上空回响，此时的叶卡捷琳娜二世又一次加大了宣传接种人痘的力度。得到教会的祝福后，她开始把注意力转向艺术领域。11 月 28 日，冬宫剧院上演了寓言式芭蕾舞剧《战胜偏见》（*Prejudice Defeated*），用戏剧的方式展现了女皇为拯救子民而与偏见进行的医学斗争。这出剧目的编舞师是意大利芭蕾舞大师加斯帕罗·安焦利尼（Gasparo Angiolini），演员全部来自圣彼得堡孤儿院舞蹈学校。剧中描绘了一个叫作鲁斯尼亚（Ruthenia，隐喻俄罗斯帝国）的角色，她受到"知识精神"（Knowledge）的保护，但迷信、无知以及象征天花的喷火怪奇美拉（Chimera）率领的军队威胁着她。代表叶卡捷琳娜二世的俄国人密涅瓦（Minerva）帮助鲁斯尼亚和"知识精神"击败了奇美拉，把普通人从无知的控制中解放出来，并让鲁斯尼亚把她的儿子阿尔西德（Alcid）——也就是赫拉克勒斯（Hercules），他代表保罗大公——送去接受人痘接种。为了防止观众看不懂剧情背后的象征意义，在剧的最后，鲁斯尼亚竖起了一块方尖碑，上面刻着"我们最仁慈的君主……人类的救赎者"。[26]

这部宣传剧原本就没打算故作高深。此前叶卡捷琳娜二世作为密涅瓦——代表军事实力和智慧的罗马守护女神的形象早已经深入人心。伏尔泰称她为"北方的密涅瓦"，她身穿铠甲的武士形象也常出现在肖像画和诗歌中。这时，她引入人痘接种的科学做法也被赋予了神话般的英雄主义色彩，她的行动除了有现代医学背书之外又有了古典传说的基础。俄国观众习惯于从硬币和餐盘等各种物件上看到寓言图案，对他们来说，《战胜偏见》的象征意义可谓直白易懂。

诗人瓦西里·迈科夫（Vasily Maikov）为庆祝女皇和大公

顺利康复所写的五幕戏剧《胜利的帕尔纳索斯》（*Triumphant Parnassus*）借用了神话主题。[27] 演出以阿波罗和缪斯坐在帕尔纳索斯山上开场，背景中，狂风暴雨笼罩着圣彼得堡。天花的形象是一条喷射毒液的恶龙。"怪兽在天空中飞翔，"合唱团唱道，"它愤怒地吐着毒气，每个人都被感染，无分年龄性别……尸体堆积成山，许多人失去了朋友、爱人和孩子。"只有叶卡捷琳娜二世，这位"俄国的帕拉斯"——帕拉斯是希腊神话版的密涅瓦——敢于挑战这头恶龙，用宝剑将它屠戮，抽出了它体内的致命毒液，"挽救了她的人民、她自己和她儿子的生命"。乌云从圣彼得堡上空散开，宫廷剧院内部的灯光被象征性地点亮，舞台上的阿波罗感叹道："她向恶龙宣战，这伟大的事迹被全国人民称颂为光荣。就让俄罗斯帝国永远如此这般绽放吧。"[28]

击败恶龙的叶卡捷琳娜二世被塑造为超越性别的超级英雄，融合了密涅瓦和杀死九头蛇的赫拉克勒斯的形象。合唱团问道："整个宇宙都该臣服于她，不是吗？"这个问题无须回答。该剧在结尾部分跳跃到了现实政治领域，给跃跃欲试、准备开战的土耳其发出了警告："这里的君主能够镇压一切邪恶，当她点燃俄罗斯帝国的火花时，亚洲将会迎来动荡……土耳其将会明白尊重俄国究竟是何意思。"[29] 其言下之意很清楚：战胜了天花的女皇已经准备好消灭任何胆敢威胁她俄罗斯帝国的敌人。

纪念接种的诗歌也同样借用了古典神话的主题，字里行间也尽是对叶卡捷琳娜二世的溢美之词。俄国启蒙运动的领军人物米哈伊尔·赫拉斯科夫（Mikhail Kheraskov）创作的一首颂歌也运用了叶卡捷琳娜二世斩杀九头蛇、让光明战胜黑暗的意象。诗人称，叶卡捷琳娜二世引入自己血液中的"毒药"已经感染了全俄人民，他们与她共患难，并向她寻求救赎。"你是降入凡间的神祇，你是我们祖国的救世主，你为忠诚的俄国人提供了慰藉。"除《胜利的帕尔纳索斯》之外迈科夫又创作了一首《庆祝陛下和殿下人痘接种康复日的颂歌》（*Sonnet on the Day of Celebration of a Happy Recovery from Inoculation against Smallpox of Her Imperial Majesty and His Imperial Highness*）。这首诗用救世的修辞称颂了科学的胜利，诗人描写到凛冬中的世界开出灿烂的花朵，并"向俄国人民的密涅瓦、我们的救星、我们的女神致敬"：

> 为救俄罗斯于水火，
> 她两次将性命抛舍，
> 邪恶的九头蛇被送入地狱，
> 吾等肉体凡躯终得喘息，
> 同样得到拯救的，是科学与法律。

诗人、翻译家瓦西里·鲁班（Vasily Ruban）在纪念 11 月 22 日庆祝活动的诗歌中，把叶卡捷琳娜二世比作摩西为救以色列人而挂在树上的铜蛇，因不信道而遭火蛇咬伤的以色列人只要抬眼望一望这条铜蛇便可痊愈。这一源自《圣经》的比喻，用中毒和疗愈的意象把叶卡捷琳娜二世抬到了和十字架上的耶稣基督相同的高度上，这与她在帝国议会的讲话中把自己比作好牧人遥相呼应。

通过这些表演和诗歌，叶卡捷琳娜二世利用这些来自古典神话和基督教经典的意象为解释人痘接种定下了基调，还进一步形塑了俄国人对于她作为全面领导者的认同。俄国几乎没有印刷文化，甚至连宫廷中人的识字率也不高，此时用俄文写作的传记性描述可能会成为俄国历史的初稿。40多年前人痘接种刚刚被引入英国时，各种报纸、小册子和期刊上爆发了大规模的激烈讨论，哪怕是皇室成员的接种也没能免于议论。纽盖特监狱和伦敦孤儿院的实验，以及威尔士亲王和亲王妃的接种都被广泛报道，但听说了这些消息的人们普遍对这种医学上的新兴事物感到怀疑。但威廉·理查森注意到，在专制的俄国，这种公共讨论的空间是不存在的：

> 这里的报纸上没有政治情报，只有经过宫里筛选的信息；没有对人类行为的评价，也没有关于人民私生活的各种流言蜚语。这可和英国太不一样了！我们的国家是一片被编年史、广告宣传和地理图集照亮的土地。而在这里，就算这个国家的一半已被摧毁，另一半人可能也会对此一无所知。[30]

官方报纸《圣彼得堡新闻》（*Saint Petersburg News*）关于叶卡捷琳娜二世接种的报道与宫廷舞台剧和诗歌一样，都是为了宣传。这些报道对托马斯拯救女皇、大公和俄国人民于危难之中的高超医术和巨大勇气赞不绝口，并希望他所得到的丰厚报酬能激励国内外的其他有识之士"像他一样为人类的利益努力进行科学研究"。[31]该报称，叶卡捷琳娜二世想通过接种人痘为"整个俄罗斯帝国和全人类树立一个榜样"，她的榜样"比其他任何形象都要更伟大，向我们的国家展示了一个如雪中送炭般的（接种）案例"。

圣彼得堡英国商团的随行牧师威廉·图克（William Tooke）

称，即使允许批评接种的声音存在，俄国全国上下支持接种的意愿也已非常强烈。他在 1799 年写道：

> 整个帝国的大贵族、住在豪宅中的富人，乃至所有等级和阶层的人，似乎都在争相效仿叶卡捷琳娜二世这个伟大的榜样。没有公开反对人痘接种的医生和神职人员；几乎所有医生都把接种投入实践，一些教士甚至在讲坛上公开支持这种疗法。[32]

叶卡捷琳娜二世一直在不断地推广和塑造关于她自己的政治叙事，对她来说，人痘接种的神话化是一个完美的机会，可以展现出她在各个方面的领导力。对抗异兽的英勇战斗让人联想到身着军装、跨着战马带领军队夺取皇位，带领俄国走向辉煌的充满阳刚之气的女战士。与此同时，仁慈的好牧人意象则隐喻了一个更加温和、更具女性气质的"小母亲"形象，这套话语体系遮蔽了她通过政变夺取王位而彼得三世悲惨离世的黑暗历史。叶卡捷琳娜二世这位英明的专制君主会利用她的绝对权力来保护和拯救她的子民，从字面上看是通过在全帝国范围内推行人痘接种，而在隐喻层面上则是通过她坚定而开明的统治。其他国家的观察家在试图理解叶卡捷琳娜二世的女性力量时，常常会关注她个人形象的多重气质，她的接种体现出爱与力量的结合——正是对于多重气质的完美表达。叶卡捷琳娜二世在回忆录中写道："我冒昧地以我自己的名义断言，我是个诚实且忠诚的骑士，我思想的成分绝对是男性气质多于女性气质。但我并不像个男人，人们可以看出，我身上结合了男性的思维和性格与女性的吸引力和魅力。"[33] 根据托马斯的详细记录，她的身体经历了催泻、放血和唾液擦拭，遭受了头痛、发热和经血的折磨；她也正是用这具身体抵御了人类历史上最可怕的瘟疫之——天花，并让她的人民获得了生存的权利。

对叶卡捷琳娜二世的接种的各种艺术表达传达出复杂的信息，这些信息可以被提炼为一个由 3 个俄语单词组成的口号，刻在叶卡捷琳娜二世委托雕刻家伊万诺夫制作的纪念铜章上："她亲自作出表率。"这行口号之下，女皇和大公的手紧握在一起，伸向一对满怀感激的母子，这对母子象征着俄国和俄国人民；女皇身后，象征偏见的九头蛇已经死去；画面的背景是一座代表着信仰的古典主义风格神庙。

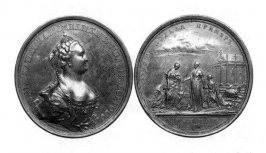

写着"她亲自作出表率"的纪念铜章，由叶卡捷琳娜二世授意制作，用以纪念她的人痘接种。雕刻师为季莫费·伊万诺夫（Timofei Ivanov）

在俄国宫廷欣赏着满是众神和恶龙的寓言表演时，女皇针对国外准备了一套与俄国国内截然不同的宣传口径。她早些时候在皇村写的那些信件着重强调她的顺利康复。此时，她想利用接种把自己塑造成接受启蒙思想指引的开明欧洲国家领袖。12 月 5 日，她再次致信弗里德里希二世，称自己并非"轻率"，而是在正当的情感和理性的权衡下作出的决定。[34]"我小时候曾经十分惧怕天花；长到稍具理性的年纪后，我在试图控制这种恐惧时遭遇了重重困难：我一生病就害怕自己患的是天花。"在花了半年时间带着儿子"辗转于各个庄园之间"东躲西藏，只为逃离天花疫情后，她"决定想办法一劳永逸地解决这件事情。有人建议为我儿子接种人痘。'但是，'我说，'我必须自己先试一试这种办法，我若不以身作则，又该如何把这种方法推广下去呢？'"她告诉弗里德里希二世，通过研究人痘接种，她采用了启蒙思维模式，在冷静地权衡利弊后作出了最终的决定。

> 以下思考让我下定决心："在其他条件不变的情况下，任何有理智的人都会在两条道路中选择危险性更低的那一条。"哪怕是再危险的事情，也要克服胆怯，遵循这一原则："是把自己和其他成千上万人全都暴露在真正的危险之中，还是宁愿克服短期的、较小的危险来拯救无数人的性命？"我认为自己选择了更为安全的那条道路。

叶卡捷琳娜二世的接种过程在俄国国内被描述为弥赛亚式的自我牺牲，但在给弗里德里希二世的信中，这件事被一笔带过了。"实话实说，天花就像是山中的老鼠，根本不是什么值得被大说特说的事情。"[35]叶卡捷琳娜二世希望弗里德里希二世也效仿她的方式，还向他推荐了医术高超、接种记录完美的托马斯。"在他的照料下，接种者能以最舒服的状态恢复健康。"

女皇在给伏尔泰的信中也以同样轻描淡写的方式描述了自己的

接种经历。她自 1763 年以来一直和伏尔泰保持书信往来，伏尔泰也是在欧洲传播关于叶卡捷琳娜二世消息的重要渠道。[36] 在信中，她用如常风趣的笔触写道，她把自己接受接种的决定作为礼物送给这位支持接种的启蒙思想家，以回报他近来赠送的书籍和他本人的瓷制半身像。

> 我是这么想的。用歪歪扭扭的法语写在纸上的谢谢对伏尔泰来说毫无意义。我要用他所欣赏的实际行动来致谢……最后，我认为应该把自己作为可能会对人类有些用处的榜样。幸运的是，在我印象中自己没得过天花。于是我派人去英国寻找接种师——赫赫有名的托马斯·迪姆斯代尔医生，他竟也真的有勇气来到俄国。

在冬宫剧院的舞台上，接种人痘是打败恶魔的英雄主义行为，而在叶卡捷琳娜二世的这些信件里，接种变成了和朋友打趣的轻松话题。但托马斯笔记里提到的脉搏加快、出汗和发热等情况完全没有被提及。在西方观众眼中，女皇展现出丝毫没有受到接种手术影响的轻松姿态。"我一秒钟都没卧床，每天都在接见访客。"她不无骄傲地说，舒瓦洛夫伯爵每天都给她大声朗读伏尔泰的著作，这对她的康复很有帮助：

> 除了剂量极小的药物之外，我还额外添了三四剂"药方"，我建议任何有理智的人都应予以采用。这些"药方"包括《老实人》、《天真汉》、《四十冠冕之人》（*The Man with Forty*

Crowns）以及《巴比伦公主》（*The Princess of Babylon*）。"服用"之后，任何人都不会再有一丝痛苦。

　　叶卡捷琳娜二世和伏尔泰站在了历史正确的一边：他们联合起来反对"大喊大叫的人"——包括法国当局在内的那些人仍然反对人痘接种。"咱们不要理会这些巨婴了，他们根本不知道自己在说什么，只不过是为说而说罢了。"几周之后，她再次去信，炫耀她的榜样作用引领了新的风尚，声称她的影响力要盖过哈布斯堡王朝的玛丽亚·特蕾西亚女皇。"先生，我可以告诉你，现在人人都想接种人痘。就连一位主教都在准备接种了。我们一个月内完成接种的人数比维也纳8个月完成的都多。"

　　主教的接种由托马斯负责。他敏锐地察觉到，此事是叶卡捷琳娜二世为打击群众中的反对意见而采取的又一策略。他给亨利写信说："这是女皇卓越能力的又一体现。我有把握，这次她能把宗教界对人痘接种的异议连根拔除，这比神职人员发发文章、做做布道之类的操作有效多了。"[37]

　　女皇把一个定制的鼻烟盒和她《上谕》的法文译本用毛皮包裹好，寄给了伏尔泰。伏尔泰很快回信道贺，而且用语非常直接："噢，夫人，陛下，您给我们这些卑微的法国人、给我们可笑的索邦大学和索邦大学医学院里那些喋喋不休的骗子们上了多么重要的一课啊！您竟已如此利落地完成了接种，简直比修女们灌个肠还省事。"[38]

　　在伏尔泰看来，法国又一次让他失望——"我不知道这个之前在各种事情上一直敢为天下先的国家到底怎么了"——但叶卡捷琳娜二世却展现出了令人欢欣鼓舞的开明领袖特质。她的《上谕》"清晰、明确、公正、坚定、人道",而且这位被伏尔泰称为"北方的塞米勒米斯（Semiramis）[1]"的女人把不情愿接受人痘接种的欧洲国家全都抛在了身后,同野蛮的奥斯曼帝国战斗。伏尔泰在他位于法瑞边境费内（Ferney）的庄园中——不必冒险亲自前往叶卡捷琳娜二世的北方帝国或遥远的土耳其战场——就能通过书信中的文字帮助女皇,将其塑造成全欧洲的救世主。他写道:"我尊崇这位立法者、战士和哲学家,您若能击败土耳其人,我将会在幸福中死去。"[39]

　　叶卡捷琳娜二世发现,人痘接种是个现成的象征符号,可以用来在帝国边境之外传播她作为文明国家开明统治者的形象。购买图书馆和资助贫困的哲学家固然对塑造她的开明形象有帮助,但利用自己的身体对能够用来保护人民的新科学手段进行测试,她真正身体力行地展现出了启蒙运动推崇的价值。狄德罗也发来贺信——她曾在经济上救他于水火,并于《百科全书》被法国抵制时提出在俄国将其出版。书中那篇关于人痘接种的 1.7 万字长文由名医泰奥多尔·特龙金撰写,不过也大量援引了拉孔达明的观点,文中把人痘接种作为衡量政府是否支持启蒙思想的试金石。显然法国没能通过考验:

　　　　我们称这个文明开化的世纪为哲学的世纪,但我们没有意识到自己的无知、偏见和冷漠,每年仅在法国就有 2.5 万名臣民因为荒谬的理由遭受原本没必要发生的死亡,这完全是因为

---

① 传说中骁勇善战的亚述女王。

我们的失职。我们就承认吧，自己既不是哲学家，也不是合格的公民。[40]

叶卡捷琳娜二世为自己和儿子接种人痘的决定完美符合拉孔达明所说的"启蒙的爱"。正如她告诉弗里德里希二世的那样，除了对风险进行冷静理性的权衡之外，她的决定还受情感的驱使：她在童年时期形成的对天花的恐惧和保护儿子免受危险的意愿。情感和理性共同推动她最终采取行动。

保罗面临的危险是女皇选择接受接种的原因之一，不过在接种之后的宣传活动中，保罗只扮演了辅助角色。在她执政初期，宫廷中包括帕宁在内的许多人都一度以为她会以摄政王的身份总揽大权直到大公成年，但这并非是叶卡捷琳娜二世的计划。她在所有信件中都只提及过自己的接种，而她在国内展现出的形象更像是全俄人民的——而非她儿子一人的——母亲。在 1772 年的一枚纪念币上，已经 17 岁的保罗仍像个年幼的孩子一样牵着她的手，而叶卡捷琳娜二世则转身走向满怀感激的俄国人民，这种形象的出现绝非偶然。她没有把自己塑造成下一任皇帝的保护者，而是希望利用自己的接种洗去她此前外国出身的、靠政变夺权的形象，以加强自己身为统治者在国内和国际上的合法性。她在字句斟酌的回忆录中为自己的人生历程营造出一种宿命感——她可以用她与天花的斗争将自身塑造为仁慈的女性领袖。

叶卡捷琳娜二世的宣传工作很快便得到了成效。12 月 1 日（俄历 11 月 20 日），英国报道了她接种人痘的消息，并详细地介绍了托马斯在此事中发挥的作用以及"她一天都没卧床"这个事实。这个报道强调的内容正是叶卡捷琳娜二世想要的。"我们认为，为了女皇的荣耀，我们应当告诉大家，在她的国家对人痘接种完全不了解的情况下，她在自己身上做了首次试验。这展现出陛下伟大的决心和坚定的意志，以及她对人民福祉的高度关注。"[41]

英国还报道了来自维也纳的消息，叶卡捷琳娜二世的竞争对手玛丽亚·特蕾西亚女皇也在推广人痘接种。《苏格兰杂志》（*The Scots Magazine*）称："最近，许多社会名流都把子女送到圣维特（St Veyt）城堡去接种人痘。"虽然哈布斯堡女皇本人没有接种人痘，而且她也没有叶卡捷琳娜二世那么会塑造公众形象，但她让皇室成员接受接种的示范行为还是引发了一阵潮流。这一潮流还传到了威尼斯，在对孤儿医院的 24 名贫困儿童进行试验并取得成功后，威尼斯也开始推广普及人痘接种。《巴斯纪事报》（*Bath Chronicle*）报道说："这个共和国也引入了在欧洲其他几个国家很流行的天花人痘接种——元老院已经正式批准该疗法。"[42]

并非所有人都对叶卡捷琳娜二世的接种行为表示恭维：毒舌的霍勒斯·沃尔波尔也从俄国大使那里听说了这一消息。

有天晚上，他非常浮夸地给我讲述了他女主子的英勇行为——我不是在质疑她的勇气。她找的是迪姆斯代尔医生，她拒绝在跟自己年龄和体格相仿的人身上进行试验，她带着平时的随从搬到了乡下，她还告诫迪姆斯代尔对此保密——他当然会对这头母狮子的事情缄口不言。她完成了接种，然后在公共场合吃饭、吃夜宵、散步，一天都没从公众视野中消失。她的脸上和身上长了不少麻子，但我猜她肯定要求奥尔洛夫不要告诉外人她身上长麻子的事。她还让自己儿子也接种了。我倒是奇了怪了，她竟然这么宽宏大量，没有让奥尔洛夫先接种一下试试。[43]

虽然沃尔波尔嘴碎且下流，提到叶卡捷琳娜二世时总不免要议论一番她的身材或情事，但他的言语间仍然流露出了一丝对女皇的崇敬。与此同时，伏尔泰把诸如修女灌肠的笑话放在了一边，开始用更严肃的文笔盛赞叶卡捷琳娜二世的胜利果实。1769 年，伏尔泰致信外交官德米特里·戈利岑亲王（Prince Dmitry Golitsyn），此人是叶卡捷琳娜二世收购狄德罗图书馆的中间人，也是她艺术品采购的负责人："女皇幸运地取得了接种的成功，并且对医生极度慷慨，此事已在全欧洲引发强烈反响。我长期以来一直钦佩她的勇气和她对各种偏见的蔑视。"[44]他再次把医学上的成功视作女皇在俄土战争中获胜的先兆，称赞她是哲学家和战士。他承诺，如果女皇能攻下君士坦丁堡，他就会在女皇同意的前提下搬到那里去住。但他不会搬到圣彼得堡，"因为我已经 75 岁了，无法应对波罗的海刺骨的寒冷"。

在女皇致力宣传人痘接种之时，托马斯则继续忙于解决与人痘接种有关的实际问题。托马斯不仅在冬宫，而且也在圣彼得堡各处的豪宅中为贵族们接种，贵族们纷纷追随叶卡捷琳娜二世的脚步。他还出城去了一趟圣彼得堡西南约 48.28 千米外的罗普沙，那是格里戈里·奥尔洛夫的领地。当地天花疫情非常严重，已经夺走了 31 条生命。在斯特伦格医生的帮助下，托马斯为没有发病迹象的 123 人全部接种了人痘，其中 47 人是婴儿，其余绝大部分是儿童。

接种的效果跟宫中一样好，只有 3 名原本就患有其他疾病的接种者在接种后死亡。这是俄国的首场大规模集体接种，很好地展示出了人痘接种的效果，还给了奥尔洛夫伯爵一个机会，让他能作出忠实地追随女皇、支持推动医疗实践进步的姿态。

接连不断的成功却让托马斯开始为如何维持人痘接种在俄国的声誉而发愁。叶卡捷琳娜二世的榜样作用赢得了人们的支持，不过，一旦有哪位身居高位者在接种时发生意外，这种局面就会被轻易打破。托马斯为丹麦驻俄大使谢尔伯爵（Count Scheel）和他两个孩子中的一个进行了接种，他认为伯爵家另一个孩子的健康状况不符合接种要求。在伯爵接种后的恢复期，他的妻子产下了一对双胞胎儿子，其中一名婴儿患上了严重的天花。绝望的伯爵恳请托马斯给那个没发病的婴儿、伯爵年长但体弱的哥哥进行接种。这两人都已经暴露在了天花病毒之下，若是在英国国内，托马斯一定会毫不犹豫地答应伯爵的请求，因为经验表明此时迅速进行接种尚能发挥作用。但这一次，他却迟疑了："我不得不说出我的担忧。这个国家刚刚引入人痘接种，万一接种失败，人们就会对这种疗法产生偏见。"[45] 不过，因为孩子的父母一直恳求他改变心意，他终究还是把担忧放在了一边："伯爵的乞求和夫人的眼泪让我心软。夫人一直恳请我不要把孩子的性命和接种的声誉相提并论，加上我对接种成功原本就抱有希望，我便还是答应了。"叶卡捷琳娜二世处理的是人痘接种象征层面上的问题，但托马斯的良心直面的却是人类真实的苦难和恐惧。他赌赢了：那个已经发病的婴儿没能活下来，但用他身体中的脓液完成接种的两个人却病得很轻，最后得以幸存。

人痘接种的工作以托马斯的现代方式正在圣彼得堡如火如荼地

进行，托马斯也已经拿到了褒赏。他本来计划直接返回英国，但他的成功和女皇对他的器重，为他又带来了一个新的邀约，这个邀约就如同把他带来俄国的那个邀约一样难以拒绝。在 12 月的严寒中，准备踏上下一段旅途的迪姆斯代尔父子收拾好行囊，并带上了厚实的毛皮衣服。这一次，他们将更加深入帝国腹地，远离圣彼得堡和他们已经适应了的宫廷生活。此行的目的地是莫斯科。

第八章

余波

陛下给我们上了多么宝贵的一课啊！

——伏尔泰[1]

迪姆斯代尔父子出师未捷——他们前往约 805 千米外的帝国旧都执行新任务时遇到了一个意料之外的阻碍：天花患者数量严重不足。与圣彼得堡一样，为了防止病毒扩散，莫斯科也实行了严格的隔离管制，尽管疫情偶有暴发，但总体上还是得到了控制。托马斯写道："可能要花些时间在那里寻找适用于接种的病例。"[2]

这个问题需要赶紧解决。女皇接种人痘的消息很快就传到了莫斯科，莫斯科当地的贵族们原本准备携家带口动身前往圣彼得堡来找托马斯这位英国名医。叶卡捷琳娜二世很高兴看到自己的影响力这么大，但她也担心孩子们吃不消在深冬季节的长途跋涉。既然接种者来不了，那托马斯就得过去，还得想办法找到接种手术所需的感染物。女皇的慷慨奖赏让托马斯无法开口拒绝此事，尽管她表示托马斯可以随时返回英国。"我不容许自己有片刻犹豫；因此，我提出带着儿子即刻启程奔赴莫斯科，尽我们所能为当地人民服务，确保做到愿接尽接。"[3]如果事情进展顺利，对俄国充满热情且对莫斯科印象甚佳的纳撒尼尔会替父亲继续操持这里的业务，而托马斯则将独自返回故乡赫特福德。[4]

托马斯收到的指示不仅是为积极接种人痘的贵族家庭提供服务。叶卡捷琳娜二世还吩咐他在莫斯科郊外找一栋房子，以沃尔夫庄园为参考，将其改造为接种医院。托马斯已经把一应必要的设计细节发给了莫斯科当地的"一位杰出贵族"，并计划和他一起考察选址。如果现成的建筑不能满足要求，托马斯就会另寻合适的地方，从零开始打造一所医院。

这些事情都需要从长计议，而且之前的试验经历也让他明白，找到愿意捐献感染物的患者或非易事。如果他找不到正在发病的患者，就会耽误更多的时间。为了最大限度地减少不确定性，他采取了一个他自己也承认"很不寻常"的办法。[5] 他放弃在莫斯科寻找天花病患，转而在出发前从圣彼得堡找了"一两个孩子"提前接种，然后带着他们一起前往莫斯科。如果时间安排得当的话，抵达目的地时，孩子正处于身上出现脓疱的阶段。这样一来，他就有最适合接种的感染物可用了。

但事实证明，即便是这个看起来很容易的计划，执行起来也难于达到预期。托马斯在私人笔记中透露出了轻微的失落感，他觉得——就达成他此次的目的而言——女皇的开明专制还不够专制：

> 我们费了好大的劲才找到两个孩子。虽然专制权力的概念让人觉得，冬宫只需要下令找人，事情就一定会办妥，但在女皇温和的仁治之下，从未施行过此种强制措施。[6]

正如她在皇村向托马斯解释的那样，稳居皇位的叶卡捷琳娜二世对劝说的政治价值深信不疑——特别是在涉及容易引发人们恐惧的医疗技术革新的情况下。

几天过去，终于找到了两个合适的孩子。其中一个是男孩，6岁左右，母亲是水手的遗孀；另一个是女孩，10岁，名为阿努什卡（Anoushka），曾被多次弃养。[7]女孩的父亲是一名德国官员，已经去世；她的母亲很快再婚，婚后便和新丈夫离家而去，把阿努什卡留给外婆照顾，外婆穷得叮当响，无力抚养孩子，没过多久，"就以8卢布的价格把她卖给了一个先生"。托马斯赎回了阿努什卡，并在出发前两天为孩子们接种了人痘。把路上的4天时间算在内的话，一行人将在两个孩子接种后的第六天抵达莫斯科——正好是出现脓疱和严重发热症状之前。终于，托马斯开始向往"那座伟大而古老的城市"了，那里的一切对于来自英国的他而言都既遥远又陌生。

迪姆斯代尔父子俩从英国来到俄国时乘坐的是一辆高速马车；这一次，他们的交通工具要豪华许多。女皇把自用的旅行车借给了他们——这是一辆宽敞的马车，简直像是车轮上的小木屋，专为24小时的不间断行驶而设计。车内的座椅可以放平变成床铺，车轮可以更换成滑板，让马车变成雪橇。随行的还有著名的词典编纂者、翻译家谢尔盖·沃尔奇科夫（Sergei Volchkov），他在此前刚出版了一本外语辞典，在此次任务中担任翻译。[8]另有一小队马车，载有仆从、行李和物资供给。

或许可能正是由于如此大的阵仗安排，一行人发现他们"不可避免地因各种差错而导致迟滞"，结果，直到两个孩子完成接种后的第四天，他们才上路。更糟糕的是，其中那名男孩竟然患有头癣——这是一种在穷人中最常见的真菌感染，会导致头皮成片地发炎脱落。这种接触性传染病让托马斯不得不把他留下，这意味着只能依靠阿努什卡一个人来为全莫斯科的接种者提供感染物了。为了确保脓液的量，托马斯在她两条胳膊上，一共接种了4处地方。她切口周围发出的疱疹加上身上其他各处的脓疱将是感染物的来源。

一行人终于出发了。阿努什卡被裹得暖暖的，与托马斯和纳撒尼尔共乘一辆马车。然而，还有更多困难在前路上等着他们。虽然12月的天气已经非常寒冷，但降雪量还不足以支撑雪橇通行。道路上满是冻得坚硬的车辙印。托马斯写道："离河水被冻到可以在冰面上安全通过的程度，还要过很长一段时间，那时积雪才会使路面变得平整、适合雪橇通行。因此，我们的马车使用的仍然是车轮，我们不得不依靠大量马匹，缓慢地前进。"[9]

这还不算完。先于他们一行人出发的是从圣彼得堡南下参加俄土战争的部队，这些士兵要前往乌克兰基辅集结。他们封锁了前方的道路，并且征用了沿途各个驿站所有能用的马匹来运输粮草辎重。以单单一国之力向"野蛮"的土耳其人发动攻击的女皇并未因冬季跋涉的艰辛而担心她的部队。她向伏尔泰写道："我的士兵带着参加婚礼一样的心情与土耳其人开战。"[10]

在冰天雪地中，带着一个发急病的孩子，托马斯他们的车队被浩浩荡荡的行军队伍堵在后面，步履维艰。熟悉的焦虑感再次涌上了托马斯的心头。

在第八天（正常病程），我们的小病人开始抱怨，她发烧了，脓疱也就快出现了，她看上去十分难受。我对目前的拖延感到非常不安，但我们已经在日夜兼程了，除了更换马匹之外，没有作任何停留。

阿努什卡的脓疱冒出来了，这缓解了她的发热症状。但这也意味着，他们必须要尽快抵达莫斯科。

尽管沿途所有人都尽可能为他们提供了帮助，但这支医疗队直到离开圣彼得堡之后的第七天清晨——也就是阿努什卡接种后的第十一天——才抵达莫斯科。迪姆斯代尔父子带着阿努什卡走下了颠簸的马车，在市中心附近的一座大房子里安顿了下来。第二天一早，太过着急的他们没有浪费任何时间，就立刻开始了工作，挨家挨户登门为贵族们接种。

凛冬已至，英国大使的家庭教师威廉·理查森生平头一回见到如此极端的严寒天气，他惊呆了。"冷啊！冷到家了……东北风刮个不停，从西伯利亚夹冰带雪呼啸而来……整个国家都变成了白雪荒原，河流被冻成了一整块巨大的水晶。"理查森发现，天气阴森时，"呼啸的暴风"会让人情绪低落，但天气放晴时，就会出现一种他在英国从未见过的冰雪奇观："在最冷、最晴朗的日子里，你能看到无数小冰镖在天空中飞舞四散。它们看上去约四分之一英寸长；粗细与头发丝相仿；它们金光闪烁，在晴朗的碧空中抖落光芒，极具美感。"[11]

严寒还提供了一个更实用的好处。路上的积雪被压实后，马车的车轮就可以更换成雪橇，这样行驶起来要比在英国冬季泥泞不堪的道路上容易得多。"雪橇行驶起来非常轻巧。俄国人用马拉雪橇，其速度之快令人震惊，即使在冰面上也是如此。这里的马体形很小，但灵活又漂亮，而且，总的来说，俄国人基本上全都是优秀的骑手。"

迪姆斯代尔父子俩带着阿努什卡乘着雪橇穿梭在莫斯科街头。短短几天之内，他们就用阿努什卡的脓液完成了 50 多例接种。托马斯对年龄较小的患者总是特别照顾，他起初担心病中的阿努什卡在莫斯科的冰天雪地中会吃不消，但俄国人御寒是有一套的，这让托马斯最终放下了心："我们的小患者被毛皮裹着；车内铺着熊皮，车门上也盖着熊皮；她的脚裹着两层毛皮。有了这些保暖措施，就没什么可担心的了。"[12] 随着身体逐渐康复，她的食欲也在增强，与平时相比更有营养的饮食甚至让她变得比从前更健康了。

第一批接种完成后，第二批接种者接踵而至。在将近两个月的时间里，托马斯父子俩无暇分心为接种医院选址，几乎一直穿梭于城市中登门为接种者们提供服务，莫斯科非常大，接种者的家之间动辄相距七八千米。闲下来时，父子俩会去观光。托马斯写道："我们在莫斯科度过了一段美好的时光，在这座城市到处逛逛，看了许多有趣的景点；莫斯科有很多这样的地方，值得旅行者关注。"[13] 但叶卡捷琳娜二世不会同意托马斯的看法。与现代、西化的圣彼得堡相比，混乱、肮脏、充斥着旧气息的旧都简直让她无法容忍。在她崇尚高效、勤勉的思想中，莫斯科是"养闲人的地方"。[14] 虽然她认可克里姆林宫无可比拟的象征力量，并在那里举行了加冕仪式来强化自己夺权脆弱的合法性，但是她特别讨厌当地人的迷信和宗教"狂热"。她在写给伏尔泰的信中称："莫斯科并不是一座城市，只是一群人聚在一起罢了。"[15]

莫斯科的人口规模大约是圣彼得堡的 2 倍，有 25 万人之多，在冬季，这个数字还会随着外省贵族从乡村搬回城中而进一步增长，这里确实无序而混乱，但远非落后的穷乡僻壤。[16] 和新都圣彼得堡的同仁们一样，莫斯科的精英阶层也对人痘接种持支持态度。莫斯科帝国大学为庆祝女皇康复举办了一场特别活动，该校医学系的解剖学和外科医学教授谢尔盖·齐巴林（Sergei Zybalin）在会上发表了题为《天花人痘接种相比自然感染的优越之处，用伦理和生理证据反驳错误观点》的演讲。[17]

　　人痘接种在莫斯科站稳了脚跟，每个接种者也都已完全康复。此时，托马斯准备返回圣彼得堡，却又一次遇到了意外。长达数月之久的压力、长途跋涉和恶劣天气下的艰苦工作让他患上了严重的胸膜炎——严重到足以危及他的生命。"胸膜炎导致的发热非常可怕，我病倒了"，他胸口剧痛，每次呼吸都要挣扎。[18] 幸好，负责为托马斯治疗的是俄国最好的医生之一：圣彼得堡医学院的创始人、军队医疗体系的负责人格奥尔格·冯阿施男爵（Baron Georg von Asch）。在给叶卡捷琳娜二世的报告中，托马斯不遗余力地赞扬了格奥尔格·冯阿施和他的同事、爱沙尼亚医生康拉德·冯达尔（Conrad von Dahl）："他们尽心尽力地为我忙前忙后，我对他们的医术和勤勉由衷感谢。"托马斯病重的消息传到了圣彼得堡，卡思卡特大使的妻子又把消息传给了他远在英国的家人。托马斯的妻子安闻讯非常难过，她在回信中写道：

> 　　要是上帝能让他安全地回到我身边，以后我无论如何也不会再同意跟他分别这么长时间了。虽然他在俄国功成名就，报酬也很丰厚，但长距离和长时间的离别造成的焦虑和恐惧不可避免，已经超出了我自认为能承受的范围。[19]

脱离了生命危险的托马斯虽然尚未痊愈，但已经可以离开莫斯科了。车队重新集结，只是这一次雪橇代替了车轮。不愿独自留在莫斯科的纳撒尼尔带着阿努什卡乘坐一辆马车，托马斯则单独乘坐一辆，这样空间可以宽敞一点，能放下他的床垫。为了尽可能地保暖，他的车门被封得严严实实，他可以盖着皮草平躺在疾速飞驰的马车里。白天，还能从车窗透进一些光，但到了晚上，小吊灯里的蜡烛由于驾驶员的急转弯而熄灭，托马斯就只能发着烧躺在完全的黑暗之中。路上的雪被压得很实，车队返程的速度比来时快得多，但 2 月的天气比 12 月时更加寒冷：莫斯科总督彼得·萨尔特科夫伯爵送给托马斯一瓶匈牙利酒作为补品，这瓶酒放在离医生只有约0.3 米的地方，已经被冻成了冰。[20] 出发后第四天，他们就抵达了圣彼得堡，所有人都松了一口气。

平安回到百万大街的公寓后，托马斯拿出纸笔，按照叶卡捷琳娜二世的要求，完成了关于她们母子二人接种全过程的病历记录，没有放过任何医疗细节。女皇告诉托马斯，她的目标是"把这些资料公布出去，这将有助于消除人们对人痘接种的偏见，推动她心中所想之事顺利发展"。[21] 在女皇的命令下，托马斯在报告中加入了自己关于天花对俄国人民造成的影响的分析，以及在整个帝国范围内推广人痘接种的计划蓝图。

托马斯警告说，治疗和预防措施的缺位"几乎跟这种疫病本身造成的影响一样普遍、一样致命"，然而这一点常被忽视。一方面是因为缺少可靠的统计数据，另一方面则是因为托马斯也缺少关于俄国——除了新旧两都之外——情况的个人经验，因此，他援引了英国的数据，按照詹姆斯·朱林曾用过的方法，分析了

1734—1767 年间的伦敦死亡统计簿。他把更为近期的数据汇编成图表，发现情况完全符合朱林 40 年前的结论。把死因难以统计的 2 岁以下婴儿排除后，伦敦所有的死亡人口中有八分之一是天花所致。自然感染的致死率几乎高达五分之一，这还是在伦敦——一座气候温和、老练医生充足的城市。托马斯总结道，在俄国，天花"更加致命"，致死率可能高达二分之一，这意味着俄国每年会有高达 200 万人因感染天花而丧命。他后来承认，这个估算数字受到了他主观的影响，夸大了严重的程度，但无论如何，天花的破坏力都是毁灭性的。根据 1807 年的一项统计，俄国的 3300 万人口中，一年内死于天花的人数为 44 万，占总人口的比例约为 1.3%。[22] 就算数字有失精确，医生的结论也已经很清楚了："我坚信，公众必须正视事实证据，充分认识到人痘接种是防止天花为祸人间的唯一手段。"[23]

对叶卡捷琳娜二世来说，数字夸张点也没关系，因为这有利于推广她的计划。除了把人民从死亡和痛苦中解救出来的人道主义愿望之外，她还和其他欧洲领袖一样，有经济上的考量：人口是国家财富的核心，必须确保人口安全，增加人口数量。托马斯写道："显然，国家的财富和实力在很大程度上取决于人民的数量。恐怕对俄国来说尤为如此。"[24] 作为一个地广人稀的帝国的女皇，叶卡捷琳娜二世完全同意这一论断。她在《上谕》中写道："对于人类的繁衍，再多的鼓励也不为过。"自掌权以来，她一直把改善公共卫生状况作为其社会改革的核心内容，此时，托马斯又把改革的进程向前推了一把。女皇雄心勃勃的计划已经展开：加强军队和全民医疗建设，扩大本国医生队伍规模，减少对外国医生的依赖，并在全帝国范围内建立实验室和药店。托马斯见证了皇家医学院出台措施，控制药品价格，以及要求内科医生和外科医生唯有通过考试才能获得执业资格。[25]

俄国的部分医生可能已经接触过人痘接种技术，因为该国的医疗精英中有很多都是在国外接受的教育，还有一些干脆就是外国人，他们和西欧的科学界联系很紧密。沃尔夫庄园医院的负责人舒伦纽斯博士此前在波罗的海沿岸较为发达的利沃尼亚地区实施人痘接种超过 20 年，除他之外，圣彼得堡也有一些提供小范围接种服务的医生。这时，女皇和大公亲自作出了表率，这种医疗技术终于在全国范围内得到了实现普及的推动力。

但托马斯能借鉴的只有他自己的经验。在他"匆忙勾勒出的草案中"，赫特福德绿树成荫的村庄成为对俄国穷人实施全面接种的范例。[26] 在小伯克姆斯特德教区，他曾用一天时间为所有愿意的居民完成了接种，同时注意避免感染那些不能或不愿接种的人，以及鼓励病程较轻的人帮着照顾那些出现较为严重症状的人，以便降低接种成本。他还以自己在班吉奥村的小型接种所的运营细节为例，建议俄国可以每 5 年在所有城镇和村庄重复一次这个过程，但一定要让有执业资格的专业人员来做，"因为文盲和无知的接种师造成的危害无法估量"。[27] 作为新式接种法的操作指南，托马斯一年前出版的《天花人痘接种的现有方式》被翻译成俄语，分发给医疗从业人员。

沃尔夫庄园成为这场接种推广运动的起点，这座由托马斯一手筹办的医院已正式成为由帝国政府出资运营的圣彼得堡天花医院。在常驻圣彼得堡的苏格兰医生马修·哈利迪（Matthew Halliday）

的监管下，来自各种背景的儿童在这里接受了接种，并接受护理直至痊愈。起初，还需要用金钱来说服家长把孩子送来，但正如威廉·图克牧师在 1799 年所写，接种大获成功，很快就让贿赂变得多余了。[28] 从 1783 年起，该院会在每年春季和秋季接收两波儿童入院，免费为其接种。保罗大公的大部分家人都是由哈利迪接种的。1791 年，仍然在任的哈利迪还在《圣彼得堡新闻》上刊登过广告：每晚 6—11 点，圣彼得堡天花医院会为天花患者提供免费治疗服务。[29]

在全国各大城市和各个省城，越来越多的接种医院以同样的模式被建立起来。治好了托马斯的胸膜炎的格奥尔格·冯阿施曾在伦敦天花医院学习过人痘接种技术，他于 1768 年在基辅建立了天花医院。托马斯在莫斯科的医院建成后，1771 年在伏尔加河河畔的喀山又建起一家医院，次年则在西伯利亚的伊尔库茨克建立了医院——5 年内，有 1558 万人在此接受了人痘接种。[30] 图克在 18 世纪末、19 世纪初写道："这些机构的数量大大增加，以至于我们无法列出完整的名单。"他认为医院数量的迅速增长离不开叶卡捷琳娜二世的支持。"18 世纪的俄国比欧洲大多数国家都有优势：在这里设立公共机构遇到的困难少，并且能得到更多来自当局的支持，普及更为迅速。"[31] 在农村和贵族领地上也建起了许多医院，贵族们有权力强迫农奴接受接种，就跟英国殖民地的那些种植园主一样，并不用征得接种者本人的同意。为了消除人们对人痘接种的偏见，印有彩色插图的宣传品（在俄语中被称为"lubki"）在俄国被广泛传播。[32]

尽管女皇拥有专制权力，而且支持推广人痘接种，但女皇并未强迫人们接受接种。和伦敦的情况类似，孤儿院的儿童要接受常规且有效的接种，叶卡捷琳娜二世在莫斯科建立的孤儿院 20 年间只出现 4 例接种死亡的案例。由于俄国医生数量短缺、人口分散，托马斯坚持的只有执业医师才有接种资格的主张在这里并不现实。一些社区接受了自主接种的指导。在较为发达的利沃尼亚，精力充沛的路德宗牧师约翰·艾森于 1769—1770 年在自己家中为 500 人进行了接种，然后，他又找来了园丁和教会义工帮忙。最终，他开办了一所接种培训学校，99 位农妇在此接受了培训，她们所学的方法只需要极少量的准备工作，然后采用在拇指和食指之间针刺的形式完成接种。艾森希望她们能把这种方法再传给自己的女儿。[33] 他的方法还包括用新鲜空气和冷水喷脸来缓解发热，这种技术被发表在了俄国第一个学术联合会自由经济协会（Free Economic

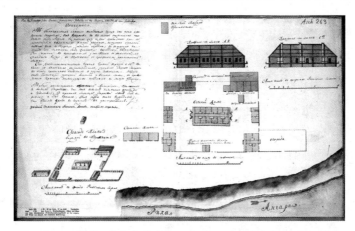

位于俄国西伯利亚伊尔库茨克（Irkutsk）以北、安加拉河（Angara）河畔的人痘接种医院，服务对象是当地的游牧民。安东·罗瑟夫（Anton Losev）作于 1790 年

Society）出版的一本书中。在圣彼得堡以东 4828 千米的西伯利亚，饱受天花疫情折磨的原住民部落的领袖们找到伊尔库茨克天花医院的外科主任席林（Schilling），让他教他们如何进行人痘接种，以便他们也能保护自己的人民。席林是一名德国军医，他自己也不知疲倦地为人们提供接种服务，在 30 年中完成了超过 1.8 万例接种，其中只有 237 人死亡。[34] 1791 年夏天，他走遍了贝加尔湖畔的天然牧场，为 620 名游牧的布里亚特人和驯鹿牧民进行了接种，并尽职尽责地向圣彼得堡医学院汇报了他的工作。[35]

叶卡捷琳娜二世统治期间最为严重的一次公共卫生灾难让她更加坚定了推动人痘接种实现全国普及的决心。1770 年，鼠疫通过繁忙的南方贸易路线传入莫斯科，其源头可能是从奥斯曼帝国进口的布匹。这座繁华的大都市陷入骚乱，造成了严重的后果，贵族们纷纷逃往自己在乡下的领地。瘟疫最终杀死了超过 10 万仍留在城中的人。莫斯科陷入食物短缺，经济已然瘫痪的困境，就连莫斯科主教也命丧暴徒之手，只因他为防止人群聚集造成疫情扩散而移走了一座圣像。

女皇对庞大的死亡人口数量感到震惊，但也意识到了公众失序对帝国产生的威胁。尽管她此前取得了俄土战争的胜利，但这次疫情冲击了她的医疗改革，也冲击了她的启蒙理想和俄国作为文明现代国家的形象宣传。在对外宣传中，女皇淡化了这场灾难的严重程度，但在国内一直密切关注着疫情的发展。格里戈里·奥尔洛夫被派往莫斯科主政，实施严格的新管制措施，授权当地官员开展强制隔离和消杀工作。1775 年，吸取了这次灾难教训的叶卡捷琳娜二世开始进行医疗改革，她要在全帝国范围内建立更多的公共卫生机构、更完善的医疗教育体系，招募更多的医生。每个城镇都要有至少一名内科医生和一名外科医生，并且要为他们配备助手和学员，越偏远的地方，医护工作者的待遇就越高。[36] 这场瘟疫发生在叶卡捷琳娜二世广为宣传的人痘接种后不久，这让一些医学观察家甚至开始考虑接种鼠疫。但鼠疫可以重复感染，所以接种鼠疫这种办法并不可取。不过，这种探索精神推动了流行病学研究的发展，流行病学日后成了俄国的一个优势学科。

由于统计资料缺失，很难准确说明在叶卡捷琳娜二世统治期间人痘接种的总体规模有多大。但是，圣彼得堡的路德宗德裔牧师约阿希姆·格罗特（Joachim Grot）孜孜不倦地收集了首都的天花数据，让我们得以一窥这种疾病在圣彼得堡的发展情况。[37] 格罗特每年都会在与英国街隔涅瓦河相望的瓦西里岛上为推广人痘接种布道宣讲。在他印刷的补充材料中，列有整个 18 世纪 70 年代的年度天花死亡率数据。他按照年龄、性别和月份对数据进行了分类，发现疫情大约每 4 年发生一次，在高峰期，每年会导致 500 多人死亡，约占总感染人数的八分之一。1 周岁以下的婴儿死亡人数最多，格罗特据此主张对新生儿进行接种。根据他的报告，原住民部落的死亡率远高于欧洲国家的平均水平，天花疫情以 10 年为周期消耗着他们的人口——这个时间间隔很难让出生率恢复到以往正常的水平。

对接种者来说，这种疗法的效果毋庸置疑。俄国国家科学院的沃尔夫冈·克拉夫特（Wolfgang Krafft）教授分析了圣彼得堡天花医院的接种数据，该院在 18 世纪 80 年代为 1570 名儿童完成了接种，死亡人数为 4 人。圣彼得堡儿童自然感染天花的死亡率是七分之一，是接种致死率（千分之三）的 48 倍。然而，尽管接种成功率如此之高，但是在女皇完成接种后的 10 年内，圣彼得堡只有少数儿童能有幸得到该机构的治疗和护理。格罗特发现，病人名单中绝大多数是贵族和军官的孩子，其次是被自家主人送来的工匠和农奴的孩子。[38]

叶卡捷琳娜二世打从一开始就明白，穷人们虽然不会公开表达不满，但比起那些富人，他们对人痘接种更为抵触。捐赠脓液者会丧生的迷信仍然很难消除。根据一些民间信仰，死于天花的人会在天堂得到一件"基督的长袍"。[39]卡思卡特大使在女皇康复期间写信给伦敦方面说："这些古板的俄国人十分讨厌人痘接种。帕宁先生也坦言，若非女皇和他本人态度坚决力排众议，这个问题可能会变得非常严重。"[40]正如托马斯所见，叶卡捷琳娜二世的榜样作用迅速影响了贵族阶层——这一趋势到他离开俄国之后仍在持续。1771 年 7 月，女皇去信赫特福德，向托马斯不无炫耀地说："在这里，人痘接种已经发展到了这样的程度：几乎所有贵族家庭都迫不及待地等着自家孩子长到适合接种的年龄，只要孩子年龄一到，对他们来说，就没有什么比赶紧完成接种更为迫切的事情了。"[41]叶卡捷琳娜二世一向不在口头上谦虚，不过她也不得不承认，要让俄国的穷人也愿意接受人痘接种，还有很长的路要走。尽管如此，她的话中还是透露出了强烈的民族自豪感：

　　就普通人而言，他们没有贵族那么热切；然而，可以寄希望于贵族的榜样作用帮他们克服厌恶和偏见。一些贵族正在为他们麾下农奴的孩子进行接种。我认为自己完全有资格这样说：从你来到俄国至今的这段时间里，没有哪个国家在人痘接种方面的进展比俄国快。

16年后，即1787年，女皇在写给基辅总督、小俄罗斯（Malorossiya，也就是现代的乌克兰地区）委员会主席、总督彼得·鲁缅采夫（Petr Rumiantsev）伯爵的信中表明，帝国内部仍有一些抵制人痘接种的声音，而女皇普及接种的决心仍如20年前一样坚定。她写道，鲁缅采夫最重要的职责之一是，"普及人痘接种，正如我们所知，天花会造成巨大的伤害，尤其是对普通人。接种应在各地普及，而且现在普及起来应该较为方便了，因为几乎所有地区都配备了医生或护士，而且成本也已降得很低"。[42] 她的指示如往常那样翔实且可行：她要求鲁缅采夫征用废弃的修道院作为接种隔离医院，并向工资过低的地方医生发放补贴，以推动他们执行接种计划。

1797年，也就是叶卡捷琳娜二世驾崩后的第二年，出生于里加的政治经济学家海因里希·施托希（Heinrich Storch）在报告中称，在俄国，"对人痘接种的偏见已经被完全消除了：人们全都相信这种疗法的有效性，以至于几乎没有父母不让孩子在年幼时接受接种来预防感染"。[43] 这种说法有点夸张，即使强如叶卡捷琳娜二世也无法在如此短的时间里消除对人痘接种根深蒂固的抵制情绪，[44] 但这反映出30年间人们的心态和医疗服务体系发生的巨大转变。在人们对人痘接种的接受度方面，俄国已经把欧洲大多数国家甩在了身后。在女皇的示范作用和坚定的推动下，这项创新医疗技术已经作为其医学和公共卫生改革的一部分在整个帝国传播开来。人们或许早已不记得那些辞藻华丽的纪念诗和场面壮观的寓言剧，但每年女皇接种纪念日来临，钟声仍然会响彻俄国大地。牛津大学的学者约翰·帕金森（John Parkinson）曾于1792年陪同一名富有的学生来到北方巡游，并参加了一个庆祝性的化装舞会。舞会上，人们玩着牌，跳着哥萨克舞，纵情畅饮柠檬水和甜杏仁糖浆，规模大约为2000人。[45]

保罗一世登基称帝后仍然延续着在全国范围内举行庆祝活动的传统。1800年，英国旅行家、矿物学家爱德华·丹尼尔·克拉克（Edward Daniel Clarke）参加了顿河哥萨克骑兵为保罗一世之子接种康复举行的庆祝活动。在庄严的宗教仪式结束后还举办了宴会，满桌都是鲟鱼汤、葡萄酒和用果汁调味的蜂蜜酒。[46]

在叶卡捷琳娜二世治下，人痘接种牢牢植根俄国文化之中，再加上不断扩大的医疗网络的助推，人痘接种挽救了成千上万条生命。这也为俄国之后迅速采用一个更为有效的新武器抗击天花铺平了道路。这个新武器就是牛痘接种。

在百万大街的公寓内，完成报告的托马斯放下了手中的笔。莫斯科之行和胸膜炎耗尽了他的精力，此时的他心急如焚，只想回家。时值1769年2月，距他离开家已经过了7个月，他已经完成了自己此行的工作——至少他是这么认为的。他写道："我已经完成了我的工作，并向女皇陛下请命允许我回国，她向我保证，我的时间我自己说了算。"[47]

当冬宫上下全都在欢庆位于河畔、为非正式娱乐活动而建的冬宫延伸建筑小艾尔米塔什落成时，托马斯做好了离开的准备。他向大家道别，并拿到了精致华丽的贵族分封特许状（patent of nobility）的副本——这是从法律上确认他男爵身份的证明文件。

这份文件的每一页都闪耀着金箔的光芒，写满了精心的赞美之词：
"托马斯·迪姆斯代尔，英国绅士和医学博士，他的人性、美德和
对全人类利益的可嘉关注促使他从早年间就开始把自己的思考和技
能用于改进和完善天花人痘接种，这是唯一合乎理性的、能保护人
类免受此种致命疫病损害的技术。"在文件中也出现了熟悉的神话
隐喻，托马斯被称赞道不仅挽救了女皇和保罗大公，还扭转了整个
国家的怀疑态度："他以此消除了朕忠诚的臣民对朕本人和朕的儿
子——皇位继承人健康状况的焦虑和恐惧，他同时也消除了那可怕
的、如九头蛇一般的偏见和对疾病本身的忧虑。"这份文件被装订
成册，包在闪光的、由金银线编织的封皮中，并附有一枚挂着亮片
流苏的金印。

　　作为最后的纪念，托马斯的形象出现在一幅雕刻作品中，他穿
着领子宽大、坠有许多流苏的宽松大衣，右臂压着两本书，食指指
向一叠笔记，神情严肃地凝视着画面外的观众。

　　托马斯和纳撒尼尔的所有赏赐和行李都被打包好装上了雪橇马
车，一名军官将护送他们迅速离开，直至离开俄国领土。父子俩向
宫里的各位作了最后的道别，上车坐好，铺开保暖用的皮草。然而，
当拉车的马匹在白雪皑皑的百万大街上踏出第一枚蹄印时，意外却
发生了，就像他们长途跋涉的旅途中经常会发生的那样。一位贵族
匆匆拦下马车，传来了宫里的消息：女皇身体不适，要求立刻见到
托马斯。托马斯记录道："她出现了疑似胸膜炎的各种症状，这让
我非常担心。她对我说很抱歉耽误了我的行程，但真的希望得到我
的帮助。我诚惶诚恐。"[48]托马斯毫不犹豫地推迟了回国计划，搬
进冬宫，再一次开始了照顾叶卡捷琳娜二世的工作。

女皇在接种人痘期间出现的症状虽然没有危险，但是符合托马斯的预期，这让人心安。但这一次，她的肺部和周围组织出现了炎症，病情属实不容乐观。在她的病榻前，外国医生们针对治疗方案产生了分歧。托马斯记录道："她的症状加重，脉搏也发生了变化，我认为必须放血。女皇同意了，命令深受她信任的外科医生鲁斯兰（Rousselin）先生为她放 8 盎司血。"但鲁斯兰表示拒绝。根据传统的体液医学理论，放血这种在 18 世纪中期治疗发热的标准疗法会阻碍人体排汗，而这不利于女皇排出毒素——鲁斯兰认为正是这些毒素让女皇病倒了。托马斯坚决不同意鲁斯兰的想法，干脆亲自上手。"我认为，恰恰相反，必须立刻放血，且女皇倾向于放血，放血之后她的症状立刻就得到了缓解。"[49] 托马斯再次感受到了"最大程度的焦虑"，而叶卡捷琳娜二世又一次把自己的生命交到了他手上。此后 3 周，他一直守在她身旁，看着她病情慢慢好转。他坚持让女皇暂时放下艰巨的日常工作，安心养病。但这也无法阻止叶卡捷琳娜二世写信给比尔克夫人，她在信中说明了托马斯的医嘱，还解释说高烧"让我在床上躺了整整 6 天。对我这个喜欢活动、极度讨厌卧床的人来说，这简直是折磨"。[50]

终于，在 3 月中旬，危机解除，迪姆斯代尔父子又能启程回家了。在女皇眼里，托马斯又一次证明了自己：他不仅是个经验丰富的接种师，还是个在危机情况下能作出挽救生命决定的临床医生。这位英国医生不仅赢得了她的尊重，还打动了她的心。卡思卡特伯爵在写给英国驻普鲁士大使安德鲁·米切尔（Andrew Mitchell）爵士的信中写道：

没有任何人曾在如此危险的任务中取得如此彻底的成功。他人走了，但把美名留在了这里，女皇对此感触颇深：她对我们提起他时，语气中不仅有敬意，还有满满的温情。他们离别之时，女皇曾潸然泪下。[51]

在托马斯和纳撒尼尔最终离开之前，叶卡捷琳娜二世给了他们最后一份离别赠礼。父子俩上车后，女皇的御驾停在了旁边。女皇觉得托马斯看上去很冷，就把自己的西伯利亚黑貂皮手套给他扔了过去——黑貂皮是全世界最受欢迎、最昂贵的皮草。[52] 这份用俏皮的方式送出的奢侈厚礼非常实用，堪称完美的礼物。托马斯父子二人带着这副手套和其他俄国顶级的奢侈品离开了圣彼得堡，向西横穿欧洲大陆朝英国前进。

道路上仍覆盖着厚实的积雪，雪橇马车跑得飞快，迪姆斯代尔父子很快就抵达里加，这是在返回英国的旅途中途经的最后一座俄国城市。随行的军官护送他们通过了边境，确保他们免于接受通常情况下针对离境外国人的行李检查。中途，出生于爱尔兰的年轻商人斯特拉特福德·坎宁（Stratford Canning）加入了他们的队伍，坎宁在写给住在都柏林的父亲的信中记录下了他们旅行的路线。[53] 一行人途经库尔兰公国首都米陶（Mitau）①，然后横穿波兰的一角进入普鲁士境内，在港口小城梅默尔（Memel）② 短暂停留。随后，他们沿着琥珀色的库尔斯潟湖（Curonian Lagoon）和波罗的海之

---

① 现为拉脱维亚中部城市叶尔加瓦。——编者注
② 立陶宛西部城市克莱佩达的旧称。——编者注

间的沙丘地带前进，来到了柯尼斯堡（Königsberg）[①]。坎宁留下来做生意，迪姆斯代尔父子则继续前往但泽，并在那里待到了 4 月11 日，又继续前往柏林。在柏林，他们实在无法拒绝当地英国外交官的款待，于是不得不中断旅途，对他们讲起了在俄国的经历。[54]米切尔向卡思卡特报告说："迪姆斯代尔男爵思乡心切，我费了好大的劲才说服他在这里停留两日。"[55]

托马斯的名声早已传到普鲁士。曾经责备叶卡捷琳娜二世冒险接种人痘的弗里德里希二世召见了他。托马斯和翻译一起乘车前往位于波茨坦的无忧宫（Sanssouci Palace），在那里等了两个小时才见到这位普鲁士国王。当弗里德里希二世终于结束骑马活动回来时，他就在自己寝宫的门口接见了托马斯。国王用法语说道："先生，我想就是你在圣彼得堡为女皇和大公接种了人痘吧。"托马斯非常礼貌地表示正是在下，结果，弗里德里希二世哼了一声，"那我在此表示祝贺，并祝你旅途愉快"，然后就转身走进了房间。这种粗暴的接待方式与托马斯在圣彼得堡时受到的接待大相径庭，这位新晋男爵已经相当习惯于溢美之词，这让他大受冲击。他在前往马格德堡（Magdeburg）的路上写信给米切尔说："似乎英国人在此并不是很受欢迎，因为总的来说，国王陛下说话的方式远没有那么亲切。"[56]米切尔认为并非如此：普鲁士国王的冷眼相待是做给俄国女皇看的，女皇仍在试图劝他加入反法的北方联盟。托马斯纵有再高的声望，也不过是欧洲君主权力竞逐中的一枚棋子罢了。

后面的旅途没有一刻耽搁。父子俩从阿姆斯特丹乘邮船抵达

---

① 加里宁格勒的旧称。——编者注

哈里奇，于 4 月底回到了位于波特希尔庄园的家中，此时距他们离家已经过去了 9 个月。圣彼得堡的雪已经远在天边，在赫特福德的灌木丛中，黑刺李的花期马上就要结束，五月花即将盛开。托马斯终于跟他日思夜想的家人们团聚了：他的妻子和留在家中的6 个孩子都在等着听父亲和哥哥讲述他们在俄国的故事。

在他离开圣彼得堡之前所作的报告中，托马斯把他对女皇和他所遇到的俄国人的看法全都记了下来。他对叶卡捷琳娜二世的赞美仍像他在抵达俄国后不久写给亨利·尼科尔斯的第一封信中那样不遗余力。托马斯着重强调了女皇勤勉的工作态度、节制的饮食习惯和强大的语言天赋，他总结道："她有着与生俱来的魅力，除此之外，她还有着最高程度的礼貌、善良和仁慈。她在所有场合都展现出敏锐的判断力，让人由衷佩服……在和平时期，她为鼓励人文学科发展和促进臣民福祉倾注了全部的才华。"[57] 托马斯虽然不是站在客观中立的立场上这么说的：叶卡捷琳娜二世在人痘接种这件事上和他同心同德，对他的能力给予了极大的信任，还无上慷慨地赐予他丰厚的赏赐。但是，正如他在学术作品中展现出来的那样，在通常情况下，他是个低调、谦逊和敏锐的评论员，不喜欢过度夸张。他是基于自己的切身感受，由衷地崇敬女皇。

在描述俄国贵族时，托马斯似乎刻意避免被扣上偏见和无知的帽子，小心翼翼地为自己的主观见解划定适用范围。他明白，自己所说的与一般英国人对俄国人的看法相悖——在英国，俄国一直被大多数人视作一片粗野的、到处流淌着伏特加的"化外之地"，但是，他目睹的俄国并非如此，他用医学案例研究一般的翔实笔触诚实地记录了自己的见闻：

人人都会对其他国家以及外国人的礼节和习俗产生偏见。因此，在那些会对我前文所述的女皇和大公的高贵人格感到意外的英国人眼中，俄国的贵族和百姓甚至还保留着野蛮时代的痕迹。

我对自己到来之前俄国是何状况并不清楚，我只说1768—1769年自己在俄国见到的事情。在这一时期，由于我的工作性质和贵族们的盛情邀请，我得到了与他们和他们的家人熟识的机会，相比起普通社交场合上肤浅的、例行公事的交流，这让我能获得关于他们的更加准确的认识。我绝对可以证明，这些身居高位的俄国人彬彬有礼，高尚而可敬，并且——虽然有点难以置信——对饮用烈性酒可谓极其节制。[58]

托马斯接触到的人大多来自俄国社会顶层的圈子，但他也十分想要分享自己关于俄国穷人的见闻，以纠正误解。

可以想象，我与下层人民的交往并不频繁，然而，据我观察，他们似乎非常乐于助人，我有好几次在独自散步时的经历能证明这一点：我找不到路时，只能用手势向人问路，但我发现，穷人们都非常聪明，也非常乐于帮助我解决困难。[59]

托马斯在俄国生活了7个月，其中大部分时间都在宫中度过，这让他有了不可多得的机会，可以去了解这个常常有人议论却鲜少有人真正理解的国家。通过观察，他尽可能准确地记录下了这个国家，最后，出于本能，他决定把这些记录公之于众。与此同时，在俄国这段经历也改变了他这个人，让他见识到了一片崭新的天地，即便他已经如释重负地回到了熟悉和温馨的家中，他的心也与圣彼得堡和俄国的一切紧紧相连，这种联结将贯穿他的余生。

1769 年 7 月，迪姆斯代尔父子曾经的旅伴斯特拉特福德·坎宁来到伦敦。坎宁在这里见到了托马斯，托马斯盛情邀请坎宁前去赫特福德拜访他的家人。此时距托马斯收到前往圣彼得堡的邀约已经过了整整一年，坎宁在写给父亲的信中总结了这位医生此时此刻的心情："虽然待在国内十分安逸，但他想起在俄国时的生活总是非常开心。"[60]

如今，跻身贵族行列、坐拥万贯家财的托马斯可以选择退休，好好享受他的财富和新社会地位了。但是，他接受的贵格会教育和医学培训不允许他这样做：天花尚未消失，穷人仍在受苦，他还有未竟的事业等待完成。新的挑战就在前方。

第九章

名人

其实，我是人痘接种的倡导者。

——托马斯·迪姆斯代尔 [1]

1769 年 12 月一个寒冷的早晨，约翰·福瑟吉尔博士位于伦敦布卢姆斯伯里哈普尔街的豪宅迎来了两位访客。其中一位是贵格会成员塞缪尔·高尔顿（Samuel Galton），他来自伯明翰，是一位富有的枪械制造商。[2] 另一位从位于红狮广场的家中步行至此，他耸了耸肩，正脱下外套，此人正是福瑟吉尔的老友、俄国男爵托马斯·迪姆斯代尔。

福瑟吉尔 17 岁的侄女贝蒂·福瑟吉尔（Betty Fothergill）刚好也在，她从沃灵顿来伦敦过冬。贝蒂激动地发现，这个和她坐在同一张桌子上吃早餐的人竟是那位为俄国女皇接种人痘的名医。她在日记中写道：

能与一位于数月前刚在世界范围内引起巨大反响的名人坐在一起，我非常高兴，也有点受宠若惊，听说他得到了许多奖赏，那是欧洲最伟大的君主之一对他青睐的标志，也是他们友情的见证。对我来说，能听他用唠家常的方式讲述关于亲王、伯爵和男爵们的事情，是件新鲜事。[3]

在女皇本人的宣传攻势和知名启蒙思想家伏尔泰的赞誉之下，叶卡捷琳娜二世接种人痘的消息在欧洲妇孺皆知，新晋的迪姆斯代尔男爵发现自己也跟着成了家喻户晓的人物。他在两年前发表的《天花人痘接种的现有方式》如今一书难求，这部著作早已为他赢得了学术声誉。他在各种场合都会使用新得到的贵族头衔，以确保人们不会忘记他与俄国的联系。他向英国皇家学会交付 52 先令的年度会费时签署的票据，就是用的"迪姆斯代尔男爵"的名义——此前不久，确切地说，1769 年 5 月 11 日，托马斯刚从圣彼得堡回到英国不久就当选了英国皇家学会会员，福瑟吉尔这位资深贵格会教友是他的 3 位提名者之一。40 年前，正是英国皇家学会这个杰出机构在评估和接纳人痘接种一事上发挥了核心作用。[4]

托马斯的俄国贵族身份还为他新开设的银行增添了一抹高端色彩。他原本就是迪姆斯代尔、阿彻与拜德尔银行（Dimsdale, Archer & Byde）的合伙人，但他于 1774 年撤股，重新成立了斯特普尔斯、巴伦·迪姆斯代尔、绍思联合银行（Staples, Baron Dimsdale, Son & Co.）。[5]

银行业从未赢得托马斯的青睐。虽然这个家族企业在他子孙后代手里还将存续一个多世纪，但他自己仅在两年后就选择从经营一线退休了。行医和贵格会成员刻进骨子里的对社会改革的追求仍是托马斯生活的两大支柱。托马斯从俄国获得了巨额的财富，不过他还是很快就回到了赫特福德的接种所继续工作，并继续在各个村庄开展全民接种工作，这也是他曾极力向女皇推荐的。他的个人经验，以及他从远至利兹和切斯特的接种师同僚们那里收集到的报告，为他的新论文提供了素材。这一次，论文的重点不再是如何安全地接种，而是如何在不引发致命感染的情况下使接种覆盖更多穷人。

他仍和去俄国之前一样，一边通过给富人提供服务挣钱，一边关心着最为贫穷的接种者。贵族们都想得到这位俄国女皇御医的护理，这让托马斯的贵族客人越来越多。即便是人脉深广的波特兰公爵夫人多萝西·本廷克（Dorothy Bentinck）也无法让繁忙的托马斯抽出时间来为她的 3 名子女接种人痘。她给丈夫第三任波特兰公爵、后来的英国首相威廉写信说："昨天上午我见了迪姆斯代尔男爵，他认为现在是给我们的孩子们接种人痘的好时机，但他在伦敦的接种者排得很满，即使他想回赫特福德，也无法抽身，因此，他建议我让孩子们直接接受接种。事实就是如此。"[6]

托马斯已经成了名人，但他并未忘记自己为何能拥有如今的声誉。正如他的旅伴坎宁观察到的那样，他回忆起在俄国的时光总是发自内心的开心。回到赫特福德后，他一直与叶卡捷琳娜二世、保罗大公和在俄国结识的其他人保持着密切的联系，这种联系一直持续到他生命的尽头。

托马斯在俄国期间同年幼丧父的大公建立了亲密的关系，他们一同用餐，交流健康问题。两个人都不想与对方断了联系。在回国后的几个月里，托马斯给保罗写了两封信，并送给他一群猎犬——崇尚英国文化的俄国人非常喜欢这种狗，以及一座喷泉。对十几岁的男孩子来说，喷泉这种礼物实在有些奇怪，但保罗还是对两份礼物都表达了万分感谢："猎犬和喷泉都给我带来了极大的乐趣，我向你表示感谢。"[7] 保罗和他母亲略显疏远，不过他对这位花了很多时间陪伴他的医生感到非常亲切："能收到你的两封信我很满足，因为它们来自一个我十分尊敬的人，我生命安全得以维系的一部分功劳要归功于你。请你相信，我只是找不到合适的言语来表达我的感激之情，但我的内心的确满是感谢。"

他告诉托马斯，人痘接种的作用不仅仅是保护他不得天花，它还"完全改变了"他的体质："我胃口变好了，睡眠质量提升了，没那么容易感到累了，而且，最重要的是，我不再小病不断了。"

6年后，保罗欣然同意托马斯在新撰写的论文中发表关于他接种过程的细节。多年过去，保罗仍然由衷地感激着托马斯："十分确定的是，我能在接种后顺利康复，这一点证明了您医术的高超和方法的有效性。我恳请您相信，我从未停止对您的感激，我将永远记得您对我的付出。"[8] 他还兴奋地与托马斯分享了更多的好消息：他的妻子娜塔莉亚·阿列克谢耶芙娜（Natalia Alexeyevna）大公夫人即将生下他们的第一个孩子。但不幸的是，几周之后，母子二人都死于分娩。

出于对妻子哺乳期间风险的担忧，奥尔洛夫兄弟五人中最小的弟弟、俄国皇家科学院主席弗拉基米尔·奥尔洛夫伯爵给托马斯去了一封信，信中言辞极为恳切。伯爵说自己的妻子努力尝试用母乳喂养孩子，但没能成功。两周后，她患上了严重的乳腺炎，开始发烧，乳房也出现脓肿。在克鲁斯医生——拒绝参与大公接种一事的御医之一——的建议下，她的乳房被切开，以释放感染物、缓解疼痛。奥尔洛夫写道："我向您坦言，我一直感到非常不安，我简直不知道如何跟您形容她有多么痛苦。"[9] 奥尔洛夫和托马斯在皇村共处过一段时间，他对这位英国医生的信任要远超那些冬宫的御医。他请求托马斯告诉他，"在英国，明白事理的人是如何养出强健的孩子的"：

> 敬请赐教一些关于母乳喂养的注意事项以预防可能发生的意外，如此，那可帮了我的大忙，我多希望我们从一开始就能听到、使用您的建议啊。也请您告诉我，我妻子经过这一次之后，还能不能再亲自喂养孩子了……我出于对您个人的信任，才鼓起勇气向您提出这些要求。

托马斯后面一直都远程担任着奥尔洛夫家的儿童健康专家。随着奥尔洛夫的家庭逐渐壮大，托马斯为他们提供了医疗食谱，并就孩子接受人痘接种的最佳年龄和时节提出建议。奥尔洛夫承诺："先生，接种成功后，我一定尽早让您知道。"[10] 这位年轻的父亲保证："我们满心都是对您的思念，这一切都是您对我们的恩情。"[11]

弗拉基米尔·奥尔洛夫还给托马斯寄去了一些论文的副本，这些论文是托马斯在圣彼得堡时应叶卡捷琳娜二世的要求所写，全部是与人痘接种有关的。叶卡捷琳娜二世已经把这些论文用俄语出版了，但当时还没有英文版本。托马斯写信给女皇——用的是经过字雕句琢的法语——祝贺她取得了对土耳其人战争的决定性胜利（但也表示希望她现在"能赐予他们和平"），并请求女皇准允他把这些论文翻译成英文出版，献给"我最伟大、最慷慨的赞助人，本世纪最杰出的人物——女皇陛下"。[12] 没过几周，一封盖有女皇印信的手书寄到了赫特福德，文末是"叶卡捷琳娜"

本人自信的签名。叶卡捷琳娜二世在信中说，在俄国，人痘接种的影响力正在不断扩大，并在贵族圈子中站稳了脚跟，她还表示这离不开医生的功劳："我永远不会忘记你对我的照料，以及你在我和保罗接种后那段时间里经历的焦虑。幸好上天恩赐，我们三个都挺了过来。"[13] 她鼓励托马斯把这个故事讲出去："我了解你的正直和你对真实性的热爱，我相信这本你想出版并献给我的书会是一本好书……我毫不怀疑你的观察会有助于公共福祉，因此，我鼓励你把它们写下来并发表出去。"

叶卡捷琳娜二世一边处理战争事务，一边忙于推行国内改革，她又成了曾经那个工作狂，并不总是有时间亲自给托马斯回信，有时切尔卡索夫男爵会帮她代笔。托马斯刚回到英国时曾给女皇送去一份礼物：一只名为托马斯·安德森爵士（Sir Thomas Anderson）的意大利灰猎犬。这只狗体型小巧，表情丰富，惹人怜爱，而且十分喜欢和人互动，立刻就得到了女皇的青睐，成了她形影不离的伙伴。感谢托马斯送来安德森爵士的那封信就是切尔卡索夫替女王写的。1776 年，托马斯送去了名为安德森夫人（Lady Anderson）的第二只灰猎犬。这两只狗组成家庭，一共繁殖了 115 个后代，其中就包括女皇最喜欢的泽米拉（Zemira），它生性顽皮，天天睡在女皇床边，还会在她的信件上留下泥爪印。在弗拉基米尔·博罗维科夫斯基（Vladmir Borovikovsky）于 1794 年为女皇画的一幅肖像画中，她漫步在皇村的园林里，在她脚边，泽米拉急切地望向它的主人，希望得到她的关注——尽管这只小小的灰猎犬在 9 年前就已经死了。[14]

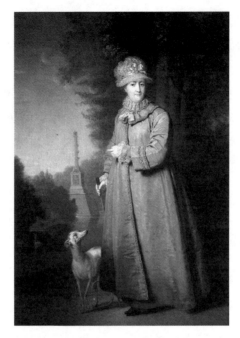

叶卡捷琳娜二世在皇村，弗拉基米尔·博罗维科夫斯基作于 1794 年。她脚边的意大利灰猎犬就是泽米拉，它是托马斯·迪姆斯代尔送给女皇的那两只狗的后代

　　爱犬的忠诚配得上叶卡捷琳娜二世对它的喜爱。在日常与人打交道时——尤其是在战争期间——她一直八面玲珑，不会感情用事。当她听说托马斯得了肾结石后，便通过宫中的苏格兰医生约翰·罗杰森（John Rogerson）博士向他致以慰问。罗杰森把宫廷八卦和西伯利亚松子作为礼物送给了这位好友，[15] 并转达了女皇的嘱托："托马斯要是得知我们的成功，听说我酣畅淋漓地暴打了土耳其人一顿，肯定会非常高兴，想必这将有助于他康复。"[16]

对于死于天花的法国国王路易十五，女皇就没那么同情了。尽管伏尔泰等知识分子一直大力倡导人痘接种，但包括王室在内的大多数法国人仍旧抵制这种做法。在《百科全书》中，狄德罗称人痘接种是"医学史上迄今为止在保护生命方面最神奇的发现"，而书中关于"接种"的文章则预言，尽管人痘接种处在迷信和理性的撕扯之中，但最终一定会被法国人接受："我们不能自甘堕落到对人类理性感到绝望的地步，它是缓缓进步的：无知、迷信、偏见、狂热和对公共利益的忽视会拖慢它的步伐，我们每向前一步都要与它们对抗。但是，经过漫长的斗争，我们终将迎来胜利。"[17]

法国的人痘接种支持者们也为身先士卒的叶卡捷琳娜二世而欢呼雀跃。1773 年，天主教神父阿贝·罗曼（Abbé Roman）把英雄诗《接种》（*L'Inoculation*）献给了这位"令全欧洲都钦佩她的勇气"的女皇，并把她描述得比哈布斯堡王朝的玛丽亚·特蕾西亚女皇还要勇敢，因为叶卡捷琳娜二世亲自接受了接种。诗人向他心思敏感的读者们保证，他在全诗中都未使用刺眼的"天花"一词。诗里奉承道：

> 你和她（玛丽亚·特蕾西亚）同样敏锐，却更有勇气
> 你在自己身上做了这件事，又将它重复
> 在你儿子身上，他是你广袤国土的唯一希望
> 在这份珍贵礼物的加持下，你稳坐皇位
> 你救下的无数生灵
> 和你幸福的子民
> 将把寿命、自由、艺术与法律
> 全都归功于你[18]

64 岁的法国国王终于为拒绝接种人痘而付出了生命的代价。1774 年 4 月下旬，路易十五开始头痛发热，后续发展出极为严重的天花症状。他的身体恶臭，面部肿胀发黑，像戴着铜面具。手足无措的御医们为他放了 4 盆血，但病情丝毫未得到缓解，于事无补。5 月 19 日凌晨，路易十五在凡尔赛宫驾崩了。[19] 他是 18 世纪第五位死于天花的欧洲君主。[20] 他腐烂的尸体被匆匆装入铅制的双层棺材，以香料、醋、石灰和酒覆裹，然后运到圣但尼（St Denis）圣殿的地下墓室。

法国宫廷中共有 50 人在这波疫情中先后感染，其中 10 人殒命。老国王的孙子、新任法国国王路易十六即位后的前 9 天是在隔离中度过的。从 6 月 18 日起，他又开始隔离——这一次，他和他的两个弟弟都顺利接种了人痘。

叶卡捷琳娜二世的回应未留情面。她对百科全书学派的弗里德里希·格林直言："一位生活在 18 世纪的法国君主竟能死于天花，这真丢人。"她还说自己已经建议新任法国君主效仿她，找托马斯来为他接种。[21] 她借着这个机会，又表达了一番自己对医生群体的蔑视："这些骗子干的坏事总是比好事多：看看路易十五吧！他身边围着 10 个医生，却还是死了。不过我觉得本来也用不上 10 个医生，要把人搞死，一个医生就够。"

在隔海相望的对岸，英国国王仍然遵循着家族传统，对天花接种予以信任。与叶卡捷琳娜二世不同，乔治三世并未推动人痘接种的大范围普及，但他和夏洛特王后让自己的一大家子都接受了接种。1774 年 7 月，也就是路易十五去世几个星期后，乔治三世突然要求进行一次公开接种，但这次的对象并非王室成员。当时情况非常特殊，而他钦点的接种师是当时刚刚"在世界范围内引起了轰动"的那位医生：托马斯·迪姆斯代尔。

这位备受瞩目的接种者于 7 月 14 日乘"皇家探险"号（HMS Adventure）抵达英国，这艘船曾跟随詹姆斯·库克船长（Captain James Cook）和"皇家决心"号（HMS Resolution）进行他的第二次太平洋探险。船上的同伴昵称这位接种者为杰克，但他的本名是欧迈（Omai），也可以叫他迈。[22] 他大约 22 岁，出生于波利尼西亚的赖阿特阿岛（Raiatea），但他在父亲遭人杀害、家中土地被夺走之后，逃到了附近的塔希提岛（Tahiti），并在那里遇到了探险队。据说，这位年轻人希望加入船队，学习他们的技能——也可能是想学会用枪，以报杀父之仇。库克和"皇家探险"号的船长托拜厄斯·弗诺（Tobias Furneaux）同意了欧迈的请求，让他同他们一道返回英国。

这一英国探险队的任务是发现和占领南方海域上的岛屿和资源，对他们来说，说着陌生的语言、有一头飘逸的黑发、身上满是文身的欧迈，就像是一个活标本，也在他们此行收获的广博动植物收藏品之列。他们的探险活动由占领领土的野心和对科学的好奇心所驱动，同时也由寻找人类文明起源的遗存的欲望所驱动——那里的民族尚未受欧洲之进步和基督教信仰的"感化"。探险家们带着固有的文化优越感，认为自己天然地拥有统治世界的权力，但他们——以及那些在欧洲国内阅读和阐释他们带回来的报告的人——也会在矛盾的认知中挣扎。在他们眼中，原住民是原始的"野蛮人"，对文明社会的辉煌成就一无所知；但同时又是像未受玷污的世外桃源中的人般的存在，他们贴近自然，没有现代社会的那些复杂而可疑

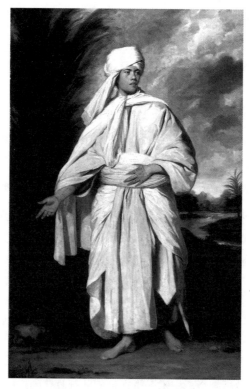

来自太平洋岛屿地区的欧迈，在乔治三世的要求下，托马斯·迪姆斯代尔为他接种了人痘。肖像画家乔舒亚·雷诺兹（Joshua Reynolds）作于约 1776 年

的价值观。来自日内瓦的政治哲学家让–雅克·卢梭（Jean-Jacques Rousseau）认为，自然状态下的个体拥有和平与平等的价值观，而文明则让人受到非自然欲望的奴役。这种未受文明腐蚀的理想化文学形象，是"高贵的野蛮人"（noble savage），他们所拥有的"自然的"、未遭破坏的自由，常被批评人士用来讽刺西方的礼俗和恶习。[23]

　　从欧迈和在他之前的 3 名从塔希提岛登上欧洲探险家船只的南太平洋岛民身上，西方观察家们看到"高贵的野蛮人"从神话中走入了现实世界。1769 年，法国探险家路易·安托万·德布干维尔（Louis Antoine de Bougainville）把塔希提一位酋长的弟弟、30 岁的奥托鲁（Aoutourou）带到了巴黎，但此人未能学会法语，当地知识精英很快就对他失去了兴趣。一年后，奥托鲁被遣返，结果中途因天花死在了留尼汪（Réunion）。自然学家约瑟夫·班克斯曾跟随库克船长的"皇家奋进"号（HMS Endeavour）进行第一次太平洋远征，[24] 他说服原本并不情愿的船长允许他把两名原住民带回了英国。其中一人是图皮亚（Tupia），他是赖阿特阿岛上的一名牧师，和欧迈一起逃到了塔希提，另一人是图皮亚的男仆塔耶托（Tayeto）。[25] 班克斯是这样评价图皮亚的："我不知道为什么不能出于好奇一直把他养在身边。我有些邻居还会养老虎和狮子呢，相比起来，养他的花销要少得多。"[26] 1769 年 6 月，离开了塔希提的英国探险队在荷属东印度群岛的巴达维亚（Batavia）①抛锚休整。这个港口因频繁暴发热带疾病而恶名在外。这次停泊的结果是致命的：图皮亚和塔耶托在几天内相继病死了。

　　"皇家探险"号在朴次茅斯（Portsmouth）靠岸，欧迈成了第一个安全踏上英国领土的太平洋群岛原住民。他很快就在英国出了名。班克斯曾要求弗诺船长再给他找一个塔希提人供观察之用。班克斯赶紧把欧迈安排到了自己在伦敦新伯灵顿街的家中。欧迈对此前见过的班克斯记忆犹新，他同样记得瑞典植物学家丹尼尔·索兰

----

　　①　今印度尼西亚首都雅加达。——编者注

德博士（Dr Daniel Solander），他们都参与过"皇家奋进"号的远征。3 天后的 7 月 17 日，在两名科学家的带领下，欧迈前往基尤皇家植物园觐见英国国王和王后。

英国报纸对这位来自新世界的访客给予了高度关注，并添油加醋地报道了这次会面。据称，欧迈身穿栗色天鹅绒大衣、灰色缎面过膝马裤和白色丝绸马甲，这套时髦的欧式着装是他抵达伦敦后迅速为他准备好的。欧迈优雅地低头鞠躬，并用他那不太流利的英语紧张地问候了英国国王——他没能说对乔治三世的名字："托什（Tosh）国王陛下好！"国王也害羞而窘迫，他向客人赠送了一把礼仪佩剑，给了他一笔逗留期间使用的津贴（由班克斯负责管理），还承诺在他访问结束后就送他回家。最后，国王下令：立刻带欧迈去赫特福德，找迪姆斯代尔男爵给他接种人痘。

乔治三世十分清楚天花的风险和人痘接种的益处，他有充分的理由为这位年轻人寻求保护。1772 年 12 月，自然学家和探险家乔治·卡特赖特（George Cartwright）从拉布拉多（Labrador）带了 5 名因纽特人回英国，来到宫廷。这五人中有两对夫妇，其中一对带着他们的小女儿伊秋娜（Ickeuna）。班克斯、索兰德和其他好奇的观察家常常来找他们，此外，他们还被付费展示给好奇的群众。后来，当他们准备从朴次茅斯起航返乡时，悲剧发生了：5 个人都染上了天花。经过努力的治疗之后，只有一人活了下来。[27] 那个叫伊秋娜的小女孩的尸体被鹿皮包裹着，和她的珠宝与海豹皮衣服一起被葬在了朴次茅斯湾的海岸上。[28]

欧迈和其他原住民一样，对西方社会中流行的疾病没有任何免疫力，他面临的风险是显而易见的。与英国国王会面后的第二天，

班克斯、索兰德和会说塔希提语的探险队队医托马斯·安德鲁斯
（Thomas Andrews）把欧迈带到了迪姆斯代尔家的波特希尔庄园。

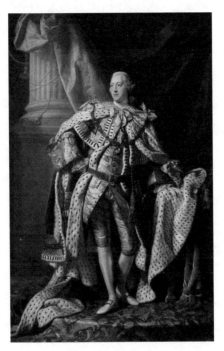

英国国王乔治三世

欧迈逗留英国期间，许多私人信件、日记和新闻报道中都留下了
关于他本人和他言行的描述，有的还记录了欧迈参与活动的细节。比
如他和英国皇家学会成员共进晚餐、为他表演的"宏大的清唱剧"，
以及他参观乡村庄园和剑桥大学的情况。另一些则是用高高在上的语
气调侃，比如欧迈担心国王会把他吃了，或者有人请他坐下结果他却
趴卧在了沙发上。一家报纸评论道："他不太会使用椅子，但他靠在

椅背上的姿势还算优雅。至于精神追求，对他来说似乎并不存在，他的所有行为都是为了获得当下的、肉体上的满足。"[29]

托马斯笔下的欧迈与这些新闻中报道的大不相同，他的描述源自亲身经历，并且不是为了博人眼球。[30] 托马斯用科学家的好奇心来观察这位接种者，并思考他对英国社会礼节的适应情况，同时，托马斯也尽力——或许比欧迈遇到的其他任何人都要更努力——从这个来自遥远而陌生土地的访客的视角来看待事情。他很快就意识到，这个年轻人对接种人痘一事非常警觉："他一开始非常震惊，因为他发现，在享受他应得的各种乐趣之前，他必须首先通过这种令人厌恶的危险病毒的考验。"在得到"所有聪明的伟人都会接受接种"的保证后，欧迈同意了接种。但是，当他在附近一座教堂的墓园目睹了一个孩子的葬礼后，他对接种的恐惧加深了，这让他想起自己父亲的死。发现了这一点的托马斯试图缓解他的忧虑，于是他向班克斯、索兰德和安德鲁斯提议，应该找一些人来跟欧迈一起接种。欧迈听闻此事非常高兴，于是，托马斯找来了当地的 3 名贫困儿童——他们分别是 16 岁、7 岁和 2 岁。托马斯想以此向欧迈证明，所有年龄段的人都乐于接受此疗法。

4 个人的接种是同时进行的，欧迈成了首个有记载的在英国完成人痘接种的有色人种。[31] 他"非常配合地吃下了所有必要的药物"，但在开始发热和出现脓疱后，他变得"极度沮丧"，躺在床上用床单蒙着脸，感觉自己要死了。直到索兰德训斥他违背了对朋友给予完全信任的庄严承诺，他才强忍着痛苦从床上爬起来。他的接种反应非常大，脸上起了大约 70 个脓疱，喉咙里还有更多，但他很快就恢复了健康。

欧迈在迪姆斯代尔家总共住了一个月，他们之间建立起了超越
医患关系的情谊——就像托马斯与叶卡捷琳娜二世一样。托马斯发
现他"对看到的每件事都很感兴趣，而且不愿意与我们分别。他秉
性单纯，举止得体，是个受欢迎的客人"。托马斯也像描述女皇那
样描述了这位接种者的体格和状态："他大约 5 英尺 11 英寸高①，
体态优雅，瘦而不弱，精力一直非常充沛。"他记录着欧迈的各种
反应，并认真听他表达自己的观点。欧迈对家禽、家畜很着迷，用
他有限的英语词汇和极富想象力的方式给这些陌生的动物起了名
字；胃口很好；对波特希尔庄园中的"每棵树、每朵花"问个不停。
欧迈告诉托马斯，如果他有自己的花园的话，他不会种这些观赏性
植物，只会种那些能做成食物的植物。

与同时代的许多人一样，托马斯把欧迈当成科学观察的对象，
用"文明"的标准衡量着他的一举一动。但是，正如他曾挑战过大
家对俄国人的普遍看法一样，他发现自己与欧迈相处的经历也并不
符合那些常见的偏见。他写道：

> 因为他一到英国就来了我们家，所以我们有机会观察并总结
> 他天然形成的行为和脾气，就这两点而言，他完全不同于我所读
> 到过的那些粗鲁无礼的野蛮人。欧迈除了船上的水手和军官之外
> 没有见过其他人，从这些人身上他应该是学不到什么礼节的，但
> 他打从到我家开始就表现得非常文明和有礼貌，这在他的所有行
> 为中都非常突出。他进入房间的方式很有风度，对每个人都彬彬

---

① 约 1.8 米。——编者注

有礼，如果有女士在场的话，他总是先对女士讲话，而且没有任何失礼之处，我认为仅凭这一点就能判断他具有良好的教养。总的来说，在他拜访我家期间，他的行为无可挑剔。

托马斯此次接种服务的酬金是 20 基尼。接种完成后，班克斯等人把欧迈带回了伦敦。各种邀请接连不断，欧迈在伦敦的时尚沙龙和社团之间游走，让精英们有近距离接触他的机会。欧迈性格随和且有礼貌，各种繁复礼节都学得很快，这让他大受欢迎。正如社交名媛赫斯特·斯雷尔所言："人人都惊羡于这个野蛮人的良好教养。"[32]英国的报纸戏称欧迈为"来自奥塔希特（Otaheite）的男人"。知名肖像画家乔舒亚·雷诺兹爵士为他画了一幅同名画作。画中，欧迈穿着飘逸的长袍，戴着头巾，摆出一个架势十足的贵族姿势。出自威廉·帕里（William Parry）笔下的另一幅画则描绘了欧迈接受班克斯和索兰德检查时的样子，他看向画外的眼神传递出充满人性的尊严感。绝大多数人都无法将"野蛮人"置于和欧洲人平起平坐的地位，作家塞缪尔·约翰逊也是如此。他对库克的探险活动持批判态度，坚持认为"野蛮人都一个样"。[33]但他在见到欧迈后，就被"他行为举止中透露出的优雅"所震撼，以至于他觉得自己必须为此正名："他在英国期间，周围都是社会最上层的人，所以他学会了我们最有风度的礼仪。这么说吧……那天，马尔格雷夫勋爵（Lord Mulgrave）和他一起在斯特里特姆（Streatham）用餐；他们背对着我坐着，我面前还有一盏灯晃眼，看得不是很清楚。欧迈身上野蛮人的气息太弱，这样一弄，我甚至都不敢去跟他们搭话，因为一不小心我可能就会把他们弄混。"[34]

在英国皇家学会的一场晚宴上，欧迈又一次见到了托马斯，他对此表示很高兴，并提出想再去赫特福德在他们家住一段时间。这时的迪姆斯代尔夫妇发现，欧迈已经从招待过他的富人们那里学会了各种休闲活动：他牌技很好，总是能赢；会"灵活地使用枪支"；自学了滑冰；还是个技术高超、英勇无畏的骑手，能"面不改色地完成最危险的跳跃动作"。他曾在随"皇家探险"号来到英国的旅途中跟水手们学会了下棋，此时，他的棋艺也大有长进。一次，欧迈去英国海军大臣、和班克斯共同负责他在英期间事务的桑威奇伯爵（Lord Sandwich）家中做客时，一位客人对欧迈的棋艺提出了质疑。根据托马斯的记录，这位质疑者在众宾客的劝说下与欧迈对弈并连赢三局。之后，此人把棋盘推到一边，抱怨道："你们能教会这个无知之辈规则就已经很了不起了。但我不想再跟他下了，你们也看到了，他对下棋可以说一无所知。"但欧迈扯着这位客人的袖子，催他赶紧再下一局。在围观者对这位客人的嘲笑声中，欧迈轻轻松松连下四城。托马斯写道："欧迈毫不掩饰自己高超的棋艺。他事后告诉对手，前面几局他是故意输掉的，只是为了探探对手的虚实和棋路，这样后面赢起来就很轻松了。"

托马斯并不打算将欧迈的形象理想化，也没有试图在欧迈身上寻找"贵族"的痕迹，他只是在花心思去了解这个被他保护过的人而已。欧迈第二次在托马斯家逗留了6周。其间，托马斯意识到欧迈在发很多音节时都有困难，而且他"愚蠢"的笑声总会招致他人的偏见，尽管事实上他有着"非常自然的礼貌和慷慨"。托马斯指出，各种围绕着"来自奥塔希特的男人"进行的意义不明的实验都具有虚伪性。"我总听人说希望他接受农业方面的指导，或者其他行业的指导，这让我很不快。这些人可能自己都不甚了解这些行业，却希望这个可怜人在短时间内掌握各种知识。"但无论如何，欧迈在托马斯家住得还是很开心的。他常常说英国比家乡要好，以至于有一次托马斯还问他愿不愿意在此永久定居。结果，这个年轻人说他不愿意，并痛苦地解释说："我在奥塔希特有爱我的亲戚和朋友，我在那里是谁的某某。在这里，我什么都不是。"

1776 年 6 月，距抵达英国近两年之后，欧迈跟着库克第三次远征太平洋的队伍启程回家了。次年，他到达了离家乡不远的胡阿希内岛（Huahine），船员们帮他在那里建了一座欧式的房子，并向他赠送了牲畜、家禽、种子、枪支、地球仪和其他各种在英国很值钱的东西，以及一堆礼物，包括一套木偶戏、一架手摇风琴、一套盔甲（欧迈穿着这套盔甲上岸）以及——班克斯送的——一台电动机。[35] 对于许多批评人士而言，这些荒诞不经的赠礼折射出了令人不安的问题：英国文化的固有缺陷和在全世界范围内实行帝国统治的野心。英国诗人威廉·库珀（William Cowper）在 1785 年的诗作《任务》（"The Task"）中，想象着欧迈被困在两个世界之间，焦急地期待着听到关于英国那个腐败国度的消息：

> ……温柔的野蛮人！他们不爱你
>
> 或许爱吧，但只是出于好奇
>
> 或许是虚荣吧，促使我们去吸引
>
> 让你从故乡来，到他们面前展示自己
>
> 用我们高超的技巧
>
> 滥用上帝的恩典和生命

安顿好欧迈后，库克继续踏上了注定失败的最后一次远征。而被英国精英们把自身的傲慢和不安投射于其上的欧迈，则带着他的新财产，在 2 年后又重新开始了岛屿生活。

欧迈没能夺回赖阿特阿岛上被人侵占的家族土地。后来，当水手们再次来到胡阿希内岛时，他们听说欧迈已经于 1780 年因病去世，死的时候只有 20 多岁。

托马斯为俄国女皇接种过人痘，并接受过英国国王的亲自委托，但在内心深处，他仍是一个改革者。1776 年，他发表了新论文《关于普遍接种和部分接种的思考》（"Thoughts on General and Partial Inoculations"），提出将人痘接种扩及穷人群体的建议，并将此文献给"大不列颠的立法机关"。他的主张使他重新成为众人关注的焦点，然而，在以何种方式普及人痘接种才是最安全的这一问题上，他和公共卫生改革的其他倡导者之间存在分歧。

当时，关于如何进行人痘接种的辩论已经尘埃落定。在有经验的接种师手中，由萨顿家族发展、经托马斯优化的接种法可靠性极高，而且比自然感染天花的致死率要低得多。最早接受接种的群体主要是富人，后来，随着接种价格降低和流程简化，中产阶级和低收入人士也跟进了。1772 年，牛津大学的年度诗歌奖颁给了威廉·利普斯科姆（William Lipscomb）的《论人痘接种的益处》（"On the Beneficial Effects of Inoculation"），该诗颂扬了这种保护着"不列颠群岛神圣美景"的医疗技术。[36] 富裕家庭的私人信件中经常出现关于子女接受人痘接种的内容，萨顿家族和他们的仿效者们继续赚取着丰厚的利润。

然而，对穷人来说，接种的花销仍然太高。除非疫情在家族中暴发，否则大多数人还是持怀疑态度。1779 年，埃塞克斯郡的退休医生本杰明·皮尤沮丧地写道，尽管人痘接种大获成功，"但在过去的七八年时间里，它还是被绝大多数普通人忽视了。在这个王国的许多地方，这种技术似乎已被遗忘，就好像它从未出现过一样。直到天花疫情带着各种恶性症状袭来，人们才会从昏睡中被唤醒"。[37] 皮尤认为，天花极强的传染性意味着，除非接受接种，否则没有人会是安全的，然而，只有实现"普及"，接种的益处才能完全显现。他提议出台一项法律，责成各地教会负责人监督为所有贫困儿童实施接种一事，并对拒绝让子女接种的家长进行严厉的惩戒：

> 这难道不是让这一发现的益处充分展现的手段吗？在这项法律中，那些出于顽固或偏执或——就像他们假装的那样——良心上的顾虑而反对接种的人，都该受到些许限制。例如，不能在选举中投票，或不允许加入职业协会来为自己或家人牟利。

皮尤指出，除了拯救生命外，人痘接种还能带来很多好处，比如，"如果能消除海外国家对接触这种可怕疾病的顾虑，那他们将会更自由地同英国人开展贸易"。

在穷人中普及人痘接种还面临着第二个困难：传染。有见识的医生早已摒弃了每个人体内都有天花"先天种子"的旧观念。包括托马斯在内，医生们越来越清楚，这种疾病是通过空气或被病毒污染的物体表面在人群中进行传播的。刚完成接种的人和自然感染者一样具有传染性。慈善家乔纳斯·汉韦（Jonas Hanway）对"粗心大意"的接种者和医生发出了抨击，称他们导致了天花的传播、破坏了人痘接种的"保佑"，并呼吁政府进行监管。[38] 他提议建立一套官方许可制度，也就是发放某种形式的接种护照，以确认某人已完成接种或自然感染过天花，若想进入济贫院，或者受雇成为仆人或学徒的话，就必须出示此证。为了减少病毒传播，应设立专门的隔离病房用于人痘接种，医护人员应准备"专门用于此业务的换洗衣物"。

托马斯在论文中提出了自己的建议，以调和接种对个人的益处和对社区造成的潜在感染风险之间存在的矛盾。在小城镇和村庄，一次性完成所有居民接种的方法已被证明是有效的。即使在较大的城镇，例如在赫特福德，他曾间隔数年为全社区进行 3 次全民接种，取得了惊人的成果：10 年间，全城只有 6 人因感染天花去世。但他反对强制接种，因为他把叶卡捷琳娜二世关于说服的论断牢记于心，这些话在皇村给他留下了非常深的印象。与此相反，他呼吁立法，责成教区每 5 年"为所有愿意接种的人提供一次全面接种服务"。[39] 为了确保穷人能安心地自我隔离，他建议在接种后的隔离期间向这些人及其家人提供经济支持，同时，一向吝啬的教区当局——为了省钱，他们往往会雇佣业余接种师，哪怕对方只是个铁匠——有义务聘请有执业资格的医生（他一直坚持这一点），而不应"玩弄穷人的生命"。[40]

在农村社区和城镇进行全面接种的好处显而易见，但在大城市，尤其在伦敦，就得另当别论了。在这个拥有 75 万人口的庞大而拥挤的大都市中，即便穷人都能克服对接种的恐惧，也不可能同时为所有人完成接种。[41] 对无力支付费用的人来说，住院接受护理的机会几乎为零：除了伦敦孤儿院外，伦敦天花医院是唯一提供免费医疗服务的机构，但其容量有限，且不接收 7 岁以下的儿童。针对这个问题，许多改革派医生——其中很多是贵格会成员和不从英国国教者——提出了另一条道路：居家接种。1775 年，贵格会医生约翰·科克利·莱特森（John Coakley Lettsom）释放了他父亲位于维尔京群岛的庄园中的 50 名奴隶，并组织起一个"上门为穷人接种协会"（A Society for the Inoculation of the Poor in Their Own Homes）。两年后，该组织成立了"全民接种防治站"（Dispensary for General Inoculation），为伦敦的穷人提供免费门诊接种服务。约翰·沃特金森博士（Dr John Watkinson）是该机构的创始人之一，他出版了一本小册子，从道德和政治的角度出发为扩大接种范围的计划进行宣传："国家实力在很大程度上和人口数量成正比，每一次通过挽救生命来增加人口数量的尝试都有理由得到爱国主义和人道主义的支持。"[42] 沃特金森庄严宣告，在人痘接种的实践中，"我们看到人类在用聪明才智与可怕的病魔作斗争，医学的技艺战胜了死亡的力量"。

抛去夸张的措辞不谈，托马斯同意沃特金森的观点，但与这些人在方法上存在根本性的分歧。当"全民接种防治站"的组织者邀请他去酒馆一叙并想争取他的支持时，他拒绝了。[43] 托马斯警告称，上门或在药局接种将产生危险的反作用：它们只能保护少数人，却会把更多人暴露在本可避免的传染风险之中。托马斯写道，在伦敦，穷人住在"狭窄的巷子、院落和街道上，通常又冷又脏，缺少生活必需品，甚至连床都没有……同一个房檐下经常挤着好几个家庭"。在这种悲惨而拥挤的条件下，男人女人都要出门工作才能养家糊口，根本不能指望接种后的人会自我隔离。他再次援引统计数据来证明自己的观点，他用伦敦死亡统计簿的最新数字更新了詹姆斯·朱林的表格，数据表明，自他去俄国至回到英国后的前后 8 年里，死于天花的人的比例已从占所有死亡人口的八分之一稳步上升至六分之一。每年有大约 2000 名伦敦居民命丧天花，而在疫情高峰年份，这个数字甚至会上升到 4000 人。[44] 他认为，这种增长趋势是由对穷人进行部分接种导致的，换言之，这是以牺牲一部分人的性命为代价，挽救另一部分人的性命。"总的来说，人痘接种对伦敦造成的损失大于益处……损失的主要是那些对社会有益的人，即年轻人、低端行业从业者的后代以及从事体力劳动的穷人。"

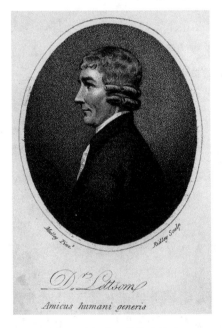

约翰·科克利·莱特森博士

对于如何调和个人与社区整体利益的矛盾，托马斯有自己的看法。他建议募集资金，扩建位于圣潘克拉斯的伦敦天花医院，将其占地面积 4 英亩的院场封闭起来，邀请伦敦的穷人前去进行隔离接种。他指出，"在大都市的穷人圈子里，以及在其他许多地方，一般民意是反对人痘接种的"，他建议采取激励手段：每个接种者在接种后都会得到新衣服——"两件衬衫或内衣"——和半克朗的现金。最后，他呼吁政府对此给予支持，因为这是一种爱国主义行为："我们是第一个接受和鼓励进行人痘接种的欧洲国家，我们还可以光荣地成为第一个把接种的益处慷慨地普及给社会全体成员的国家；此事功在当代，利在千秋。"

虽然双方都是出于善意，但关于如何保护城市贫民的辩论却演变成了言辞激烈的争论乃至公开的辱骂。在莱顿大学接受教育的爱尔兰医生威廉·布莱克（William Black）是正崭露头角的新一代积极参与社会运动的医生之一，他认为，死亡统计簿的数据在早期展示人痘接种的优点过程中发挥了重要作用，但这些死亡数据统计得过于笼统，更为复杂的因素并没有被纳入参考标准，例如人口扩张和流行性疾病的周期性波动。布莱克对托马斯发起了猛烈的攻击，嘲笑他浮夸的俄国贵族头衔，并指责他通过"为伦敦和附近地区的所有富人"接种人痘而亲手促成了天花的蔓延，因为这些富人和穷人一样，都具有传染性。他还盯上了托马斯的致命弱点：对高价客户的青睐。布莱克把托马斯比作袖口掉出纸牌却还在抨击赌博的虚伪牧师，他愤怒地指责道："如果他真的认为部分接种会对社会造成伤害，那他简直是伤害社会最深的罪犯。"[45]

托马斯虽然被人说成是昏了头的贪婪伪君子，但他仍一如既往地坚持自己的信念。在他漫长的职业生涯中，他见证了人痘接种从有争议的实验性疗法到成为被广泛接受的救命灵方的过程。现在，他下定决心要保护这种疗法的声誉：他担心，如果人们觉得人痘接种加剧了天花的传播，那样就会对人痘接种的声誉造成无法挽回的损失。对托马斯来说，哪怕只有一个人因接种而死也是无法容忍的；但在莱特森看来，这种纯粹派立场只会让穷人失去保护自己的可能性。两人在无甚助益的小册子论战中交换意见。莱特森讥讽托马斯是"大接种家，号称自己对人痘接种的理论与实践拥有垄断权"。两位医生之间进行了无数个回合的"评论"和"答复"，但奇怪的是，他们都允许对方在正式发表前修改自己的手稿。[46] 起初，公众对这场论战的关注度还很高，但后来所有人都开始感到厌烦了。1779 年，《每月评论》（*Monthly Review*）总结了莱特森的最新回应："基本全都是个人争吵，而且是非常令人不快的那一种。我们真诚希望这场完全不重要的、有辱人格的争吵能就此结束"。

就连福瑟吉尔也警告他们，这场争吵损害了他们的职业名声，[47] 于是两人在吵了两年后终于和解了。他们的声誉受损，但多亏强大的贵格会网络的支持，他们的友情和名声都还有挽救的空间。在其他战线上，他们仍是同一个阵营中的伙伴。1788 年，两人都加入了影响力强大的"废除奴隶贸易协会"（Society for the Purpose of Effecting the Abolition of the Slave Trade），该协会的 12 名创始人中有 9 名是贵格会成员。[48] 英国国会从未对托马斯关于支持穷人入院进行隔离接种的呼吁做出正面回应，而莱特森通过门诊机构普及接种的设想也因伦敦居民的怀疑而最终被搁置。

布莱克谈及在城市中进行接种的挑战时曾写道："在我看来，自医学起源的时代以来，从未有哪场医学争论比这场争论对人类的影响更大。这不仅关乎政治，还关乎一个伟大民族的未来。"尽管全民范围的天花免疫最终并非是靠人痘接种实现的，不过，人痘接种却为对抗天花的下一个决定性阶段打下了至关重要的基础。在有生之年，托马斯将见证一种全新的革命性技术出现。这种技术就是牛痘接种。

第十章

最后一面

朕将永远记得，是他让朕和朕的子孙免遭天花之祸。

——叶卡捷琳娜二世[1]

1781 年 6 月中旬，猛烈的夏季风暴席卷了英吉利海峡。为了等待海况好转，一艘原定前往奥斯坦德（Ostend）的邮船已经在多佛港停泊了好几天，船上的乘客们焦急地等待着乌云散去。年近古稀的托马斯·迪姆斯代尔男爵也是乘客之一。这是他第二次，也是最后一次前往俄国。

虽然情况与 13 年前他第一次前往俄国时已有了很大不同，但他接到的任务是一样的：人痘接种。托马斯曾为叶卡捷琳娜二世和她的儿子保罗接种，二人对他的能力有着绝对的信任。托马斯回国后，他们之间的联系也从未中断，一直互相交换礼物，保持着书信往来，告知对方自己家中的近况。此时，俄国的下一代储君——保罗 3 岁的儿子亚历山大和他两岁的弟弟康斯坦丁（Constantine）——也到了应该接种人痘的年纪，于是，冬宫再次传诏，找来了这位英国医生。

对于再一次踏上往返约 5472 千米的旅途，托马斯没有丝毫不情愿，立即接受了邀请。他抓紧写完了手头的书——这部长达 249 页的《人痘接种文集》（*Tracts on Inoculation*）是他的第四本，也

是最后一本专著。他向读者坦言，这本书是"在匆忙之中"完成的，
"因为突然受诏要二次前往俄国"。[2] 但实际上，他是受宠若惊、欣
然赴任的。他把新书献给叶卡捷琳娜二世，用他一贯的忠诚回馈女
皇的青睐，称赞道：

> 尊贵的陛下，您凭着超凡的坚忍，用自己的身躯接受了试
> 验性接种，当时，这种疗法在俄国尚鲜为人知……在陛下您和
> 大公殿下身先士卒的表率作用下，人痘接种得以在陛下您的领
> 土上实现推广，我相信，这将大大增强您帝国的国力，增加您
> 的人民的福祉。

托马斯用这本书兑现了他的承诺，把他在圣彼得堡奉女皇之命
所写的 5 篇论文，以及俄国之行的焦虑、秘密和胜利果实的翔实记
录用英文出版了。

与他上次见到叶卡捷琳娜二世时一样，托马斯仍对推广普及人
痘接种有很高的热情，但这些年的经历给他一成不变的生活方式带
来了一些新的变化。在关于如何最好地为城市贫民接种的那场撕破
脸的公开辩论之后，托马斯已经不再从事日常医疗活动，他的视力
也因白内障而受损（但他在 1783 年接受了手术，视力得以恢复），
此时，他得透过眼镜看世界。1780 年，他的密友约翰·福瑟吉尔
去世；同年，凭借着自己在当地的名望、职业上的声誉和贵格会的
支持，托马斯一举当选赫特福德选区的下院议员。幸亏他在名义上
已经脱离了贵格会，否则他就无法宣誓效忠国王——贵格会教义实
际上禁止贵格会成员进入议会从政。托马斯带着伴随他一生的和平

主义原则来到威斯敏斯特，投票决定结束英美之间漫长而血腥的战争，放手让其祖先曾定居过的殖民地独立。[3]此外，他更喜欢一对一地交流而非公开演讲，这让他在议会大厅中的存在感不高。一份关于他就税收问题发表的演讲记录指出，他"讲了好一会儿，但声音很小，我们听不清楚他说了什么"。[4]《英格兰纪事报》（*English Chronicle*）也表示，"演说并非他所擅长的"，但预计他会"根据他所坚持的原则和信念，对每个议题投出不偏不倚的公正一票"。[5]

托马斯的个人生活也发生了剧变。他的爱妻、他7名子女的母亲——安，在与病魔经过长期的痛苦斗争后，于1779年3月9日撒手人寰。她在弥留之际唯一的嘱托，是让托马斯把她葬在毕肖普斯托福德的贵格会墓园中，"尽量离你日后的安息之地近一点"。她感人至深的遗愿得到了满足，痛失挚爱的托马斯在不久后写道：

> 我和这位最杰出的女性的婚姻持续了近33年，在这段时间里，我们从未有过任何分歧，也从未恶语相向。直到她去世前，我们俩都能真心地告诉对方，我们不仅生活和谐，而且没有让另一半伤过心。[6]

托马斯又成了鳏夫，陷入了深深的孤寂，而他十分渴望婚姻生活中的爱和亲密陪伴。仅仅8个月后，11月3日，他又结婚了。第三任妻子伊丽莎白·迪姆斯代尔（Elizabeth Dimsdale）的父亲，是他的表弟、同为医生的约瑟夫·迪姆斯代尔，47岁的伊丽莎白比托马斯年轻20岁，她是贵格会成员，没结过婚，但和托马斯是多年好友，曾在托马斯出国旅行期间开心地给他写信，而且——就像叶卡捷琳娜二世一样喜欢养狗。也许是意识到自己结婚太过着急，托马斯在婚后给哥哥约翰写信说："我希望确保我的终身伴侣是我在这个世界上最尊敬的人，而且这肯定会得到我全家人的同意，这是我选择与她结婚的原因。对我这个年龄的人来说，这是我所能给予的最合理的解释。"[7]

事实证明，伊丽莎白——此时成了迪姆斯代尔男爵夫人——正是托马斯所希望的伴侣。她精力充沛，是优秀的贤内助，还创作了自己的食谱书。并且，她具有冒险精神，陪着托马斯一起坐马车踏上了前往俄国的旅途。[8]这对夫妇随身携带了大量热巧克力，以及他们的爱犬福克斯（Fox）[9]和德国仆人亨利。在另一辆马车上，曾长驻圣彼得堡的前随军牧师约翰·格伦·金（John Glen King）与他们结伴而行，托马斯在第一次访俄期间与金相识。[10]从多佛出发后，一行人在狂风暴雨中通过了颠簸和严重晕船的考验，途径布鲁塞尔（Brussels）、科洛涅（Cologne）和德累斯顿（Dresden），一路向东直抵柯尼斯堡，之后又沿着托马斯走过的路线，穿过荒凉的波罗的海海岸，前往里加。伊丽莎白比她的丈夫更有好奇心，对旅行中的各种意外损失和遇到的社会等级现象有更敏锐的洞察力，她在自己的日记里记录了这次旅行。[11]男爵的名气让他们受到整个欧洲北部各路政要和权贵家族的盛情款待，但在漫长的旅途中，他们也需要在旅店和驿站驻足，那些地方的卫生条件往往很差，有时还很危险。有一次，托马斯最好的帽子和约翰·格伦·金牧师的假发遭窃，他们不得不赶忙买了新的。从那之后，迪姆斯代尔夫妇基本只睡在马车上。伊丽莎白勇敢克服了一路上的艰难险阻，有一次，她一不小心踩入流沙中，下沉至及膝深，并因此损失了一只木鞋。

他们的马车曾在夜色中涉水渡过宽阔的河流，也曾在库尔斯潟湖的沙滩上被像车轴那么高的浪冲到——只有在这种危险的时候，伊丽莎白才会感到惊慌。这条路线跨越的国界已与托马斯上次到来时不同——崛起的俄国和普鲁士瓜分了波兰的领土。[12]

最终，经过为期7周的长途跋涉，一行人于8月8日周三下午1点抵达圣彼得堡。[13]伊丽莎白和此前无数来自英国的访客一样，对俄国的首都圣彼得堡深感震撼。女皇治下，这座城市又进一步实现了发展和扩张：

> 这里的发达程度大大超出我的预期。我一进城就感受到了这里的宏伟，因为所有的尖顶和塔尖都覆盖着锡和铜，有些还镀着金，阳光照在上面，闪耀夺目。冬宫是一座规模巨大却精致非常的建筑，此外，还有许多造型优雅的房子散布在城市的各个角落……涅瓦河河畔的景色是我所见过最恢宏、最生动的。

迪姆斯代尔夫妇又住进了百万大街上的那套豪宅，房中为他们配备了带有深红色丝绸挂饰的英式大床，还安排了一个英国管家，"他是个非常优秀的家常厨师"。迪姆斯代尔男爵夫人很高兴地发现，她的贵族头衔让她有资格乘坐六驾的马车。她在家书中写道："我们的一切都优雅而美丽。"[14]

抵达后的第三日，托马斯与叶卡捷琳娜二世的御医罗杰森博士一同前往皇村觐见女皇和大公，那里远离宫廷中的各种繁文缛节，还是避暑的好去处。托马斯和女皇母子之间的联结依然十分坚固。对女皇来说，托马斯的到来再次唤醒了她对于发烧和头晕，以及为了康复而在花园中长时间散步的回忆。而曾因年幼丧父而痛苦不堪的保罗，则想起了他年少时从托马斯那里得到的关怀和爱护。伊丽莎白听托马斯说，女皇和大公都"很亲切地接待了他……就像是老友重逢。他们说了很多善意的话语，他的到来让他们由衷感到喜悦"。

在托马斯为女皇的两名皇孙做接种准备期间，伊丽莎白抓紧一切机会探索圣彼得堡。她参观了冬宫的艾尔米塔什博物馆，这是叶卡捷琳娜二世为冬宫新建的艺术馆和私人寓所。在那里，她见到了镶着钻石和珠宝的皇冠，和"一幅非常精美的女皇的等身画像，画中的她身着近卫军制服，像个男人"。这幅女皇骑马的画像是叶卡捷琳娜二世在夺权后不久让埃里克森创作的，是她形象宣传的一部分，旨在体现她"阳刚"的领导气质。在取得俄土战争的胜利——这让俄国获得了克里米亚的控制权，打通了进入黑海的入口——并向西吞并波兰后，这些象征性的东西全都变成现实。战争期间，女皇寄予厚望的立法委员会虽曾一度步履维艰，但在那时，她已经在广袤的领土内实现了地方行政和现代化的治理。不久之后，她将开始推行教育改革，并制定新的宪章以明确贵族的社会地位和作用。年龄的增长并没有拖慢她的脚步：她实施建设和改良的动力比以往任何时候都要强。

女皇的软实力吸引了伊丽莎白好奇的目光：伊丽莎白观赏到了英国首任首相罗伯特·沃尔波尔积攒下来的令人惊叹的艺术收藏，这份收藏是女皇以低廉的价格从爵士负债累累的孙子手中购得的。女皇的笔友、仰慕者伏尔泰已在3年前去世，但他的6800册藏书已被尽数转移至圣彼得堡，其中也包括他关于人痘接种的评论。涅瓦河河畔，工人们正在为法尔康涅创作的彼得大帝骑马像做最后的润色工作，叶卡捷琳娜二世想用这座雕像将她自己与这位一手缔造了圣彼得堡、锐意改革的先皇在公众心中明确地联系起来。

伊丽莎白参观了首都各处的宫殿和彰显自由主义理念的机构，例如欧洲首座为女子设立的公共教育机构斯莫尔尼贵族女子学院（Smolny Institute of Noble Maidens），她深深陶醉其中。但是，她也捕捉到了叶卡捷琳娜二世开明的专制主义统治下残酷的另一面。伊丽莎白记录道："农民，也就是女皇的大多数臣民，处于卑微的、被奴役的状态之下。贵族以及许多拥有农奴的人将他们视为私有财产，就像马和狗一样。"她从女皇的园丁那里了解到农奴们的情况："有些穷苦奴隶的主子非常吝啬，给他们分的食物太少，以致他们看上去快要饿死了，根本无法坚持完成一整天的工作。"领主们对于农奴生活的方方面面都享有支配权，他们收走农奴们的劳动产品，为农奴指定结婚对象，并针对农奴的男性后代征收税款。

迪姆斯代尔夫妇在圣彼得堡认识了英国监狱改革的推动者约翰·霍华德（John Howard），他当时正在俄国调研监狱和刑罚制度。霍华德描述了他目睹的、用"皮鞭"———一种连接在吓人的皮鞭上的硬质皮条———实施鞭刑的情形。[15] 动辄好几百下的鞭打通常会要了受刑者的命。伊丽莎白的日记中还记载了一个熟人目击到的血腥场景——1775 年对叶梅利扬·普加乔夫（Yemelyan Pugachev）的公开处决。这位哥萨克人自称是遭到废黜的彼得三世，领导发动了一场大起义。他的头颅被砍下，插在了木桩上（叶卡捷琳娜二世坚持要快速斩首，没有应愤怒的围观群众的要求将他活活折磨致死），然后，他的手脚也被斩下示众。这场起义对女皇非常有冲击力，而且蔓延得尤为迅速，臣民的"盲目、愚蠢、无知和迷信"对女皇造成很大刺激，促使她进一步重组和强化地方政府改革。

在彼得大帝设立的、与冬宫隔涅瓦河相望的人类学与民族学博物馆 ①，伊丽莎白见到了女皇《上谕》的手稿：这部发表于 1767 年的启蒙政治思想文集是俄国新法典的指导纲领。手稿被小心翼翼地保存在铜匣子中，在每次俄国皇家科学院开会时被展出，这部手稿在某种意义上已经成为法宝而非改革指南，但它的影响力一直持续到下一个世纪。根据《上谕》的设想，俄国将成为一个文明且包容的欧洲国家，其基础是叶卡捷琳娜二世始终坚持的原则："一个公民社会，以及其他一切，都需要某种固定的秩序。应当由一些人实施管理，而另一些人服从管理。"

8 月 27 日，迪姆斯代尔夫妇乘马车来到皇村，伊丽莎白终于在这次私人会面中被介绍给了女皇。叶卡捷琳娜二世再一次展示了她的热情和魅力。伊丽莎白写道："我向她鞠躬，并亲吻她的手，这时她低下头来亲吻了我的脸颊。她是个非常漂亮的女人，不像我这样生得高大，而且更有气质，她有迷人的蓝色双眸，面容姣美且透露出明智，总之她整个人都非常俊俏。"自托马斯上次来访俄国以来，女皇对恋人的标准和对艰苦工作的兴致一如以往。迪姆斯代尔夫妇和格里戈里·波将金（Grigori Potemkin）共进晚餐，这位征服了土耳其的将领是女皇心爱的"孪生灵魂"，很可能已经和女皇秘密结婚了。他们还共同欣赏了女皇新宠亚历山大·兰斯科伊（Alexander Lanskoy）的华丽装束，23 岁的他是一位"非常英俊的年轻人"。

情感生活也好，友谊也罢，没什么能影响叶卡捷琳娜二世严格

---

① 即 Kunstkamera，意为"艺术的房间"。该博物馆由彼得大帝设立，是圣彼得堡首家博物馆，以其来自世界各地的丰富藏品而闻名。

的日常生活习惯。对她充满钦佩之情的男爵夫人记录道："她喜欢早起，常常 6 点多钟就穿上皮鞋带着爱犬去花园中散步了。"回到位于皇村中心位置的私人寝宫后，女皇会自己点燃壁炉，洗去妆容，喝一杯浓浓的热咖啡，喂完狗，然后便开始工作。有一天早上不到 7 点，太阳才刚刚升起，托马斯就被她召来同她一起散步。皇村的花园是按英式风格修建的，时值夏末，女皇仍旧因花园中的美景欣喜不已。但是，她在年轻时很爱玩的那部以可怕著称的过山车，现在已经完全"退役"了。花园中，有一座特别修建的石质金字塔，等待着托马斯·安德森爵士和安德森夫人在此安息，这两条年迈的意大利灰猎犬深受女皇喜爱，它们是托马斯送给她的礼物。

据伊丽莎白说，女皇对"都很好看，极其敏锐聪慧"的两个小亲王宠爱有加。她给了他们纯金纯银的发条玩具，还有属于他们的公寓、仆人、马车以及每人一个童子军团："她无法拒绝他们提出的任何要求。"女皇自己的儿子保罗一出生就被伊丽莎白女皇带走抚养了，而此时，她自己也在替保罗和玛丽亚·费奥多罗芙娜（Maria Fedorovna）——她是保罗在第一任妻子因难产去世后不久迎娶的第二任妻子——培养后代。这两个孩子的名字都是按照统治者的标准取的。亚历山大注定会继承保罗未来的皇位；亚历山大的弟弟康斯坦丁则将被安排到君士坦丁堡统治重建后的拜占庭帝国，但叶卡捷琳娜二世和波将金都未能实现这个所谓的"希腊计划"。

作为孩子的祖母，52 岁的叶卡捷琳娜二世对他们慈爱而骄纵，但也保持一定的严厉态度。她命令两个孩子的英国家庭教师直呼他们的名字，不准称呼他们的头衔，并警告说"哪怕不加以鼓励，骄傲也很快就会滋长"。她开始撰写一系列故事、历史文章等作品，专门用于对小亲王的教育。她依然崇尚英国文化，还问托马斯"英国王室是按照什么模式培养孩子的"。回到赫特福德后，托马斯赶紧给女皇寄去了一份由英国皇家育儿总管切弗利小姐（Ms Cheveley）提供的皇家育儿所规程的详细说明。[16]英国王室后代的生活方式是这样的：早早起床，用"相当冷"的水洗脸，穿法兰绒内衣，每天都要在新鲜空气中完成两次长距离健步走（即便是三四岁的孩子，每天也要走约 8 千米），饮食中不加糖和黄油。切弗利小姐总结道："长期规律的生活习惯加上新鲜空气和运动锻炼，让英国王室成为世界上最健康的家庭。"

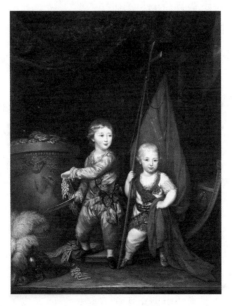

叶卡捷琳娜二世的孙子皇孙亚历山大大公（左）和康斯坦丁大公（右），理查德·布朗普顿（Richard Brompton）作于 1781 年

相比之下，亚历山大和康斯坦丁的健康管理做得就没那么好。托马斯在为了准备接种而检查孩子们的医疗记录时惊讶地发现，康斯坦丁一年之内接受了 36 次催泻。他们的医生报称，在女皇那里，他们可以吃水果吃到饱，而且他们经常在午餐和晚餐之间吃面包，这让他们变得非常挑食，而且不愿意好好吃完一顿饭。托马斯在信中表明了自己的担忧，强调女皇过于放纵孩子，并建议为他们安排更有规律的饮食。叶卡捷琳娜二世当即作出承诺，称她会"严格遵守"这一安排，但她觉得孩子们的饮食习惯差并非是自己的责任。相反，她把责任归咎于糟糕的护理工作，以及在那些不值得信任的俄国医生的坚持下被弄得闷热的卧室。

9 月 7 日周五，托马斯为两个小亲王进行了接种。虽然这回没有上次为女皇接种时的那种保密和高度紧张的氛围，但托马斯的压力仍然很大。伊丽莎白在日记中写道："亚历山大接种后的不适非常明显，虽然他没出现什么严重的症状，但男爵先生还是很焦虑，直到他的症状全部消失。"有一次，仆人们惊慌失措地从保罗大公的住所跑过来找托马斯，这让他的心提到了嗓子眼儿，然而仆人们只是要来问问亚历山大能不能吃个橘子。在天花脓疱出现之前，亚历山大一直不太舒服。有一天，他可怜兮兮地坐在护士的膝盖上，吩咐人取来他的钱包，要把里面的金币分给女皇、迪姆斯代尔夫妇和他最喜欢的几位仆人。[17] 伊丽莎白记录道："他就像是在分遗产似的，我都被他打动了。"

比哥哥更爱闹腾的康斯坦丁则轻轻松松地完成了接种，很快，两个孩子就都康复了。托马斯给表弟写了一封家书，称他们并未遭遇险情，并补充说："我继续受到女皇、大公和大公夫人的青睐，他们每天轮番邀请我共进晚餐。"[18] 满怀感激之情的保罗和玛丽亚向迪姆斯代尔夫妇赠送了大量礼物，其中包括两个蓝色珐琅彩黄金镶钻鼻烟盒，以及一个装有小亲王们浅棕色头发的钻石吊坠[①]。在伊丽莎白表示很喜欢孩子们穿的衣服后，她收到了两套分别属于两个亲王的重工刺绣套装和帽子，一套用的是金线，另一套用的是银线，此外，她还收到了一件亚历山大在婴儿时期穿过的袍子。

接种之事尘埃落定后，大公和大公夫人准备把两个儿子留在家中，踏上为期一年的环游欧洲之旅。玛丽亚为此感到心烦意乱，哭着恳求托马斯每天给她写信告诉她孩子们的近况。伊丽莎白和宫中大部分人一样为之动容，但女皇却不为所动，她一边在花园中散步，一边平静地指出，这场旅行是小两口自己要去的，要是她的儿媳妇不乐意的话大可以不去。托马斯也觉得没什么值得哭的，但经历过此前来俄国时与家人的长时间分离，还是能够理解他们的苦恼。他定期向大公和大公夫人去信汇报孩子们的近况，他还收到了许多充满感激的回信。玛丽亚用她独有的奔放字体写道："我由衷地向您致敬，我和我丈夫对您感激不尽，我向您保证，我们永远都会感激您。"[19]

10 月 6 日，随着白昼变短、夜间气温骤降，皇室决定从皇村移驾回圣彼得堡。女皇的马车由 10 匹马牵引着，迪姆斯代尔家的马车则为六驾，此外还有随行的 800 名骑兵，在礼炮和军号的嘈杂声中，队伍浩浩荡荡地出发了。在俄国，接种人痘仍是新事物，此

---

① 一种金或银制的纪念品盒，用以珍藏亲人头发或小照片等，通常悬在项链上。——编者注

时正是让接受了接种的皇室子女发挥榜样作用的好机会。人们纷纷涌上街头想一睹女皇身边小亲王们的风采，并为他们的成功接种而欢呼雀跃。伊丽莎白写道："傍晚时分，全城灯火通明，人们兴高采烈。"第二天晚上，冬宫又举办了舞会以及其他庆祝活动。10月14日，宫廷恢复了正常的日程安排，首都的贵族们齐聚冬宫，纷纷向女皇道贺。伊丽莎白满心欢喜地穿过人群，因为她得到了再一次与女皇私下会面的荣誉——第二天一早，迪姆斯代尔夫妇将启程返回英国，她是来向女皇道别的。叶卡捷琳娜二世利用更衣时间接见了他们，她站在一面巨大的镜子前，正要把她银白色的长袍系起来。迪姆斯代尔男爵夫人兴奋地写道："他们告诉我，这种私下里的告别是最高级别的礼遇。一进房间，我就向女皇鞠躬并亲吻了她的手，她随即亲了我的脸颊，然后说了许多很体面的话，并多次祝我旅途愉快，希望我回家一切顺利，等等。"叶卡捷琳娜二世与伊丽莎白寒暄后，跟托马斯说了很多话，她一直非常珍视与他的友谊和托马斯诚实的建议。伊丽莎白写道："男爵和她进行了大量交谈。"这次会面是他们的最后一次见面。尽管他们仍会在赫特福德和圣彼得堡之间进行横跨欧洲大陆的书信往来，但女皇和她的英国医生此后再也没有见过对方。

当天晚上，当迪姆斯代尔夫妇正准备启程时，他们收到了女皇的手书，这是她对托马斯关于两位小亲王饮食习惯的提醒的回应。托马斯一如既往地以实相告——这是叶卡捷琳娜二世非常看重的品质，但鲜有人能做到。女皇用法语写道，托马斯的这篇文字"再一次证明他对朕本人和朕全家人的热情与亲近。自朕有幸与他相识以来，他一直都是这样。他也一定明白，朕对他的谢意是真心的。朕将永远记得，是他让朕和朕的子孙免遭天花之祸"。[20]

　　1781 年 11 月 30 日晚，迪姆斯代尔夫妇抵达多佛。这趟寒冷且并不舒适的旅程还算顺利，只在途经里加附近时发生了一个小插曲，一个四肢粗壮、看上去很有威胁的人把他们拦下来一次。当时，托马斯拒绝向他开枪，而是冷静地挥舞着一根大棍子，"坚定地前进"，把人赶走了——尽管事实上他几乎什么都看不见，他把眼镜落在圣彼得堡了。他们派了一个仆人回去取来了男爵的眼镜，之后又再次踏上了旅途。

　　安全地回到赫特福德后，和他的眼镜重逢了的医生又可以开始推广他去俄国之前匆忙完成的最新著作了。《人痘接种文集》汇聚了他作为接种师从业 45 年来所积累的相关知识，反映了他在有生之年关于天花的认知和预防所取得的巨大进步。托马斯明确表示，如今，只要操作得当，人痘接种就"无懈可击"，而且这一疗法"在英国已家喻户晓"。[21] 此前他已经简化过接种方式，并在他第一次前往俄国时对采用的接种方式又做了进一步精简。这时只需要用沾有脓液的刀尖在皮肤上非常轻微地划一道切口就可以完成接种，甚至不会惊醒熟睡中的儿童。他也不再要求健康的接种者在术前进行药物或饮食准备了，不过术后接种者仍需使用汞剂来催泻，并坚持清淡饮食，他还建议针对"娇弱的人"对疗程做出适当调整。人痘接种的标准化程度越来越高，因为这时的医生们治疗的是一种具体的疾病，无须根据仅存在于他们想象中的体液平衡来为每个接种者量身定制具体疗法。

　　托马斯认为，为了让接种取得最好的效果，他的专业知识仍然至关重要，但内科医生群体早已失去了在人痘接种领域的垄断地位。就连托马斯也承认，经常会有"完全不懂医学"的人为穷人成功接种。由于缺少医疗监管，不论能力强弱，任何人都能成为接种师。许多母亲都亲自为自己的孩子接种，且没有发生过任何意外。[22]有时候，业余接种师反而能在专业人员失败之处取得成功。在苏格兰，穷人们出于宗教原因反对人痘接种，因此这种疗法从未像在英格兰那样被广泛接纳。[23]然而，在18世纪最后的20年里，一个绰号为强尼·诺森（Johnnie Notions）的自学成才的医生，却在设得兰群岛（Shetlands）自创出类似"萨顿接种法"的方式，并为大约3000人完成了接种。

有时，即使在所谓专业人士手中，接种也会失败。乔治三世在1782年失去了他和夏洛特王后1岁大的儿子阿尔弗雷德（Alfred），次年又失去了阿尔弗雷德4岁的哥哥奥克塔维乌斯（Octavius），两个孩子都是在接受御用接种师的接种后丧命的。[24]伤心欲绝的国王和王后把他们的死归咎于"天意"，仍然坚定地支持人痘接种，并未对这种疗法失去信心。[25]国王在基尤皇家植物园给儿子威廉王子写信说："万物的主宰者想为阿尔弗雷德的生命画上句号。他本来一定能长成特别好的孩子。"孩子的死亡让国王十分悲痛，后来，他深深陷入了精神疾病的困扰。然而，托马斯一直小心翼翼地维护着的接种技术的公共声誉，如今接种技术的公共声誉已经坚固到无法被这场家庭悲剧所撼动。

《人痘接种文集》还论及天花的病因。托马斯系统地驳斥了传统观点，传统观点认为，这种疾病是瘴气——"一种处于致病状态的空气"导致的，或者是作为休眠的"种子"存在于每个人的体内。事实已经证明，严格的隔离措施可以阻止天花传播，这说明病毒不可能

"自我生成"。托马斯写道："因此，我坚持认为，天花是一种毒素，或更恰当地说是一种传染性疾病，它是通过被患者分泌的致病物质污染的空气，或是通过接触残留着感染源的物品而实现传播的。"[26] 虽然他还无法解释天花传染的作用机制，但他对天花的描述却准确地符合细菌理论，这比科赫和巴斯德的证明早了大约 80 年。

在整本书中，托马斯始终坚持 18 世纪启蒙自然哲学家的基本原则：依靠"观察和纯粹的推理"，而非既有理论。根据经验和细致入微的研究，托马斯不仅确认天花是一种传染性疾病，还揭示出人痘接种对人体的作用效果比自然感染要快，这意味着，即使人意外暴露在天花病毒环境中，只要迅速接受接种，仍然可以避免死亡。即使这种最可怕的病毒已经侵入人体，人类仍然可以通过干预手段来有效阻止感染。高度关注天花的医生们还提出了一系列更重要的问题：能否通过稀释病毒或使用轻症患者的天花脓液来降低病毒的毒性？天花和其他症状相似的疾病，比如水痘、猪痘或牛痘之间有何关系？世界即将迎来爱德华·詹纳的改变人类命运的发现。

托马斯研究了人痘接种的作用机制，但当时他的首要任务仍在实践层面上。接种技术已经存在并被证明有效，当时的挑战是把它推广至全社会。他在书中写道，人痘接种已经在富人中实现普及，中产阶级也完全负担得起接种的费用，"穷人们的处境让他们无力负担接种费用，如果忽视他们，他们就会成为最大的受害者，我一直对这个问题高度关注。我努力向他们提供我力所能及的一切帮助"。[27] 托马斯曾公开表示，接种后，接种者必须进行隔离，否则可能有传染他人的风险。此时，他再次呼吁在全国范围内实施有序规划的全面接种计划，每个社区中的每个人都应同时完成接种，那些不愿接种的人则应躲避到安全的地方去。他的呼声仍然没有得到国家的响应和资助，但热衷于开展社会运动的医生们已经逐步开始实施针对穷人的免费门诊接种计划，其接种范围甚至包括大城镇和城市，这些地方的接种多由新兴的药局管理，资金来自慈善捐款。托马斯指出，"在切斯特、巴斯和利兹等人口众多的城镇，医学从业者和部分其他群体正在忙于此事"，托马斯还敦促包括伦敦在内的其他城市学习这种成功的、有计划的模式的经验：医生们以"应有的关怀"为民众进行接种，提供免费的药品和食物，指导他们遵守隔离规则以防止病毒扩散，并对那些切实遵守规则的人予以奖励。

在位于英国西北部的切斯特实施的穷人接种计划，其设计方案是英国最复杂却最有远见的。该计划的领导人是当地的医生约翰·海加思（John Haygarth），他出生于约克郡，与不认可国教派的医生所组成的改革派社会网络关系密切，贵格会医生福瑟吉尔和莱特森也在其中。海加思核查了 1774 年当地一份关于天花疫情的报告，发现死亡率高达六分之一，两周岁以下的儿童死亡风险最高。这一发现促使他在切斯特成立了由私人捐款资助的天花病学会。1780 年，新一波天花疫情袭来，该学会开始为贫困家庭的儿童进行上门接种。海加思进一步追踪每个病例以确定其感染来源，事实上这一做法是如今被称为"密切接触者追踪和管理"的流行病学溯源制度的起源，他有效证明了天花的确是通过人与人密切接触来传播的。他发布了明确的"预防规则"，其重点是隔离、通风和洗手，并建议向父母支付费用以确保他们让接种后的孩子进行隔离，同时派出检查员进行监督，对违反规则的人作出处罚。[28] 一些人质疑这种做法是否干涉了

"英国人的自由"，但海加思认为，检查员并非"侦查欺诈行为的探子，而是对无知者发出警告，是让人们知道如何避免传染他们的邻居和亲朋好友的善意监督者"。[29]

利兹和利物浦也实施了与切斯特发明的模式类似的接种计划，但在伦敦、纽卡斯尔（Newcastle）、曼彻斯特（Manchester）和格拉斯哥（Glasgow）等城市，由于天花疫情接连不断，民众的恐惧、冷漠和宿命论意识非常强烈，医生群体和社会活动家在穷人中推广人痘接种的计划步履维艰。[30]门诊接种仍然面临如何控制传染的问题，这让它很难作为常态化的接种方式。然而，18世纪末，在拥有全英国八成人口的集镇和乡村，普及接种的效果要好得多。社区规模的接种活动辅以穷人救济措施，让天花的致死率和流行程度明显降低。[31]最早实施大范围接种的英国南部地区获益最大。[32]以肯特郡（Kent）的梅德斯通镇（Maidstone）为例，该镇于1766年首次开展群体接种，此前30年里，该镇有多达600人死于天花；而根据当地牧师约翰·豪利特（John Howlett）的报告，从1766年完成接种后直至1782年，因天花而死的人数只有大约60人："这是充分且令人满意的证据，梅德斯通镇从这项有益的做法中获得了很大的好处！"[33]一旦一个社区体会到普遍接种的好处，后面再有天花疫情发生时，该社区往往会继续采用这种做法。除了拯救生命外，这样做还能带来经济利益：这些城镇可以通过宣传他们抗击天花的努力来维护和促进贸易活动，并且，比起治疗和埋葬自然感染者所需的花销，人痘接种的成本要低得多。

只要控制住交叉感染，人痘接种就能在社区范围内彻底消灭天花。这个重要的事实促使进步的医生们从逻辑上推断：完全可以在全国范围内彻底消灭这一疾病。1793 年，已经成为皇家学会会员的海加思发表了《在大不列颠消灭天花自然感染的草案》（*A Sketch of a Plan to Exterminate the Casual Smallpox from Great Britain*），该草案提出了一项由国家主导、基于"民事监管"来实施的全国性接种计划。所谓民事监管，就是通过检查隔离情况来施加奖惩的措施。根据他发起的一项统计计算的结果，该计划将在 50 年内使英国人口数量从 800 万增加至 900 万。然而，当时英国政府正忙于与大革命后的法国作战，所以并未采纳这一成本高昂且在政治上存在值得商榷之处的提议。直到快两个世纪后，世界卫生组织才最终实现了在全球范围内根除天花的目标。

人痘接种技术在英国经历了几十年的发展，它加深了人类对各种问题的理解，其范围远超这种疗法本身。接种技术的进步拓展了传染病、体内感染过程和比较病理学等领域的医学知识。托马斯和海加思等人倡导的让接种惠及穷人的运动把科学发现和社会行动结合起来，推动公共卫生概念成为政治议题。此外，人痘接种还为医学界的数据应用开辟了道路。从 1722 年托马斯·内特尔顿绘制简单表格到詹姆斯·朱林详尽分析死亡统计簿，再到后来托马斯等人大量计算，这些人一直使用统计数字为人痘接种进行辩护。渐渐地，"医学算数"的理性结论打败了宗教和迷信对人痘接种的反对意见。[34] "医学算数"一词是威廉·布莱克发明的，他曾与托马斯在如何更好地保护伦敦穷人的问题上针锋相对。布莱克在 1789 年写道："我认为，医学算数的第一道曙光出自朱林博士，当时，人痘接种尚在起步阶段，医生和神学家们在各种印刷品中对它极尽诋毁，数据成了为接种辩护的最后的论据。正是依靠数据，人痘接种相对自然感染的安全性得到了证明，反对接种的恶毒阴谋才败下阵来。"[35] 他坚信，数据可以战胜偏见。

18世纪末的一些观察人士还把另一个转变——英格兰和威尔士的人口迅速增长，也归功于人痘接种，从50年前的600万增加到了18世纪末的900万（虽然海加思的天花根除计划并未付诸实施）。[36] 1796年1月，《绅士杂志》的一篇来稿为这种趋势提供了一种人们普遍接受的解释："过去25年间，人口的增长是每个观察者都能看到的……人痘接种是让这个奇迹得以发生的神秘咒语。"但实际情况并非这么简单：多种社会因素和经济因素影响着英国的人口死亡率和疾病发生率，医疗和社会福利状况的改善也与此存在错综复杂的关联。然而，毫无疑问的是，人痘接种的确降低了天花的发病率和死亡率。它让好几十万人逃离了死亡的魔爪，确保更多的儿童能活下来、长大成人并拥有自己的后代。[37]

人痘接种的胜利就体现在每一条被挽救的生命中，也体现在每一具被免于残疾或毁容的躯体中。但是，作为启蒙运动最主要的医学贡献，这项技术最关键的作用，是为接下来将要出现的改变世界的变革奠定了基础。

18世纪70年代初出生于格洛斯特郡伯克利的爱德华·詹纳还是当地一名年轻的外科医生学徒。当时，他听说一名居住在乡下的女孩不会感染天花，因为她此前已经得过牛痘——一种相对温和的疾病，会通过受感染的牛乳房上的水疱传染给人。[38] 英国人早在一个多世纪以前就注意到了牛痘预防天花的能力，世界其他地方发现这一事实甚至比英国还早，但这种联系并未得到广泛的承认，也没有被证实。当时，在一些接种者的启发下，格洛斯特郡一位名叫约翰·费斯特（John Fewster）的接种师向当地的医疗业协会提出了这一理论，但他并未就此开展进一步研究。此外，还有几个人用非正式的方法对这个设想展开试验，其中最著名的是多塞特郡（Dorset）的农民本杰明·杰斯提（Benjamin Jesty）：1774 年，面对天花疫情的袭扰，他用缝衣针把牛痘脓液刺进了他妻儿的手臂。

詹纳有执着探索的精神，对这种现象越发关注，对于这种现象吸引詹纳关注的原因，詹纳在 1798 年发表的里程碑式著作《天花疫苗因果之调查》（*An Inquiry into the Causes and Effects of the Variolæ Vaccinæ*）中做了特别说明。[39] 身为当地的医生，他常被乡下的居

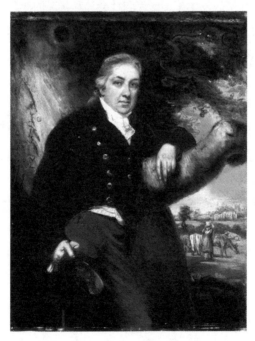

爱德华·詹纳

民请去接种人痘，但他发现，许多居民在接种后都不会出现任何发病症状，可他们都坚称自己以前从未得过天花。詹纳猜测肯定有什么东西让他们拥有了对天花的免疫力，但他们此前可能并不知情，只是在接种人痘时这种免疫力才显现出来。詹纳写道："我发现，这些接种者都曾得过一种被他们称为'牛痘'的疾病。人们之间流传着一种观点，说感染牛痘能够预防天花。"[40] 他还发现，农民们直到接种人痘时才发现了这种联系。"或许是人痘接种的普及让人们注意到了这一点。"于是，詹纳开始更深入地研究牛痘的特性和起源，以及它是否有可能构筑起针对天花的免疫。

詹纳收集并记录了多起因曾感染牛痘而对天花拥有免疫力的个案。1796 年，47 岁的詹纳用试验直接检验了他的理论。5 月 14 日，他给自家园丁 8 岁的儿子詹姆斯·菲普斯（James Phipps）接种了从挤奶工萨拉·内尔姆斯（Sarah Nelmes）手上取出的牛痘脓液，据说萨拉是在不久前被一头名为小花（Blossom）的牛感染的。[41] 9 天后，这个男孩出现了轻微的症状，接种部位周围出现了一个水疱，但很快就康复了。7 月 1 日，詹纳用常规方式给这个孩子接种人痘，但孩子没有出现任何症状：他对天花免疫了。经过 27 年的研究，詹纳得出了一个将会创造历史的结论。他写信给朋友说："我终于完成了期待已久的事情，用人痘接种的操作方法把牛痘病毒从一个人身上传到另一个人身上……然后，这个男孩又被接种了天花人痘，但正如我大胆预测的那样，他对天花病毒毫无反应。现在，我将用成倍的热情继续我的实验。"[42]

詹纳言出必行。1798 年，他家附近的乳牛场再次爆发牛痘，他趁机进行了更多的试验。他先是从牛身上直接取下感染物，将其接种给了一个 5 岁的男孩，又用他身上的脓液接种下一个孩子，用这种方式接种了 4 个孩子。这 5 个孩子都出现了轻微的症状，并在随后的常规人痘接种测试中显示出了对天花的免疫。此时，詹纳已经能够证明，牛痘接种的保护力在人痘接种的情况下也能延续，这意味着，只要接种链条不断，将不需要从牛身上直接获取感染物质。不仅如此，它比传统的人痘接种要安全得多，因为接种者只会生出一个水疱，不会有毁容的风险，并且，最关键的是，它没有向社区中的其他人传播天花的风险。这也降低了接种成本，因为接种者无须为了防止传染而进行为期两周的隔离。

詹纳的发现改变了原来的局面。他把这个发现公布在了 6 月发表的《天花疫苗因果之调查》中，并配上了自己手绘的牛痘插图。一经公布，他的成果立刻就得到了认可。詹纳的朋友亨利·克莱恩（Henry Cline）写道："用牛痘代替人痘有望成为医学史上最伟大的进步之一。"克莱恩也是一名外科医生，1798 年 7 月，他完成了伦敦的首例牛痘接种。[43]

经过几个月的大规模测试，伦敦的医学界开始大力支持牛痘接种。这一疗法以惊人的速度在英国的各个地区普及开来，同时也传播到了对人痘接种持谨慎态度的欧洲大陆、北美、印度、拉丁美洲等地。1801 年，詹纳称英国已有超过 10 万人完成了牛痘接种，曾致力推动人痘接种普及的海加思和莱特森等人是牛痘接种的最早一批支持者。18 世纪的最后 25 年，伦敦的天花死亡率为 9.17%；19 世纪的前 25 年，这个数字下降到 5.17%；1851—1875 年，它又进一步下降至 1.43%。

在法国，拿破仑是这项新技术的有力倡导者。1808—1811 年，约有 170 万法国人接种了牛痘。1800 年，牛痘接种传入北美，当地医学界和政府都迅速表态支持。美国第三任总统托马斯·杰斐逊（Thomas Jefferson）也大力提倡牛痘接种，他曾于 1806 年致信詹纳："你消除了人类最大的苦难，你将被全人类铭记。"[44]

1801 年，牛痘样本送达俄国，罗曼诺夫皇室已迫不及待地想把这种在波罗的海沿岸诸省试验过的疗法引入本土。来自莫斯科孤儿院的男孩安东·彼得罗夫（Anton Petrov）是俄国第一个接种牛痘的人。正如小亚历山大曾被叶卡捷琳娜二世授予贵族头衔并赐姓奥斯佩尼耶一样，小安东也被赐姓为"瓦克西诺夫"（Vaktsinov，即牛痘的俄语名称）以兹纪念。他手臂上的水疱成为后续接种者的牛痘来源。牛痘接种迅速从圣彼得堡和莫斯科向外传播，仅在 1804 年，俄国在欧洲的领土内，就有超过 6.4 万人完成接种，第二年，牛痘接种的范围就扩大至帝国的几乎所有省份。[45]

但转变过程并不总是顺利的。在英国，一些充满警惕的接种者，尤其是伦敦的穷人，恐惧源自动物身上的牛痘痘苗，在可以选择新的接种技术时，仍旧选择他们所熟悉的人痘接种。有些讽刺漫画描绘了接种者在接种牛痘后长出犄角和蹄子的画面。对该疗法的有效性和痘苗质量不稳定的担忧，促使人们开始怀疑詹纳的牛痘接种到底是何物。渐渐地，一些人发现，牛痘对天花的预防作用并不是永久性的，这意味着有些接种者需要再次接种。在詹纳将他的发现公之于众后的几年内，就出现了一场反对牛痘接种的运动，此后，反牛痘接种运动起起落落，但从未真正退出过历史舞台。

尽管存在反对的声音，但牛痘接种的普及仍在继续，事实证明，詹纳在 1801 年做出的预测是正确的："非常明显、不容争议的一点是，人类历史上最可怕的灾厄——天花，有朝一日一定会被这一疗法消灭殆尽。"[46] 1980 年，在一场接种和监测行动之后，世界卫生组织正式宣布天花已被消灭，这是有史以来最伟大的公共卫生成就之一。

詹纳的创新让他成为医学史上最重要的人物之一而享誉全球，这份荣耀实至名归。牛痘接种是一种安全有效、成本低廉的预防性疗法，遏制了曾夺走数百万生命的天花病毒。但詹纳的发现不是凭空出现的：它建立在无数前人的洞察力、决心、勇气和大量的付出之上，是这些人开发出牛痘接种的基础——人痘接种技术。托马斯·迪姆斯代尔、丹尼尔·萨顿和其他所有实验接种师的观察；玛丽·沃特利·蒙塔古夫人、俄国女皇叶卡捷琳娜二世和伏尔泰及其追随者的勇气；朱林、内特尔顿和海加思等数据收集者的艰苦分析；数个世纪以来全世界各地那些不具名的"业余"接种师提供的保护性护理：所有这些都为詹纳的历史性跨越提供了能够立足其上的垫脚石。

最初的牛痘接种师继承的不仅是人痘接种技术，还继承了已经熟悉预防性医疗概念的接种者和医疗从业人员的支持。健康的个体主动感染疾病以免受更大风险的原则已经被确立，即便并非每个人都会选择冒这一风险。在托马斯和他同僚们的推动下，在确保所有社会阶层都能获得牛痘接种的权利这一问题上，科学和人道主义的观点已经大获全胜。

詹纳本人也曾是一名人痘接种师，他站在许多前人的肩膀上，才预见了一个没有天花的世界。若没有人痘接种，也就不会有牛痘接种。

托马斯·迪姆斯代尔的漫长一生跨越了 18 世纪的大部分时期，他经历了包括人痘接种技术在英国的整个发展周期，同时，他还见证了牛痘接种的兴起和胜利。他对这一创新技术的看法并未被记录下来，但想必他对这种发展趋势会有很多疑问，还会寻根究底地质疑詹纳在方法论上的瑕疵。《天花疫苗因果之调查》发表时，托马斯已经86岁，科学早已发展到新的阶段。曾经，莱特森和布莱克等年轻人批评他拒绝支持门诊接种，那场论战损害了他的声誉，然而，牛痘接种的成功之处恰恰在于它能规避人痘接种存在的交叉感染问题。

在第二个任期结束后，托马斯于1790年卸任议员，搬到备受欢迎的温泉小镇巴斯住了一段时间，他在当地的皇家新月街上有一栋房子。在巴斯期间，他出任当地综合医院院长一职，仍保持着对医学的高度兴趣。冬天，他会住到位于伦敦红狮广场的家中。

1781年第二次造访圣彼得堡回到英国后，他一直维持着和俄国的联系。福瑟吉尔去世后，他的妹妹安准备把他收集的植物图册打包出售，托马斯当了一回中间人，请约瑟夫·班克斯和丹尼尔·索兰德给出估价建议，把这些藏品卖给了叶卡捷琳娜二世。他仍然关注着女皇的健康，给她开过一种"令人愉悦的"氧化镁药剂，用于治疗她的胃痛，还给她的皇孙们送去了一匹小马驹和两条小灰猎犬。1785年，他大病初愈，提出要第三次前往俄国去为保罗大公的两个女儿接种人痘。这份提议并未被采纳，但这或许是件幸事。

1793年10月，托马斯收到了最后一封来自女皇的信件，她在信中感谢了他送来的6幅描绘伦敦风景的版画，女皇终其一生也未能亲眼看看这座城市。这封由女皇命人写的信再次强调了他们二人之间长达25年的牢不可破的联结："陛下除了对收到如此新奇的礼物感到高兴之外，也对在礼物中你对她表现出的惦念而开心。陛下对你的感情未曾变过，你一直是她非常敬重的人。"[47]

这一时期，叶卡捷琳娜二世的身体健康每况愈下，与儿子保罗的关系越发疏远，对法国革命造成的混乱与恐怖感到害怕，她已不再是托马斯所认识的那个统治者了。她对启蒙理念的信心也出现了动摇。1790 年，亚历山大·拉吉舍夫（Alexander Radishchev）写出了论战作品《从圣彼得堡到莫斯科旅行记》（*Journey from St Petersburg to Moscow*）。在这部作品中，亚历山大尖锐地批判了农奴制、腐败和战争。或许是不愿承认那些自己未能实现的野心，女皇禁止了此书的发行。女皇身边仍旧有成群的年轻的男宠，但她却永远失去了她心爱的波将金，他没有死于战争的炮火，而是病倒在了与奥斯曼帝国的谈判桌上——这个国家曾败在他手上两次。她得到了克里米亚和波兰的领土，但俄国的扩张行为激怒了它在欧洲的对手，而女皇原本想用自己开明的统治来打动这些国家。英国讽刺漫画家把女皇昭然若揭的帝国主义野心和她的淫欲联系在一起，把她描绘成一个身跨俄罗斯和君士坦丁堡的巨人，在她身下，身形渺小的欧洲各国男性君主全都在抬头窥探她的裙底风光，嘴里还说着粗俗的性暗示话语。[48]

但是，在女皇的英国医生的记忆中，叶卡捷琳娜二世从没有变过，她永远是那个富有魅力、慷慨大方、聪明绝顶的女人。她曾向他请教关于医学和贵格会信仰的问题，敦促他鼓起勇气为她实施秘密接种，并在皇村的花园里听着伏尔泰的书慢慢恢复元气。女皇让他变得无比富足，还给了他从未敢奢求的贵族身份和社会名望，最重要的是，女皇怀着信任把自己的性命交到了他的手里。医生也回报了女皇，用医学的力量保护了女皇和大公，并帮助她把人痘接种从个人行为变成象征性的宣示和公众的榜样。对死亡的蔑视铸就了他们持续一生的友谊。

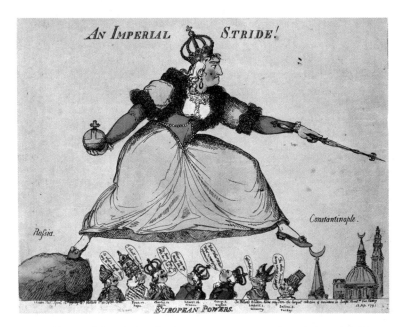

讽刺漫画《帝王步伐！》（*An Imperial Stride*！），威廉·霍兰德（William Holland）作于 1791 年

1796 年 11 月 5 日周三，67 岁的叶卡捷琳娜二世像往常一样在 6 点钟起床，喝了一杯黑咖啡后，她开始伏案工作。9 点过后，一名内侍进入她的寝宫，发现她倒在了隔壁房间的地板上。她昏迷不醒，罗杰森医生无法从她的血管中把浓稠的黑血抽出来，他诊断女皇中风了。女皇得到了最后的圣餐，并进行了临终涂油礼，当晚，保罗和玛丽亚·费奥多罗芙娜在她的病榻旁守了一夜。第二天晚上 10 点 15 分，俄国女皇叶卡捷琳娜二世驾崩了。

托马斯在赫特福德听闻了女皇的死讯。他致信保罗，祝贺他登上帝国皇位，并祝愿他和他的家人永葆安康。在写给俄国皇室的最

后一封信中，托马斯用他从未完全掌握的法语写道："眼下，由于岁月的重压，我的身体已经非常虚弱，但我从没有，也永远不会忘记这种无法用语言描述的善意。我与陛下相处的每个细节都是这种善意的证明：我的心中始终充满着，并且将一直充满关于这些回忆的最热烈的情感和最恭敬的感激，直到我生命的尽头。"[49]

结语

遗产

全世界及其全体人民已赢得摆脱天花的胜利，天花曾经是一种为害极其严重的疾病，自古以来广泛流行于许多国家，造成了死亡、失明并损毁了容貌。

——第三十三届世界卫生大会的决议，1980 年 5 月 8 日，日内瓦 ①

1800 年 12 月 30 日，托马斯·迪姆斯代尔在位于赫特福德的家中去世，享年 88 岁。他比他最著名的接种者俄国女皇和他前两任妻子都更长寿。不仅如此，他为之付出过无数心血的人痘接种技术也消亡在他身前：在詹纳的《天花疫苗因果之调查》发表后不到两年的时间里，牛痘接种就已经取而代之。

科学的浪潮大步向前，但托马斯的声誉并未因此而消失。1796 年，威廉·伍德维尔（William Woodville）在《大不列颠天花人痘接种史》（*History of the Inoculation of the Small-pox in Great Britain*）中写道，迪姆斯代尔男爵的"著作完全配得上公众的感激；它们将成为纪念他判断力、鉴别力和坦率个性的永久丰碑"。[1]托马斯里程碑式的论文《天花人痘接种的现有方式》在世界各地广

---

① 第三十三届世界卫生大会决议和决定及附件，1980 年 5 月 5—23 日，日内瓦。参见世界卫生组织网页 https://apps.who.int/iris/handle/10665/187491。——编者注

为流传，这篇论文不仅为他赢得了前往俄国的机会，还"得到了行业内的普遍认可；几乎所有人痘接种的实践都遵循此文的指导加以规范"。

在托马斯经历过的漫长年代里，接种技术发生了翻天覆地的变化。这种技术由玛丽·沃特利·蒙塔古从土耳其引至英国，并在安斯巴赫的卡罗琳的支持下得以投入实践，这全部要归功于有社会影响力的女性的远见卓识。一些观念先进的医生和科学家看到了人痘接种的潜力，评估了它所取得的良好成效，驳斥了怀疑者和反对者，并把他们的发现分享给全世界。亚洲和非洲部分地区在几个世纪中发展出来的简单而安全的接种方法起初并没有被西方所采用，因为西方的医生试图让这种技术和体液理论相协调。然而，富有进取精神的丹尼尔·萨顿对人痘接种技术进行了改进，使其变得更加简单，这为他带来了财富，也为接种的广泛应用开辟了道路。[2] 是托马斯解释并宣传了这项"新"技术，他和志同道合的伙伴们一起为普及免费接种奔走呼号。爱德华·詹纳成功地证明了牛痘能对天花免疫，出色地完成了对现有接种技术的改进，并赢得了已经接受预防医学理念的群众的信任。

无论在工作中还是在生活中，托马斯都将他所坚持的原则一以贯之。为了迎娶心上人而退出贵格会，说明了他思想独立的品质。为此，他顶住了来自各方面的阻力，正如他毫不妥协地坚持接种者在接种后必须隔离以防传染他人一样。虽然他不善于应付公共场合，但正如叶卡捷琳娜二世和其他许多人所认为的那样，托马斯是个有原则的人，而且非常忠于自己的信念，无论是在医学、和平主义还是反对奴隶贸易等方面。作为真正的启蒙主义者，他的结论全部出自自己的观察和实践，而非理论；并且，与萨顿不同，他还出于公共利益将这些结论公之于众。在他最后一本著作的序言中，他邀请读者对他的发现进行审查并提出质疑："虽然我的理论和推断可能有误，但我可以向读者保证，我一直小心翼翼，若非我亲眼所见，有十足把握，我绝不会将任何事情当做事实讲出来。"[3]

他在与接种者打交道时也恪守着一贯的正直良善。他与俄国女皇之间的联结是在极端情况下建立的，他承受了巨大的压力，也获得了丰厚的回报。而在面对赫特福德的穷人时，他也展现出同样的人文关怀，他曾冒着大雪去为 10 岁的乔治·霍奇斯出诊，只为减轻病人的痛苦。他还把这种关怀给了欧迈，这个来自太平洋岛屿地区的年轻人在刚来英国时宛若惊弓之鸟，在除托马斯外的大多数人眼中，欧迈只不过是个科学标本。托马斯是父亲，是儿子，也做过先后 3 名女性的丈夫，他在一生中给予了无数的爱，也收获了无数的爱。

纳撒尼尔写信向沙皇保罗一世报告了父亲的死讯——多年前，他为保罗进行了人痘接种，当时纳撒尼尔还是一名年轻的医学生。"我必须为已故的家父作证，他至死都对女皇陛下怀有最恭敬、最诚挚的感情，我请求大家相信，这些感情将在我的家族中世代延续，而我个人也会将它们保持到我生命的尽头。"[4]托马斯的俄国贵族爵位由他的长子约翰继承，并在后代中一直传承了下来。而纳撒尼尔则终身未婚，于 1811 年去世，他的爵位也就没有后代延续了。

牛痘接种在俄国发展势头迅猛，这得益于人痘接种的铺垫作用——虽然其中也有牛痘出现在人们对人痘接种没有那么支持的时期的原因。然而，保罗并不是变革的引领者。这个几乎一辈子都活在母亲叶卡捷琳娜二世阴影下的人，于 1801 年 3 月遭暗杀去世，此时距他继位尚不满 5 年。富有改革精神的亚历山大一世接过了俄罗斯帝国的权杖，他是保罗的长子，也是叶卡捷琳娜二世最中意的继承人，在他年幼时由托马斯为他进行了人痘接种——当时他因身体不适而觉得自己命不久矣，还把钱包里的金币作为遗产送给托马斯和托马斯的妻子伊丽莎白。

保罗的遗孀玛丽亚·费奥多罗芙娜皇太后才是积极推广抗击天花的最新武器的人，她身上有着她婆婆当年的影子。圣彼得堡孤儿院紧随莫斯科孤儿院之后，为孩子们全部接种了牛痘，这两个机构每个月都会给玛丽亚汇报最新的接种人数。1801 年首部用俄语出版的关于牛痘接种的著作，就是献给玛丽亚皇太后的。[5] 1802 年，正如叶卡捷琳娜二世曾给予托马斯和纳撒尼尔父子丰厚奖赏一样，玛丽亚给爱德华·詹纳送去了一枚钻石戒指以表彰他的重大发现，并附上了一封亲笔信，详细介绍了她为推广牛痘接种所作的努力。詹纳对她表示了感谢，称她的支持将有助于"消除偏见并加快牛痘接种的普及"。[6]

在圣彼得堡医学院的建议下，沙皇亚历山大一世于 1801 年颁布了一项国家法令，在官方层面上对牛痘接种给予认可。次年，俄国启动一项经过精心规划的方案，准备通过"人接人"的方式把牛痘接种推广至帝国的各个省份，开展永久性牛痘接种计划，并在各省建立接种医院。这一举措不可避免地遭到了心存疑虑的家长们的抵制，但到了 1805 年，牛痘接种普及范围北达阿尔汉格尔斯克（Arkhangelsk）、南抵喀山、东到伊尔库茨克以及中俄边境附近的广大边疆地区，伊尔库茨克当地的原住民对接种始终持积极态度。同年，俄国宣布禁止再接种人痘，这比英国采取相同措施早了35年。1811年，亚历山大一世颁布了第二项法令，强制规定所有俄国人必须在即日起3年内完成牛痘接种。宗教界对此法令非常抗拒，俄国的人口规模也实在过于庞大，加上拿破仑入侵的影响，这个雄心勃勃的目标基本是无法实现的。然而，即便如此，1812年，俄国接种过牛痘的总人数也已达到惊人的160万人。后来，沙皇政府逐渐把接种计划的领导权让渡给医学界，强制接种的情况得到缓解，不过亚历山大一世本人一直是牛痘接种的坚定支持者。1813年，他在访问伦敦期间见到了詹纳。亚历山大一世告诉詹纳，在他的帝国，牛痘接种已经"几乎完全制服了天花"——但这一说法可能过于乐观。

固然，此前叶卡捷琳娜二世对人痘接种的支持为牛痘接种在俄国的迅速普及奠定了基础。然而，即使是在某些曾对人痘接种持抵制态度的国家，牛痘接种的普及速度也是很惊人的。早在1803年，牛痘接种就在西欧站稳了脚跟——先是在瑞典、意大利、德国和奥地利，不久之后，拿破仑和他领导的法国政府也开始推广牛痘接种。[7]西班牙的卡洛斯四世早在1798年就下令让西班牙皇家孤儿院开展牛痘接种工作，通过为22名孤儿轮流进行接种的方式，牛痘经海路来到了南美殖民地。最终，从墨西哥到委内瑞拉再到菲律宾和中国，共有30万人从这次行动中受益，接种了牛痘。

1802年，牛痘经伊拉克传入印度之后，同样是利用"人接人"的方式在当地实现了普及，并进一步传到了非洲、澳大利亚和印度尼西亚的诸殖民据点。在美国，科顿·马瑟牧师和扎布迪尔·博伊尔斯顿博士富有远见的实验曾为人痘接种的早期研究作出了贡献，此时，杰弗逊总统开始大力支持牛痘接种，这让该疗法得以迅速传播开来。此前，虽然由于意识到接种产生的对天花的免疫力为英军在美国独立战争中赢得了优势，乔治·华盛顿曾于 1777 年下令在部队中进行强制接种，但是人痘接种在美国一直遭遇公众的抵制，从未实现大范围普及。

英国是全球的接种科学研究中心，也是詹纳伟大突破的诞生地，但在这里，牛痘接种在早期也遭到了极为激烈的抵制。虽然富人和中产阶级很快就接受了牛痘接种，但伦敦的穷人却对此特别抵触，吵着要用老办法。在伦敦天花医院，许多家长坚持表示只想让自己的孩子接受人痘接种，宁可冒着自然感染天花的风险也不愿接种牛痘。唯利是图的收费接种师们不愿失去生意，不顾传染的风险也要为客人接种人痘。1808 年，在艾萨克·克鲁克香克（Issac Cruikshank）创作的一幅讽刺漫画中，一些仍在提供人痘接种服务的老派接种师手中拿着浸透了鲜血的刀子，而詹纳则向他们恳求道："噢，兄弟们，兄弟们，就让对同胞的怜悯战胜你们对利益的热爱吧。"[8] 曾为在伦敦推广门诊接种而奔走呼号的莱特森此时认为，人痘接种师造成了天花病毒的传播，导致许多人死亡，他们实际上与杀人犯无异。[9] 最终，詹纳因他的发现而得到了议会的奖励，但他仍然无法加快牛痘接种的推广进度。1815 年，詹纳沮丧地写道："调查一下欧洲我们就会发现，当我们还在与反接种主义者作战时，他们已经把精力投入同天花的战斗中，并战胜了这头怪物。"[10]

直到 1840 年，在一场带走了 4 万多条生命的天花疫情之后，英国政府才终于立法禁止接种人痘，并为国民免费提供牛痘接种。1853 年，新出台的法律进一步强制要求儿童接受牛痘接种，但这

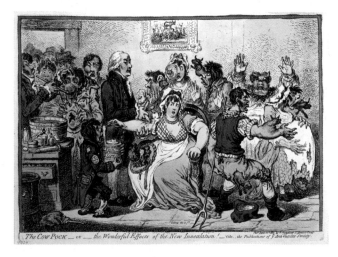

讽刺漫画《牛痘，或新型接种的美妙后果》（*The Cow-pock, or the Wonderful Effects of the New Inoculation*），詹姆斯·吉尔雷（James Gillray）作于 1802 年，画中嘲讽了反疫苗情绪

项规定引发了大规模反抗，反对者给出的理由包括安全性、身体的自主权和个人自由不应受国家干涉，等等。曾经，那些反对人痘接种的人可以按照自己的意愿选择不接种人痘；尽管当时也有人提议把强制接种作为抗击疾病的手段，但托马斯——和叶卡捷琳娜二世一样——一直坚持认为激励、劝服和自由选择要比强迫人们接种的效果更好。此时，依靠对违者处以罚金而实施开来的强制牛痘接种引发了有组织的抗议和一系列新的社会运动，如"全国反疫苗联盟"（the National Anti-Vacci nation League）。最终，英国政府被迫作出让步，允许人们出于良心拒绝履行接种义务，但直到 1948 年英国国民保健署（National Health Service）成立，英国才在法律层面上正式终止了强制接种。[11]

20 世纪 50 年代初，北美洲和欧洲宣布天花已被消灭，但天花在南美洲和亚洲天花仍处于流行状态，两地每年确诊人数约为 5000 万。由新成立的世界卫生组织牵头，各国政府开始就根除天花的可能性展开讨论，但直到 1958 年苏联科学家维克托·日丹诺夫（Viktor Zhdanov）提出了一项以消灭天花病毒为目标的四年接种计划，此事才获得了实质性的推动。日丹诺夫说服了世界卫生组织的成员国跨越冷战阵营的鸿沟展开合作，不过，他的计划直到 1966 年才正式开始实施。人们很快发现，在那些仍然时不时暴发天花疫情的人口稠密的国家，全民接种的可行性并不高，因此，抗疫策略逐步转向监测、遏制以及有针对性的接种相结合的模式，这与一个半世纪以前切斯特的约翰·海加思医生提出的方案不谋而合。

唐纳德·亨德森（Donald Henderson）领导的世界卫生组织团队逐渐抑制住了天花的传播。1975 年年底，来自孟加拉国的 3 岁儿童拉希马·巴努（Rahima Banu）成为最后一个自然感染重症型天花病毒的人；1977 年 10 月，来自索马里医院的厨师阿里·马奥·马阿林（Ali Maow Maalin）则成了轻症型天花病毒的最后一名自然感染者。两人都活了下来。1978 年，伯明翰大学的医学摄影师珍妮特·帕克（Janet Parker）接触到了她办公室楼下微生物学系的实验用天花病毒，她不幸成为全球迄今为止最后一名死于天花的患者。珍妮特的死为一连串难以估量损失的悲剧画上了句号。据估算，20 世纪，总共有 3 亿人死于天花；而在天花存在的最后 100 年中，它总共造成 5 亿人死亡。[12]

在詹纳提出依靠牛痘接种来消灭天花的设想近两个世纪后，也即在英国的医生们首次认识到人痘接种的潜力 250 多年之后，1980

年 5 月 8 日召开的第三十三届世界卫生大会终于宣布，天花已经在全世界范围内被消灭了。人们普遍认为，根除天花是迄今为止最伟大的公共卫生成就。除了天花之外，尚未有任何疾病被人类完全征服，尽管疫苗的普及已使消灭脊髓灰质炎变得指日可待。

1999 年，世界卫生组织作出决议：所有剩余的天花病毒库存都应该被销毁；不过，出于种种担心，该决议一直未能真正生效：生物恐怖主义、被遗忘的样本发生泄漏，甚至是西伯利亚永久冻土层中天花死者的遗体解冻，都有可能让天花卷土重来。用于研究的天花病毒样本仅被保存在美国亚特兰大市的疾病控制与预防中心（Centers for Disease Control and Prevention）以及俄罗斯科利佐沃（Koltsovo）的国家病毒学与生物技术研究中心（State Research Centre of Virology and Biotechnology）戒备森严的实验室里。

在天花被消灭 40 多年后的今天，人类几乎已经遗忘了这种疾病曾经肆虐于世，也不再记得它曾吞噬掉的无数生命。很少有人身上还带着天花留下的伤疤，也没有人会为了预防它而定期接种牛痘。[13] 人痘接种技术也早已淡出人们的视线，它的历史被关于奶牛和挤奶女工的田园叙事遮蔽了起来。

然而，得名于牛痘接种的疫苗接种，仍然在全球公共卫生和发展的道路上书写着无与伦比的辉煌篇章：每年，疫苗都会挽救 200 万至 300 万条生命。人类现有的疫苗可以预防超过 20 种致命疾病，包括脊髓灰质炎、白喉、破伤风、百日咳、流感和麻疹等。在本书写作期间，为了应对新型冠状病毒感染疫情带来的世纪大危机，疫苗的开发、试验和获批正以前所未有的速度开展。

疫苗接种取得了史无前例的成就，然而，关于它的故事还尚未迎来完美的终章。在新冠疫情暴发前不久，疫苗接种在全球范围内陷入了停滞，一些国家的疫苗总体接种率甚至出现了逆增长。[14] 18世纪，人们在致命的天花面前无处可逃，这种恐惧促使他们放下疑虑，为了保护自己和家人而接受人痘接种。如今，在疫苗的帮助下，无论是天花还是脊髓灰质炎的可怕影响都已不再避无可避，这让部分人开始自满于现状。没有了迫在眉睫的风险带来的"聚焦效应"，经过社交媒体放大的反疫苗情绪传播起来可谓是前所未有的容易。

直到新冠疫情带来了新的威胁，人们的注意力才又重新集中到了疫苗挽救生命的能力上。富裕的国家急切地想要保护自己的人民，但就像在18世纪一样，技术红利并未得到平等分配。而且，即便是在这样一场已经夺走550万条生命①的全球性疫情中[15]，恐惧和对权威的不信任仍然让一些人在疫苗到来时选择了犹豫和拒绝。但世界各国领导人纷纷在镜头前挽起袖子接种新冠疫苗，榜样的力量仍然非常重要。

人痘接种，与它的后继者牛痘接种一样，处在科学的严谨性和高度复杂的人性之间模糊的边界地带。边界的一侧是基于数据的、冷静理性的权衡，也就是3个世纪前托马斯·内特尔顿口中的"商人逻辑"，这位来自约克郡的医生是最早一批人痘接种师之一，他目睹了无数患者沦为"斑点怪兽"的牺牲品。即便是最初的、存在诸多缺陷的人痘接种，也比自然感染天花的危险性低：它可以帮助人们在拉孔达明所谓的"致命乐透"中逃过一劫。

边界的另一侧是恐惧、不信任和对概率论的抵制，它们让人类

① 本书成书时的数据。

失去了评估风险的能力。拉孔达明坚持认为，对为人父母者来说，是否让孩子接种人痘"并非道德问题，而是计算问题"。这从来都只是他的一厢情愿：情感会蒙蔽决定，惊恐使天平倾斜。在迷信或错误信息的诱导下，人痘接种带来了近在眼前的死亡或伤痛，相比之下，感染天花的遥远威胁——尽管这个威胁更大，而且几乎不可避免——对许多人来说反而似乎更能接受。

俄国女皇叶卡捷琳娜二世深谙人痘接种的二元性，她自己在某种意义上也是这种二元性的体现。她热爱秩序，乐于看到基于图表数据的对比得出的明晰结论：1768年，随着接种方式的简化和普及，身体健康的人在接种后死亡的概率已趋近于零，而同一时期，自然感染天花的死亡率则为五分之一到六分之一。丹尼尔·萨顿向批评者们提出挑战，要他们拿出证据证明"萨顿接种法"曾直接导致接种者死亡。1781年，远比萨顿更为谨慎的托马斯·迪姆斯代尔也宣称，只要遵章执行，新式接种法就"不会出错"。如今，这一纪录几乎已被人们完全遗忘。叶卡捷琳娜二世在完成接种后曾给弗里德里希二世写信说，任何"有理性的人"，在其他一切条件都相同的情况下，一定会选择两条危险道路中风险更小的那一条。她理解且信任数据：一旦被说服，她还会把自己的决定坚持到底，甚至在连托马斯都表现出动摇的时候也是如此。怀疑是科学家的天性，而寻求确定性则是政治家的本能。叶卡捷琳娜二世同时进行科学的概率估算和政治的利弊权衡：她身为统治者的合法性来自她的儿子，而保护她的继承人就是在保护她自己手中的权力。

女皇在讲述她自己接种人痘的经历时，总是会谈及理性，但她同时也承认情感的作用。她告诉弗里德里希二世，自己此前一直都在与对天花的"高度恐惧"作斗争，并且在试图掌控恐惧的过程中遭遇了"无数困难"。当这种疾病威胁到她儿子的安危，是否为他接种人痘的抉择被再次摆到叶卡捷琳娜二世面前时，她认为自己必须先于保罗接受接种。这对母子的关系并不亲近，日后甚至更加疏远，但无论如何，叶卡捷琳娜二世都是一位母亲，而保罗是她的孩子。当她安慰托马斯医生不必因试验性接种的结果不尽如人意而担忧时，她可能也是这样安抚自己内心最深处的恐惧的。

依靠着敏锐的政治直觉，叶卡捷琳娜二世在人痘接种一事上展示出的高调姿态，为她在俄国推广此疗法提供了助力。她深谙信任在医疗决策中的重要性，并认识到她自身的榜样力量可以克服怀疑。她利用各种手段——宗教神秘主义、艺术、寓言象征和节庆的烟火——来吸引人们关注她想要传达的信息，以此对她的人民施加影响。她巧妙地经营自己的人设：她既是羊群的好牧人，又是聪慧而好战的密涅瓦，还是令人心安的"小母亲"。

在贵族群体中，叶卡捷琳娜二世成功地让人痘接种成为新的潮流风尚，这使她得以把普及人痘接种纳入医疗改革的整体轨道。但她行动的意义远非推广这种医疗手段所能囊括。正如她在写给伏尔泰的信中所言，她原本就想"为全人类树立一个有用的榜样"，而人痘接种正好进入了她的视野。这个基于经验观察而非传统理论的新发明，是启蒙思想的完美体现，正好符合她为自己和她的国家所标榜的形象。凭借亲自接受接种一事，她不仅可以获得启蒙思想家们的认可，还能为自己在启蒙思想家的行列中赢得一席之地。

叶卡捷琳娜二世善于经营人设，但别人笔下的她和她笔下的自己却常有出入。无论是身为大公夫人还是女皇，叶卡捷琳娜二世一直是他人观察的对象。她的权谋韬略和个人魅力——乃至她的外表——总是被"男性气质"和"女性气质"等概念所框定。在位时，叶卡捷琳娜二世曾有意识地玩弄着这些刻板印象：她跨着骏马，身穿男装。这些都是与男性领导力高度相关的权力符号。但在她死后，当传记作家和评论家抨击她在道德和身体上的所谓"女性弱点"时，她就再也无法作出任何回应了，于是这些人便肆意地用肮脏的话语描绘她"贪婪的性欲"。亨利·亨特（Henry Hunter）是法国作家让·亨利·卡斯特拉（Jean Henri Castéra）于 1797 年所作叶卡捷琳娜二世传记的英文版译者，此人宣称："她身上结合着以男性来说最为大胆的狼子野心和以女性来说最为下流的鄙俗性欲。"[16]

在叶卡捷琳娜二世的一生中，她经常失去对自己身体的控制权。童年时期，她弯曲的脊柱上沾满了他人的唾液，还被绑上了黑丝带；作为被新婚丈夫忽视的妻子，她被鼓励与另一个男人发生性关系；俄国的宫廷御医在她流产时应对不慎，还拔掉了她一部分颌骨，两次因失血过多而濒死。她在与多名情夫的情感中找到了肉体上的欢愉，但却无法控制他人的议论和流言蜚语。在人痘接种一事上，她决心做自己身体的主人。她对托马斯说，"我的命是我自己的"，打消了他的疑虑，让他安心为她接种。银制手术刀划破了她的肌肤，脓疱在她手臂上留下了痕迹，她让她的医生详细地记录下了这个故事。事后，她一字不删地把这份记录公开发表。人们真正应该记住的，不是那些在她死后才出现的关于她身体的谣言，而是她接受人痘接种，并以此为俄国乃至全世界树立了榜样的这一事实真相。

俄国女皇和她的英国医生最后的安息之地可谓是天壤之别。叶卡捷琳娜二世长眠于圣彼得堡彼得保罗主教座堂之中，这座位于要塞内、带有高耸入云的金色尖塔的建筑，是罗曼诺夫王朝历任统治者的安息之地。在叶卡捷琳娜二世的白色大理石坟墓旁边，是她丈夫彼得三世的坟墓——他们的儿子保罗将彼得三世重新葬在了叶卡捷琳娜二世身旁，就像夫妻二人曾一起执掌大权一样。在她去世后，她的生活经历被改写了。叶卡捷琳娜二世生前一直拒斥"大帝"头衔，她曾开玩笑似地为自己写过一篇墓志铭，这篇墓志铭是她在托马斯·安德森爵士，也就是托马斯·迪姆斯代尔送她的那条灰猎犬的墓志铭的基础上修改而成的："这里长眠的是叶卡捷琳娜二世……她是俄国的君主，渴望为该国争取利益，并为她的臣民带来幸福、自由和礼节。她不记仇，不憎恨，平易近人，很好相处，生性开朗，有着共和主义的灵魂和一颗善良的心。"[17]

托马斯·迪姆斯代尔，生下来便是贵格会教徒，随后被驱逐出贵格会但仍成长在贵格会价值观中。他被葬在了位于赫特福德毕肖普斯托福德镇一条小巷子深处的贵格会墓地中。按照该教派的传统，他的坟墓并未立碑：因为无论生前抑或死后，所有信徒的地位都是平等的。托马斯也没有留下墓志铭，不过，他最后一篇论著中的一句话或许能够概括他对于科学发展进程的信念："（我的）有些观点可能显得奇怪、颇具争议。对此，我只想说，真理总是在调查后才能浮现，因此我愿意让这些观点接受实证的检验。"

在墓园精心打理的花园中有一面墙壁，墙上嵌着一块石头，石头上刻满了长眠于此的迪姆斯代尔家族成员的名字，包括托马斯和他的三任妻子——玛丽、安和伊丽莎白。墙石风化严重，上面的字母几乎已无从辨认；但是，每当阳光以合适的角度照射于其上时，这些古老的名字就会从阴影之中再次浮现。

延伸阅读

本书的主题与大流行病有关，其写作本身也是在一场大流行病期间完成的。包括英国在内的许多国家在疫情中采取了封锁措施，档案馆和图书馆都关上了大门，无论是国家档案还是贵格会的"受难"清单全都无从获取。幸运的是，许多宝贵的材料都有数字化版本，可以在线免费获取。本书中大量引用的英国驻俄外交人员的信件原件保存在位于伦敦基尤皇家植物园的英国国家档案馆（the National Archives）和大英图书馆（the British Library），但其中大多数也可以在《俄罗斯帝国历史学会收藏》（*Sbornik Imperatorskago Russkago Istoricheskago Obshchestva*，后文简称 *SIRIO*）中找到，这是由俄罗斯帝国历史学会出版的一部多达 148 卷的档案文件和书信辑录。*SIRIO* 还收录了托马斯原始旅行记录的俄文版本以及许多其他内容。《帝国礼仪杂志》（*Kamer-fur'erskii tseremonialnyi zhurnaly*）记录了俄罗斯帝国宫廷的典礼和宴会等，也可以在线上查阅。

同样完成了数字化的，还有大量 18 世纪的医学论文、小册子和文章，其中包括许多关于人痘接种、该疗法的发展以及如何最好地将其在英国穷人中普及的争论。通过阅读这些材料，你可以直观地感受到这项充满争议的新技术带给人们的兴奋感，以及信中人们在进行相关讨论时饱满的激情，还有那些关于风险和如何降低损害的讨论带给我们的扑面而来的熟悉感。托马斯·迪姆斯代尔发表的作品，包括他具有里程碑意义的论文《天花人痘接种的现有方式》和详细记载他访俄细节的《人痘接种文集》，以及詹纳的《天花疫苗因果之调查》和拉孔达明在法国科学院的演讲等许多当时的文本都可以在惠康典藏馆（Wellcome Collection）中找到。英国皇家学会的在线档案馆也是极好的一手文献来源，在那里能找到关于人痘接种传入英国的最初的报告；英国皇家医学院和詹姆斯·林德图书馆（James Lind Library）则让我们得以追溯公共卫生领域对医疗手段进行公正测试的发展历程。

18 世纪，关于人痘接种的讨论远远超出了医学界的范围。牛津大学的启蒙运动在线电子数据库（Electronic Enlightenment）是一个宝贵的资料库，它收录了超过 1 万名现代早期人物的信件，其中有许多与该主题有关的参考资料。18 世纪线上馆藏（Eighteenth Century Collections Online）则储存了数千份来自英国和北美的印刷文本资料，包括以人痘接种为主题的诗歌和戏剧。乔治时代文献线上数据库（Georgian Papers Online）则存有来自英国皇家档案馆（Royal Archives）的文件，其中包含了关于乔治三世的两个儿子在接种人痘后死亡的资料。有几个采用收费订阅制的数据库辑录了这一时期的报刊，这些报刊上的广告和新闻报道反映出了彼时人痘接种的热潮；而《绅士杂志》（可在 HathiTrust 数字图书馆免费查阅）等期刊则追踪了该技术的各种新进展。

除了这些被数字化的原始资料外，还有许多书籍和文章记录了女皇和她的英国医生的故事。以下是我认为最有助益的一小部分文献，按照主题进行分类：

天花与人痘接种的历史

Bennett, M., *War Against Smallpox: Edward Jenner and the Global Spread of Vaccination.* (Cambridge: Cambridge University Press, 2020)

Bishop, W., "Thomas Dimsdale, M.D., F.R.S. (1712–1800): And the Inoculation of Catherine the Great of Russia." *Annals of Medical History,* 4, No. 4, 1932, pp. 321–338

Boylston, A. W., *Defying Providence: Smallpox and the Forgotten 18th Century Medical Revolution.* (North Charleston, SC: CreateSpace, 2012)

Brunton, D., *Pox Britannica: Smallpox Inoculation in Britain, 1721–1830.* (Philadelphia: University of Pennsylvania Press, 1990)

Dimsdale, R., *Mixed Blessing: The Impact of Suttonian Smallpox Inoculation in the Later Eighteenth Century.* (Neuchâtel: 2016)

Eriksen, A., "Cure or Protection? The Meaning of Smallpox Inoculation, ca 1750–1775." *Medical History,* 57, No. 4, 2013, pp. 516–536

Grant, A., *Globalisation of Variolation: The Overlooked Origins of Immunity for Smallpox in the 18th Century.* (London: World Scientific Europe, 2018)

Grundy, I., *Lady Mary Wortley Montagu.* (Oxford: Oxford University Press, 1999)

Hopkins, D. R., *The Greatest Killer: Smallpox in History.* (Chicago: University of Chicago Press, 2002)

Miller, G., *The Adoption of Inoculation for Smallpox in England and France*. (Philadelphia: University of Pennsylvania Press, 1957)

Razzell, P., *The Conquest of Smallpox*. (Firle: Caliban Books, 1977)

Shuttleton, D., *Smallpox and the Literary Imagination 1660–1820*. (Cambridge: Cambridge University Press, 2007)

Smith, J. R., *The Speckled Monster: Smallpox in England 1670–1970, with Particular Reference to Essex*. (Chelmsford: Essex Record Office, 1987)

Weightman, G., *The Great Inoculator: The Untold Story of Daniel Sutton and his Medical Revolution*. (New Haven: Yale University Press, 2020)

叶卡捷琳娜二世和 18 世纪的俄国

Alexander, J. T., *Catherine the Great: Life and Legend*. (New York: Oxford University Press USA, 1989)

Catherine the Great, *Selected Letters*, trans. A. Kahn and K. Rubin-Detlev. (Oxford: Oxford University Press, 2018)

Catherine the Great, *The Memoirs of Catherine the Great*, trans. M. Cruse and H. Hoogenboom. (New York: Modern Library, 2006)

Cross, A. G. (ed.), *An English Lady at the Court of Catherine the Great: The Journal of Baroness Elizabeth Dimsdale, 1781*. (Cambridge: Crest Publications, 1989)

Cross, A., *By the Banks of the Neva: Chapters from the Lives and Careers of the British in Eighteenth-Century Russia*. (Cambridge:

Cambridge University Press, 1996)

Dixon, S., *Catherine the Great.* (London: Profile Books, 2009)

Greenleaf, M., "Performing Autobiography: The Multiple Memoirs of Catherine the Great (1756–96)." *The Russian Review*, 63, No. 3, 2004, pp. 407–426

Isabel de Madariaga, I., *Russia in the Age of Catherine the Great.* (New Haven: Yale University Press, 1981)

Maroger, D. (ed.), *The Memoirs of Catherine the Great*, trans. M. Budberg. (London: Hamish Hamilton, 1955)

Massie, R., *Catherine the Great: Portrait of a Woman.* (New York: Random House, 2012)

McBurney, E., "Art and Power in the Reign of Catherine the Great: The State Portraits." Dissertation. Columbia University, 2014

Proskurina, V., "Catherine the Healer", *Creating the Empress: Politics and Poetry in the Age of Catherine II* . (Boston, MA: Academic Studies Press, 2011), pp. 86–108

Rounding, V., *Catherine the Great: Love, Sex and Power.* (New York: St Martin's Press, 2008)

Sebag Montefiore, *Catherine the Great and Potemkin: The Imperial Love Affair.* (London: Thomas Dunne Books, 2001)

俄国的天花

Alexander, J., "Catherine the Great and Public Health. " *Journal of the History of Medicine and Allied Sciences,* 36, No. 2, 1981, pp. 185–204

Bartlett, R., "Russia in the Eighteenth-Century European Adoption of Inoculation for Smallpox." *Russia and the World of the Eighteenth Century*. (Columbus, OH: Slavica Publishers, 1988), pp. 193–213

Clendenning, P., "Dr Thomas Dimsdale and Smallpox Inoculation in Russia." *Journal of the History of Medicine and Allied Sciences*, 28, No. 2, 1973, pp. 109–125

Gubert, V. O., *Ospa i ospoprivivanīe*. (St Petersburg: Sojkin, 1896)

Schuth, S. O., "The Formation of the Russian Medical Profession: A Comparison of Power and Plagues in the Eighteenth and Nineteenth Centuries." Dissertation. College of William & Mary, 2014

18 世纪的医疗卫生与思想

Bynum, W. F., Porter, R. (eds), *William Hunter and the Eighteenth-Century Medical World*. (Cambridge: Cambridge University Press, 1985)

Cunningham, A., French, R. (eds), *The Medical Enlightenment of the Eighteenth Century*. (Cambridge: Cambridge University Press, 1990)

Dobson, M. J., *Contours of Death and Disease in Early Modern England*. (Cambridge: Cambridge University Press, 1997)

Gottlieb, A., *The Dream of Enlightenment: The Rise of Modern Philosophy*. (New York: Liveright, 2016)

Porter, R., *Enlightenment*. (London: Penguin, 2000)

Porter, R., Conrad, L. I., Neve, M., Wear, A., Nutton, V., *The Western Medical Tradition: 800 BC to AD 1800*. (Cambridge: Cambridge University Press, 1995)

Roberts, M. K., *Sentimental Savants: Philosophical Families in Enlightenment France.* (Chicago: University of Chicago Press, 2016)

Robertson, R., *The Enlightenment: The Pursuit of Happiness 1680–1790.* (London: Harper, 2021)

Rusnock, A., *Vital Accounts: Quantifying Health and Population in Eighteenth-Century England and France.* (Cambridge: Cambridge University Press, 2002)

Tröhler, U., *To Improve the Evidence of Medicine: The 18th Century British Origins of a Critical Approach.* (Edinburgh: Royal College of Physicians of Edinburgh, 2000)

Wear, A., *Medicine in Society: Historical Essays.* (Cambridge: Cambridge University Press, 1992)

其他

Biss, E., *On Immunity: An Inoculation.* (Minneapolis, MN: Graywolf Press, 2014)

Connaughton, R., *Omai: The Prince Who Never Was.* (London: Timewell Press, 2005)

致谢

我要向一位为本书的写作提供了巨大帮助的先生致以我最诚挚的谢意，而遗憾的是我们未曾谋面。他就是已故的罗伯特·迪姆斯代尔（Robert Dimsdale）。罗伯特是托马斯·迪姆斯代尔的直系后裔，也是研究托马斯非凡的生活经历及其家族历史的专家。他细致入微的研究成果是本书写作的基础。我也非常感谢安娜贝尔（Annabel）、爱德华（Edward）、威尔弗里德（Wilfrid）和弗朗索瓦丝（Françoise）等迪姆斯代尔家族成员，他们慷慨地同我分享他们收集的托马斯的信件、医疗笔记和其他文件资料，并相信我能讲好他的故事。在新冠疫情的影响下，他们为我提供的帮助无比珍贵。

我同样要感谢剑桥大学菲茨威廉学院（Fitzwilliam College）的安东尼·克罗斯（Anthony Cross）教授，他十分慷慨地分享关于叶卡捷琳娜女皇和托马斯医生的大量资料。在我研究的起步阶段，他的研究发现为我提供了很大助力。他对 18 世纪到访过俄国的许多英国公民的生活经历抱有极大的学术热情，这牢牢牵动着我的想象力。

还有许多人不计回报地为本书的写作贡献了他们的时间和专业知识。诺丁汉大学的分子病毒学教授乔纳森·鲍尔（Jonathan

Ball）在病毒和疫苗史方面的指导让我受益匪浅；而伯明翰大学贵格会研究中心的主任本·平克·丹德莱昂（Ben Pink Dandelion）教授则对托马斯·迪姆斯代尔的贵格会作风提供了宝贵的意见。詹纳博士故居博物馆的经理欧文·高尔（Owen Gower）在疫情闭馆期间帮我翻阅了馆藏的档案；迈克尔·贝内特（Michael Bennet）、加文·韦特曼（Gavin Weightman）和詹妮弗·彭肖（Jennifer Penschow）也都与我慷慨分享了他们关于人痘接种史的研究成果。海伦·埃斯凡迪亚里（Helen Esfandiary）提供了关于乔治时代社会精英阶层育儿和人痘接种方面的专业知识；乔恩·邓恩（Jon Dunn）为我提出了明智的写作建议，让设得兰群岛进入了本书的写作范围。

在圣彼得堡，娜塔莉亚·索罗金娜（Natalia Sorokina）为身在异乡的我提供了住所，她让我与这座城市产生了个人层面上的联结感。多亏了瓦莲京娜·丹尼洛娃（Valentina Danilova）的历史和文化知识，让包括艾尔米塔什博物馆在内的多座皇家宫苑在我眼中变得生动起来。感谢伏尔泰图书馆的馆员，他们帮我找到了关于人痘接种的文本，并附带了伏尔泰的手写笔记。我还要感谢哈丽雅特·斯温（Harriet Swain）不厌其烦地带我一遍又一遍地参观各个宫殿。

在英国，我非常感谢吉尔·科丁利（Gill Cordingley），她带我走遍了赫特福德与迪姆斯代尔家族有关的重要地点，并把她的私人藏书借我参阅。我同样感谢玛丽莲·泰勒（Marilyn Taylor）、让·珀基斯·里德尔（Jean Purkis Riddell）和凯茜·莫伊（Kathie Moy）的介绍。赫特福德档案馆的邦尼·韦斯特（Bonnie West）

在疫情闭馆期间为我找到了重要的贵格会记录。耶鲁大学、俄罗斯国家古代行为档案馆（Russian State Archive of Ancient Acts，RGADA）、伦敦贵格会馆图书馆、英国皇家医学会、阿伯丁大学和伦敦大学学院（圣托马斯医院档案馆的所在地）的档案员们也都在疫情的困难条件下给予我极大的帮助。海莉·威尔逊（Hayley Wilson）在档案中挖掘出宝贵的内容，并陪我一起完成研究访问；马丁·埃弗里特（Martyn Everett）则给了我启发，让我在家乡萨夫伦沃尔登（Saffron Walden）的吉布森图书馆（Gibson Library）发现了许多珍贵的资料。

　　我在剑桥大学冈维尔与盖厄斯学院（Gonville & Caius College）的同事们和许多其他人给了我鼓励和专业知识方面的帮助，特别要感谢的是雨果·拉罗斯（Hugo Larose）、瓦莱里奥·扎内蒂（Valerio Zanetti）和大卫·塞切博士（Dr David Sacher）。我也非常感谢塔季扬娜·金（Tatiana King），她帮忙完成了本书所需的俄文翻译工作，并和我一起研读了《麻疹》（*Ospa i ospoprivivanie*）一书。我从来没有想过自己会花这么长时间在视频会议软件上与人讨论关于脓疱的问题。

　　我的朋友们以极大的耐心包容着我对人痘接种的痴迷。特别感谢希拉·高尔·艾萨克（Sheila Gower Isaac）、维多利亚·斯金纳（Victoria Skinner）、艾莉森·马布尔（Alison Mable）、克莱尔·马利（Clare Mulley）、莎拉·斯托克韦尔（Sarah Stockwell）、凯瑟琳·惠特伯恩（Katherine Whitbourn）和乔伊斯·哈珀（Joyce Harper）。我在《卫报》（*Guardian*）的前同事帕特里克·巴克姆（Patrick Barkham）和普希金故居博物馆的丽贝卡·奥斯特罗夫斯基（Rebecca Ostrovsky）帮我下定了走上人痘接种研究道路的决心，瑞秋·赖特（Rachel Wright）则自始至终鼓励着我。西蒙和卡佳·切尔尼亚夫斯基夫妇（Simon and Katya Cherniavsky）让我借住在他们家；在伊琳娜·什科达（Irina Shkoda）的帮助下，我完成了 18 世纪的西里尔字母①手稿的翻译工作。莫斯科的塔夫·摩根（Tav Morgan）慷慨地为我结清了俄罗斯国家古代行为档案馆的账单（只能用现金支付）。

过去的经历对我产生的影响也很重要。我在学生时期的历史老师贝丽尔·弗里尔（Beryl Freer）点燃了我对叶卡捷琳娜二世最初的兴趣。我很想让她看到这本书，但遗憾的是，她在本书出版前不久去世了。西安·巴斯比（Siân Busby）也已经离开了我们，但她的善良和她完全原创的书对我影响深远。

我第一次向我在柯蒂斯布朗集团（Curtis Brown）的经纪人凯瑟琳·萨默海斯（Cathryn Summerhayes）提出写作这本书的计划时，距离新冠疫情的全球大暴发只有几周时间。当时我们都没想到这个故事很快就会产生新的回响。我非常感谢她对我的信任。我的编辑萨姆·卡特（Sam Carter）一直非常耐心和慷慨，在疫情封锁前后都对我的写作和编辑工作给予了大力支持。霍莉·诺克斯（Holly Knox）和里达·瓦奎斯（Rida Vaquas）十分敏锐，工作起来非常细心。在你们所有人的帮助下，这本书变得更好了；书中所有不足和纰漏之处皆是我个人原因所致。

最后，我要感谢我的家人们。保利娜（Pauline）、戴维（David）

---

① 俄语、保加利亚语和其他斯拉夫语字母的本源。

和汤姆·沃德（Tom Ward）以及罗伯特·史密斯（Robert Smith）阅读了书稿，提出了他们的建议并给予了我鼓励。最为关键的是，利亚姆（Liam）、艾丽斯（Ailis）、梅芙（Maeve）和内德（Ned）不仅要面对这场当代大流行病造成的诸多不便，还不得不忍受一个痴迷于历史上的大流行病的伴侣或母亲。罗茜（Rosie）、米洛（Milo）和米什卡（Mishka）则一直耐心地坐在我身边，等着我起身陪他们去散步。

译后记

壬寅末、癸卯初，本书的翻译工作终于告一段落。站在当下这个时间节点上，我们或许真的可以用观察历史的眼光"回望"疫情时代了。

正如作者在本书开头所说，《来自英国的冬宫御医：叶卡捷琳娜二世与天花》（后文简称《冬宫御医》）为我们讲述了一场亲密无间的邂逅。故事的舞台充满18世纪西方社会的浪漫主义和进取精神，但同时也弥漫着痛苦而黑暗的死亡气息，现代化、全球化和工业革命撕裂了中世纪厚重沉闷的帷幕，蒸汽机的浓烟从裂隙处喷涌而出，但其中还夹杂着致命的"斑点怪兽"——天花病毒。这是一个风云变幻、波澜壮阔的时代，来自英国的托马斯·迪姆斯代尔充分发扬了西欧航海文明的探险精神，远赴欧洲大陆另一端，为罗曼诺夫王朝最伟大的君主之一、配享"大帝"头衔的叶卡捷琳娜二世接种了天花人痘。叶卡捷琳娜二世借助这一以身犯险的英雄主义举动，成功地动员了整个国家机器和社会各个阶层的力量，让俄国从天花的致命阴影下迈出了第一步，也在人类抗击天花的历史上留下了伟大而不失悲壮气息的一笔。虽然人类与天花病毒之间的斗争在两位主人公死后仍持续了将近200年，但这个故事已经把赢得这场战争所需的全部关键因素完完整整地展现在了我们面前：科学的发展、医疗技术的进步以及正确而果断的政治决策——这也是战胜所有传染性疾病的灵丹妙药。

但历史进程自身的意志从来不会让乐观主义的信念在每一个周期循环中都顺利地变成现实。从 2019 年至今，我有三分之二的时间是在欧洲度过的。我看到书中所写的历史都在一遍又一遍地重演着，只不过这一次是新冠病毒而不是天花病毒，而天花人痘则演进成了新冠疫苗。拂去政治宣传与情绪化攻讦的迷雾，我们不难看到新冠史与天花史的内核其实别无二异：反科学的势力始终都会存在，但无论他们基于怎样的立场、出于何种目的、能给出多么夺人眼球的理由和论证，基于科学的医疗和预防手段都将会是战胜传染病的终极武器。行政的力量或许可以在极端的情况下短期有效地抑制疾病传播和疫情暴发，但人类若要在病毒面前取得决定性的胜利，行政终究需要让位于科学，用合理果断的决策和坚定有力的执行来配合和支持科学发挥其全部力量。哪怕科学的进步程度暂时未能达致一击制胜的程度，我们也不应意图以其他路线取而代之，反倒应该加大力度推动科学向前进。

《冬宫御医》所述的历史让我们看到，在公共卫生与疫情防控的意义上，科学主义绝非是盲目的信仰，而是一代又一代政治家、科学家、医护人员和所有受到疫病影响的普通人在死神面前以生命为代价竖立起来的路标。令人欣喜的是，人类终归是一个有能力从过往的历史中吸收经验和教训的物种。在这场席卷全球的新冠大流行中，尽管跨国合作的渠道在有些时刻并不畅通，在选择抗疫路线时某些群体也曾一意孤行地过度信任科学技术之外的力量，但全球绝大多数国家和地区最终都选择了用提高疫苗接种覆盖率的方式对抗新冠病毒。人类总归还是走在了通向疫情终结那一天的正确道路上，显然，我们已无须为了以"消灭"为前提的所谓"胜利"而放弃正常的生活和人性的尊严。如果我们仍然能把对抗新冠的努力称为一场战争的话，那么这场战争已经不再是不计代价、不分敌我的混战，它的主旋律已经变成了保护与恢复。

返回欧洲的日子在即，我在写作本篇译后记时获知了旅居国方面开始接种新冠疫苗二价加强针的消息。这或许不会是最后一剂加强针，但在庆祝新年的张扬肆意、热情迸发的隆隆炮声中，我已经听到了人类用科学武器向新冠病毒发起最后冲锋的号角。

望天下安泰，世界和平。

姜晓鲲

2023 年 1 月于辽西

注释

序言：斑点怪兽

1. 与接种有关的术语非常庞杂，很容易发生语义混淆，这导致许多人对詹纳之前的接种实践的历史存在误解。"vaccination"一词现在泛指所有疫苗接种，但在19世纪大部分时间里，它仅指利用牛痘来预防天花。在詹纳发现牛痘的功效后，人们通常称老式的人痘接种——也就是用天花病毒以毒攻毒的疗法——为"variolation"（其词根是天花病毒的名称"variola"），以区别于牛痘接种，即"vaccination"。本书没有使用"variolation"这一术语，因为这个词直到19世纪才出现。

2. Macaulay, T. B., *The History of England from the Accession of James II*, vol. 5, ed. C. H. Firth (Cambridge: Cambridge University Press, 2011), pp. 2468–2470.

3. Catherine the Great, *The Memoirs of Catherine the Great*, trans. M. Cruse and H. Hoogenboom (New York: Modern Library, 2006), p. 23.

4. 1979年12月9日，天花已被消灭，1980年第33届世界卫生大会正式确认了这个事实。

5. 参见世界卫生组织。

6. Behbehani, A. M., "The Smallpox Story: Life and Death of an Old Disease", *Microbiological Reviews* (December 1983): 455–509. 亦参见 Miller, G., *The Adoption of Inoculation for Smallpox in England and France* (Philadelphia: University of Pennsylvania Press, 1957), p. 26。

7. 小伯克姆斯特德教区的牧师理查德·莱维特（Richard Levett）在教区登记簿上记录了他事后的想法。参见 Hertfordshire Archives and Local Studies (HALS), DP/20/1/2。

8. 叶卡捷琳娜二世给普鲁士弗里德里希二世的信件，1768年12月5日，参见 Catherine the Great, *Selected Letters*, trans. A. Kahn and K. Rubin-Detlev

(Oxford: Oxford University Press, 2018), p. 70。

9.　参见 World Health Organization, "Poliomyelitis–KeyFacts", www. who.int/news-room/fact-sheets/detail/poliomyelitis, 查阅日期为 2019 年 7 月 22 日。

10.　Vaccine Confidence Project, *State of Vaccine Confidence 2016: Global Insights through a 67-Country Survey*, September 2016. DOI: 10.1016/j.ebiom.2016.08.042.

11.　Larson, H., "The State of Vaccine Confidence", *The Lancet*, 392, 10161 (2018): 2244–2246, DOI: 10.1016/S0140-6736(18)32608-4.

12.　Dimsdale, T., *Thoughts on General and Partial Inoculations* (London: William Richards, 1776), p. 63. 托马斯根据女皇的指示写了 5 本小册子，这一卷包含了其中的两本。5 本册子都被翻译成了俄文，并于 1770 年在圣彼得堡出版，但之前从未以英文出版过。

第一章　那位医生

1.　托马斯出生证明的副本是由他母亲制作的，这份证明的副本和本书引用的其他相关文件都来自私人收藏。

2.　信息来源于赫特福德档案和地方研究所，收集在罗伯特·迪姆斯代尔未完成且未出版的家庭回忆录《继承》（*Inheritance*）中，查阅日期为 2018 年 12 月。托马斯的曾祖父，即罗伯特，在 1630 年的一份法庭起诉书中被称为理发师——从理发剃须到小型外科手术他可能都会。

3.　参见 Essex Record Office, 引自 Dimsdale, R., *Inheritance*。

4.　Dimsdale, T., *A Tribute of Friendship to the Memory of the Late Dr. John Fothergill*. 托马斯于 1783 年，把这份简短的颂词和另外几份祝福约翰·福瑟吉尔生活和工作的颂词，私下进行了印刷，参见 Fox, R. H., *Dr. John Fothergill and His Friends* (London: Macmillan, 1919), pp. 416–417。本书的撰写从中受益匪浅，原件属于迪姆斯代尔家族的藏品。

5.　Dimsdale, R., *Inheritance*.

6.　Essex Record Office, DP 152/12/1, 2 and 3.

7.　Brunton, D., *Pox Britannica: Smallpox Inoculation in Britain, 1721–1830* (Philadelphia: University of Pennsylvania Press, 1990), p. 137.

8.　Smith, J. R., *The Speckled Monster: Smallpox in England, 1670–1970* (Chelmsford: Essex Record Office, 1987), p. 17.

9.　Bennett, M., *War Against Smallpox: Edward Jenner and the Global Spread of*

Vaccination (Cambridge: Cambridge University Press, 2020), p. 24.

10. 由于身体原因，韦奇伍德无法继续制陶，他转向颜色和釉料方面的设计研发，最终做成了世界闻名的品牌，也吸引了叶卡捷琳娜二世对其投资赞助。

11. Glynn, I. and J., *The Life and Death of Smallpox* (London: Profile Books, 2004), pp. 21–22. Abū Bakr Muhammad ibn Zakariyyā al-Rāzī，在西方通常被称为"拉齐斯"（Rhazes），他约于公元854年出生在波斯的雷伊（Rayy）。他一生大部分时间都待在巴格达，是一家医院的负责人。

12. Hopkins, D. R., *The Greatest Killer: Smallpox in History* (Chicago: University of Chicago Press, 2002), p. 43.

13. 关于这场著名的决斗，参见 William Munk, *The Roll of the Royal College of Physicians of London*, vol.II，1701–1800 (London, 1878), https://archive.org/stream/rollofroyalcolle02royaiala/rollofroyalcolle02royaiala_djvu.txt. 此名册常被称为"芒克名册"（Munk's Roll），伍德沃德在 1719 年 6 月 13 日发表的信件中描绘的自己与此处稍有些出入。

14. 巴豆是大戟科的一种有毒植物，清肠效果很强。旋花草是 Convolvulus scammonia 的通用名称，这是一种原产于地中海东部的捆扎草，可作为药用清肠剂，并能杀死蛔虫和绦虫。

15. Jenkins, J. S.,"Mozart and Medicine in the Eighteenth Century", *Journal of the Royal Society of Medicine* 88 (1995): 408–413, 410. 亦可参见 Glynn, I. and J., *The Life and Death of Smallpox*, p. 1。

16. Dimsdale, T., *Tracts on Inoculation, Written and Published at St Petersburg in the Year 1768, by Command of Her Imperial Majesty, the Empress of All the Russias: With Additional Observations on Epidemic Smallpox, on the Nature of that Disease, and on the Different Success of the Various Modes of Inoculation* (London: W. Owen, 1781), p. 151.

17. 数据来自 Guy, W. A., "Two Hundred and Fifty Years of Smallpox in London", *Journal of the Royal Statistical Society* XLV (1882): 431–433, 引自 Brunton, D., *Pox Britannica*, pp. 10, 253–254, 和 Miller, G., *The Adoption of Inoculation for Smallpox in England and France*, pp. 33, 291。

18. Hoole, J., *Critical Essays on some of the Poems of Several English Poets: by John Scott, Esq. with an Account of the Life and Writings of the Author; by Mr Hoole*

(London: J. Phillips, 1785), pp. i–lxxxix.

19. La Condamine, C-M. de., *A Discourse on Inoculation, Read before the Royal Academy of Sciences at Paris, the 24th of April 1754*, trans. M. Maty (London: P. Vaillant, 1755), p. 50.

20. 数据来自 Fenner, F. et al., *Smallpox and Its Eradication* (Geneva: World Health Organization, 1988), p. 231。

21. Smith, J. R., *The Speckled Monster*, p. 24.

22. 同上。

23. *Ipswich Journal*, 9 June 1764.

24. *London Gazette*, issue7379, 22 February 1734, p.1.

25. *Ipswich Journal*, 3 February 1733.

26. 引自 *Smallpox in Poetry*，来自播客 *History of the Eighteenth Century in Ten Poems*, Faculty of English Language and Literature, University of Oxford。

27. Montagu, M. W., "Autobiographical romance: fragment", in R. Halsband and I. Grundy ed. *Lady Mary Wortley Montagu: Essays and Poems and Simplicity, A Comedy*, (Oxford: Clarendon Press, 1993), p. 77.

28. 玛丽·沃特利·蒙塔古从哈德良堡写给萨拉·奇兹韦尔的信，1718年4月1日。Montagu, M. W., *The Turkish Embassy Letters* (London: Virago, 1994), pp. 80–82. 萨拉后死于天花。

29. Maitland, C., *Mr Maitland's Account of Inoculating the Small Pox* (London: J. Downing, 1722), https://wellcomecollection.org/works/v9stfkzk, 引自 Boylston, A. W., *Defying Providence* (North Charleston, SC: CreateSpace, 2012)。这并不是第一次有记载的对英国国民进行的接种。艾丽西娅·格兰特（Alicia Grant）指出，英国大使的秘书赫弗曼（Hefferman）先生的两个儿子于1715年或更早，就在土耳其接受了接种。他们后被送到英国，英国皇家学会的成员曾被邀请去看望他们，考察接种能否预防天花的二次袭击。但该学会的成员从未赴邀，参见 Grant, A., *Globalisation of Variolation: The Overlooked Origins of Immunity for Smallpox in the 18th Century* (London: World Scientific Europe, 2019), p. 31。

30. Maitland, C., *Account*.

31. 查尔斯·梅特兰关于玛利·蒙塔古接种的记录见于英国皇家档案馆，可参见线上展览 *Women and the Royal Society*, https://artsandculture.

google.com/exhibit/women-and-the-royal-society-the-royal-society/
ogJSHD47mg0ZLQ?hl=en。

32. Maitland, C., *Account*.

33. Timonius, E., "An Account of History, of the Procuring the Small Pox by Incision, or Inoculation: As It Has for Some Time Been Practised at Constantinople", *Philosophical Transactions* 29 (1714): 72–82. "蒂莫尼"名字的拉丁化遵循了学术界，尤其是科学研究领域的普遍用法。拉丁化人名是国际通用的做法。

34. Pylarini, G., "Nova et tuta variolas excitandi per transplantationem methodus; Nuper inventa et in usum tracta: qua rite peracta immunia in posterum praeservantur ab hujusmodi contagio corpora", *Philosophical Transactions* 29 (1716): 393–399.

35. Grundy, I., *Lady Mary Wortley Montagu: Comet of the Enlightenment* (Oxford: Oxford University Press, 1999), pp. 218–219.

36. *The London Gazette*, 10 March 1722, p. 6.

37. 埃米扬出生于法国，是一名胡格诺派清教徒，1685 年因宗教迫害逃到伦敦，1715 年被任命为乔治一世的首席外科医生。1716 年 4 月 5 日，他以克劳德·埃米扬的名字当选为皇家学会的成员。

38. 参见伦敦肯辛顿宫的展览 *Enlightened Princesses: Caroline, Augusta, Charlotte and the Shaping of the Modern World* (2017)，展览的图册中记录了这些舞蹈的编排方式。

39. 国王乔治一世写给女儿普鲁士王后索菲娅·多罗西娅的信件，1724 年 5 月 26 日，Wellcome Collection MS.9212/1。索菲娅·多罗西娅的长子，年轻的弗里德里希亲王，即后来普鲁士的弗里德里希二世，他也得了天花。乔治一世建议她对其他的孩子进行接种，并解释说他的孙子弗雷德里克·路易（Frederick Louis），即后来的威尔士亲王（1707—1751），曾在汉诺威成功接受过接种。

40. Wagstaffe, W., *A Letter to Dr. Freind; Shewing the Danger and Uncertainty of Inoculating the Small Pox* (London: Samuel Butler, 1722).

41. Sparham, L., *Reasons against the Practice of Inoculating the Small-pox: As also a Brief Account of the Operation of This Poison, Infused after This Manner into a Wound* (London: J. Peele, 1722).

42. Massey, E., *A Sermon against the Dangerous and Sinful Practice of Inoculation* (London: W. Meadows, 1721).

43. Arbuthnot, J., *Mr Maitland's Account of Inoculating the Smallpox Vindicated from Dr Wagstaffe's Misrepresentations of that Practice; With Some Remarks on Mr Massey's Sermon* (London: J. Peele, 1722).

44. Dimsdale, T., *Tribute*.

45. 迪姆斯代尔家族收藏。

46. Thomas Dimsdale from the Enfield Monthly Meeting (Middlesex), Hertfordshire Archives and Local Studies (HALS), NQ2/5F/53.

第二章　致命乐透

1. La Condamine, C-M. de, *A Discourse on Inoculation, Read before the Royal Academy of Sciences at Paris, the 24th of April 1754*, p. 51.

2. Hertfordshire Archives and Local Studies (HALS), NQ2/1A/15 and NQ2/1A/16.

3. Dimsdale, T., *Tribute*.

4. 同上。

5. 同上。

6. 托马斯·迪姆斯代尔给孩子们的信件，1779 年 3 月 20 日，迪姆斯代尔家族收藏。

7. 迪姆斯代尔家族收藏。

8. Nettleton, T., "A Letter from Dr. Nettleton, Physician at Halifax in Yorkshire, to Dr. Whitaker, Concerning the Inoculation of the Small Pox", *Philosophical Transactions* 32 (1723): 35–48.

9. Nettleton, T., "A Letter from the Same Learned and Ingenious Gentleman, Concerning His Farther Progress in Inoculating the Small Pox, To Dr. Jurin R. S. Secr", *Philosophical Transactions* 32 (1723): 49–52.

10. Miller, G., *The Adoption of Inoculation for Smallpox in England and France*, pp. 111–117. Boylston, A. W., *Defying Providence*, p. 103. Rusnock, A., *Vital Accounts: Quantifying Health and Population in Eighteenth-Century England and France* (Cambridge: Cambridge University Press, 2002), p. 44. 这些著作都提出了相同的观点，将阿巴思诺特和朱林视为使用数据比较方法的先

驱，但首倡者应是内特尔顿。不管怎样，早期医学领域关于人痘接种的争议颇多，用数据来说话是很重要的方式。

11. Jurin, J., "A Letter to the Learned Dr. Caleb Cotesworth, F. R. S., of the College of Physicians, London, and Physician to St. Thomas's Hospital; Containing a Comparison between the Danger of the Natural Small Pox, and of That Given by Inoculation", *Philosophical Transactions* 32 (1723): 213–227.

12. 奥尼西姆斯是加拉曼特人，来自今利比亚南部地区。1707 年，他被教友们"送给"了马瑟。

13. Jurin, J., "A Letter to the Learned Dr Caleb Cotesworth", p.215.

14. 同上。

15. Scheuchzer, J. G., *An Account of the Success of Inoculating the Small-pox in Great Britain, for the Years 1727 and 1728. With a Comparison between the Mortality of the Natural Small-pox, and the Miscarriages in that Practice; As Also Some General Remarks on Its Progress and Success, since its First Introduction* (London: J. Peele, 1729). 舍赫泽是一位来自瑞士的自然学家和医生，他承担了记录每一次接种的繁重任务，因为他希望这个项目能够维持下去，尤其是在朱林离任后，"其他人似乎都不愿意参与进来"。在介绍自己的报告时，他疲惫地总结道："我非常清楚，要同时满足互相攻讦的双方的需求是很难的，他们斗志昂扬地围攻我，一方支持接种，另一方坚决反对接种。"

16. Rusnock, A., *Vital Accounts*, p. 67.

17. Hill, A., *The Plain Dealer: Being Select Essays on Several Curious Subjects: Relating to Friendship, ···Poetry, and Other Branches of Polite Literature. Publish'd Originally in the Year 1724. And Now First Collected into Two Volumes* (London: S. Richardson and A. Wilde, 1724).

18. Voltaire, *Letters Concerning the English Nation* (London: C. Davis and A. Lyon, 1733), 1734 年出版的法语版题为 *Lettres philosophiques*。这本书在法国被禁，但在英国却是畅销书。《谈种痘》是 24 封信中的第十一封，前一封信的内容是谈论贸易，后一封信是写给弗朗西斯·培根的。

19. *Daily Advertiser,* 15 November 1743. 该报还报道了乔治的弟弟威廉·亨利亲王的出生，以及他奶妈的人选。

20. Frewen, T., *The Practice and Theory of Inoculation: With an Account of Its Success;*

In a Letter to a Friend (London: S. Austen, 1749).

21. 米德尔塞克斯郡天花与人痘接种医院的管理者们的报告，1759—1960 年，引自 Green, F. H. K., "An Eighteenth Century Small- Pox Hospital", *British Medical Journal* 1, 4093 (1939): 1245–1247。

22. *The Gentleman's Magazine* 22 (1752), p. 511.

23. Kirkpatrick, J., *The Analysis of Inoculation: Comprizing the History, Theory, and Practice of it: With an Occasional Consideration of the Most Remarkable Appearances in the Small Pox* (London: J. Millan, 1754).

24. *Annals of the Royal College of Physicians* XII (1755): 41–42.

25. Voltaire, *Letters Concerning the English Nation,* Letter XI .

26. Du Marsais, C. C., "Philosopher", *The Encyclopedia of Diderot & d'Alembert Collaborative Translation Project,* 译文参见 D. Goodman (Ann Arbor: Michigan Publishing, University of Michigan Library, 2002)。"启蒙思想家" 的定义参见 *Encyclopédie ou Dictionnaire raisonné des sciences, des arts et des métiers,* vol. 12 (Paris, 1765)。

27. La Condamine, C-M. de, *Discourse on Inoculation,* p. 50.

28. Taschereau, J.-A., Chaudé, A., Meister, J.-H., von Grimm, F., Melchior, F. and Diderot, D., *Correspondance littéraire, philosophique et critique de Grimm et de Diderot, depuis 1753 jusqu'en 1790* (Paris: Furne, 1829), p. 460.

29. *Correspondance de Frédéric II avec Louise-Dorothée de Saxe-Gotha (1740–1767),* ed. M.-H. Cotoni (Oxford: Oxford University Press, 1999), p. 10. 来自迈宁根的路易斯·多罗西娅（Louise Dorothea）就是萨克森-哥达公爵夫人，她很有学识，对文学和哲学有着浓厚的兴趣，定期与伏尔泰通信。他们关于哲学中乐观主义的探讨，对伏尔泰创作《老实人》颇有影响。后来叶卡捷琳娜二世在接种恢复期一直在阅读这本小说。参见 Dawson, D., "In Search of the Real Pangloss: The Correspondence of Voltaire with the Duchess of Saxe-Gotha", *Yale French Studies* No. 71, *Men/ Women of Letters* (New Haven: Yale University Press, 1986), pp. 93–112。

30. Bernoulli, D., "An Attempt at a New Analysis of the Mortality Caused by Smallpox and of the Advantages of Inoculation to Prevent it", *Histoire de l'Academie Royale des Sciences* 1–45 (1760/1766).

31. d'Alembert, J. le Rond, "Onzième mémoire: sur l'application du calcul des

probabilités à l'inoculation de la petite Vérole", in *Opuscules mathématiques* (Paris: David, 1761), vol. Ⅱ, pp. 26–46.

32. Gatti, A., *New Observations on Inoculation*, trans. M. Maty (Dublin: John Exshaw, 1768).

33. 同上，第 65 页。

34. 同上。

35. 加利亚尼写给那不勒斯的贝尔赞斯夫人（Mme de Belzunce）的信件，1777 年 9 月 27 日，参见 Rusnock, A., *Vital Accounts*, p. 90。

36. *The Gentleman's Magazine* 23 (May 1753), pp. 216, 217, 引自 Smith, J. R., *The Speckled Monster*。史密斯还指出，皮尤是该地的另一位进步医生，他设计了一套弯曲的镊子，还是早期节食减肥的倡导者。

37. 迪姆斯代尔家族收藏。

第三章 女皇

1. 托马斯·迪姆斯代尔写给亨利·尼科尔斯的信件，1768 年 9 月 8 日，迪姆斯代尔家族收藏。

2. Catherine the Great, *The Memoirs of Catherine the Great*, trans. M. Cruse and H. Hoogenboom, p. 11.

3. 参见 Dixon, S., *Catherine the Great* (London: Profile Books, 2009), p. 41。

4. 叶卡捷琳娜二世写给约翰娜·比尔克的信件，1770 年 7 月 13 日，参见 Catherine the Great, *Selected Letters*, trans. A. Kahn and K. Rubin-Detlev, p. 90。

5. Rounding, V., *Catherine the Great: Love, Sex and Power* (New York: St Martin's Press, 2008), p. 24.

6. Catherine the Great, *The Memoirs of Catherine the Great*, trans. M. Cruse and H. Hoogenboom, p. 16.

7. Massie, R. K., *Catherine the Great: Portrait of a Woman* (New York: Random House, 2012), p. 384.

8. Brückner, A. *Die Ärzte in Russland biz zum Jahre 1800*, 引自 Alexander, J. T. "Catherine the Great and Public Health", *Journal of the History of Medicine and Allied Sciences* 36 (1981): 185–204。

9. 卡思卡特伯爵写给韦茅斯子爵的信件，1768 年 8 月 12 日，*SIRIO*,

xii:348。英国大使和特使们在俄国宫廷的大部分外交信函都收藏在俄罗斯帝国历史学会，这是俄国最重要的学术机构之一。该机构藏品主要包含档案文件和信件，大部分涉及从彼得二世至拿破仑战争期间的外交历史，其中有大量来自国内外的文件，许多文件都是孤本。

10. Gubert, V. O., *Ospa i ospoprivivanīe* (St Petersburg: Sojkin, 1896).

11. 同上。

12. Grant, A., *Globalisation of Variolation*, p. 140.

13. Alexander, J. T., "Catherine the Great and Public Health", p. 200.

14. Müller, G., *Ezhemesyachnie Sochineniya* (1755), St Petersburg part 1, p. 37. 引自 Grant, A., *Globalisation of Variolation*, p. 139。

15. 同上，第 143 页。

16. 即现在的爱沙尼亚塔尔图市。

17. Grant, A., *Globalisation of Variolation*, p. 150.

18. Bartlett, R. P., "Russia in the Eighteenth Century European Adoption of Inoculation for Smallpox", 载 R. P. Bartlett et al. ed., *Russia and the World of the Eighteenth Century*, (Columbus, OH: Slavica, 1986), p. 196。

19. A. D'Arcy Collyer, *The Despatches and Correspondence of John, Second Earl of Buckinghamshire, Ambassador to the Court of Catherine II of Russia 1762–1765*, ed. for the Royal Historical Society With Introduction and Notes vol. 2, (London: Royal Historical Society, 1902), p. 177.

20. Massie, R. K., *Catherine the Great*, p. 386.

21. 同上。

22. *SIRIO*, xii:331.

第四章　邀请

1. Dimsdale, T., *Tracts on Inoculation*, p. 4.

2. 同上，第 5 页。

3. 同上。

4. 同上，第 6 页。

5. 约翰·福瑟吉尔是英国最富有的医生之一。在为贫穷的病人把脉时，他会把钞票塞到他们手里。他说："我将手伸过穷人的脊梁，伸进富人的口袋。"〔引自 Deutsch, A. "Historical Inter-Relationships between

Medicine and Social Welfare", *Bulletin of the History of Medicine* 11, 5 (1942): 485–502, www.jstor.org/ stable/44440720，引文见第 491 页。] 他对白喉、猩红热、偏头痛和其他疾病的研究作出了重要贡献，并大力提倡人痘接种。他也是贵格会植物学家团体的一员；这项把脉技术用途很广，而且无须进入大学就能学习掌握。福瑟吉尔像他的许多教友——包括托马斯·迪姆斯代尔———一样，都是废奴和监狱改革运动的支持者。

6. Dimsdale, T., *Tribute*.

7. Dimsdale, T., *Tracts on Inoculation*, p. 6.

8. 同上，第 7 页。

9. Dimsdale, T., *The Present Method of Inoculating for the Small-Pox* (London: W. Owen, 1767), p. 7.

10. 同上，第 55 页。

11. 同上，第 56 页。

12. 同上，第 26 页。

13. 同上，第 5 页。

14. 同上，第 5、6 页。

15. *Ipswich Journal*, 16 April 1757. 这是《伊普斯威奇日报》上出现的第一个关于人痘接种的广告。它在好几期中反复出现，随后是一系列类似的公告，其中披露了很多萨顿提供的关于接种的细节。

16. *Ipswich Journal*, 25 September 1762. 两个月后，罗伯特·萨顿在报纸上刊登了一则新的广告，称自己在一年的时间里成功地为 453 名病人进行了人痘接种，包括儿童在内。

17. *Ipswich Journal*, 5 November 1763.

18. *Chelmsford Chronicle*, October 1764, 引自 Weightman, G., *The Great Inoculator* (New Haven: Yale University Press, 2020), p. 41。

19. Smith, J. R., *The Speckled Monster*, p. 74.

20. Weightman, G., *The Great Inoculator*, pp. 44–47.

21. Smith, J. R., *The Speckled Monster*, pp. 48–49.

22. 萨顿在埃塞克斯郡的切姆斯福德镇遭到了一个大型陪审团的指控，说他传播疾病、损害公共利益。他辩称，该镇的药剂师早就开展过接种工作，因此所有的指控都被宣告无效。

23. Houlton, R., *The Practice of Inoculation Justified: A Sermon Preached at*

Ingatestone, Essex, October 12, 1766, in Defence of Inoculation. To Which Is Added an Appendix on the Present State of Inoculation; with Observations by Robert Houlton (Chelmsford: Lionel Hassall, 1767), p. 29.

24. 同上，第 40 页。霍尔顿滔滔不绝地说："在接种所愉快谈话……那里还有各式各样的娱乐活动，时间不知不觉地就过去了。"

25. *Short Animadversions Addressed to the Reverend Author of a Late Pamphlet, Intituled* [sic]: *the Practice of Inoculation Justified* (London: S. Bladon, 1767), p. 33.

26. Houlton, R., *Indisputable Facts Relative to the Suttonian Art of Inoculation. With Observations on Its Discovery, Progress, Encouragement, Opposition, etc.* (Dublin: W. G. Jones, 1798), p. viii.

27. *Letters of Horace Walpole, Earl of Orford, to Sir Horace Mann His Britannic Majesty's Resident at the Court of Florence, from 1760 to 1785*, vol. 1 (London: R. Bentley, 1843), p. 368.

28. Jones, H., *Inoculation or Beauty's Triumph: A Poem, in Two Cantos* (Bath: C. Pope, 1768).

29. Baker, G., *An Inquiry into the Merits of a Method of Inoculating the Small-Pox, Which Is Now Practised in Several Counties of England* (London: J. Dodsley, 1766), p. 1.

30. Houlton, R., *Indisputable Facts*, p. 18.

31. 同上，第 28 页。

32. 同上，第 31 页。

33. 同上，第 32 页。

34. Watson, W., *An Account of a Series of Experiments, Instituted with a View of Ascertaining the Most Successful Method of Inoculating the Smallpox* (London: J. Nourse, 1768).

35. Dimsdale, T., *Tracts on Inoculation*.

36. 同上。

37. Dimsdale, T., *Thoughts on General and Partial Inoculations*, p. 9.

38. *Oxford Journal*, 14 November 1767.

39. *Leeds Intelligencer*, 3 May 1768.

40. 约瑟夫·考克菲尔德致韦登·巴特勒（Weeden Butler）牧师的信

件，1766 年 3 月 26 日，Abraham, J. J., *Lettsom: His Life Times Friends and Descendants* (London: William Heinemann, 1933), p. 195。

41. *Leeds Intelligencer*, 5 July 1768.

42. Piozzi, H. L., *Dr Johnson by Mrs Thrale. The Anecdotes of Mrs Piozzi in Their Original Form* (London: Chatto & Windus, 1984), p. 17.

43. Duncan, W., *et al.*, "The Opinion of His Majesty's Physicians and Surgeon Given Jan. 23, 1768, in Regard to Messrs Sutton's Practice in Inoculation…", *The Gentleman's Magazine* 38 (February 1768), p. 75.

44. *The Town and Country Magazine, Or, Universal Repository of Knowledge, Instruction, and Entertainment*, June 1769, p. 309.

45. 叶卡捷琳娜·达什科娃公主（Princess Ekaterina Dashkova）是叶卡捷琳娜二世的闺蜜，亦是她政变的同谋，她也得到了这篇论文的副本。达什科娃公主后来被任命为帝国文理学院（现称俄罗斯科学院）的院长——她是世界上第一位领导科学院的女性。她在圣彼得堡遇到了托马斯·迪姆斯代尔，并和他保持通信。

46. Fox, R. H., *Dr. John Fothergill and His Friends; Chapters in Eighteenth Century Life* (London: Macmillan and Co., 1919), p. 85.

47. Smith, J. R., *The Speckled Monster*, p.88. 转引自 MeasuringWorth.com。

48. Dimsdale, T., *The Present Method*, p. 81.

49. 理查德·兰伯特的声明参见 *Newcastle Weekly Courant* (Newcastle-upon-Tyne), 16 April 1768, p. 2。

50. *Salisbury and Winchester Journal*, 18 July 1768, p. 3.

51. 约瑟夫·考克菲尔德致韦登·巴特勒牧师的信件，1768 年 8 月 8 日，"Letters of Mr. Joseph Cockfield", 参见 Nichols, J., *Illustrations of the Literary History of the Eighteenth Century*, vol. 5 (London: J. B. Nichols and Son, 1828), p. 785。约瑟夫·考克菲尔德写了几封信，称赞了托马斯·迪姆斯代尔在接种方面的能力，并详细介绍了 1766 年 4 月托马斯为他成功接种后自己出现的头疼和右侧肢体酸痛的情况。1768 年 2 月，他写道："当我们发现在伦敦天花医院接受过接种的 2000 人里，死亡人数不超过 2 人时，谁能不赞美这主的恩赐？谁会不相信这种从东方国家引进的新方法是普遍有效的？"

52. 托马斯·迪姆斯代尔给在圣彼得堡的亨利·尼科尔斯的信件，1768

年 9 月 8 日，迪姆斯代尔家族收藏。

53. 今天波兰北部的格但斯克。

第五章　准备工作

1. 尼基塔·帕宁伯爵对托马斯·迪姆斯代尔的讲话，参见 *Tracts on Inoculation*, p. 10。

2. Richardson, W., *Anecdotes of the Russian Empire: In a Series of Letters, Written, a Few Years Ago, from St. Petersburg* (London: W. Strahan and T. Caddell, 1784), pp. 13–14.

3. 参见历史学家、牧师、大学助教威廉·考克斯（William Coxe）陪同贵族的游记，*Travels into Poland, Russia, Sweden, and Denmark: Interspersed with Historical Relations and Political Inquiries*, vol. 2, third edition (London: T. Cadell, 1787), p. 268。

4. 叶卡捷琳娜·达什科娃公主关于帕宁伯爵的假发以及朝臣的衣着的描述，引自 Rounding, V., *Catherine the Great: Love, Sex and Power*, p. 132。

5. Dimsdale, T., *Tracts on Inoculation*, p. 12.

6. 托马斯·迪姆斯代尔给亨利·尼科尔斯的信件，1768 年 9 月 8 日，参见迪姆斯代尔家族收藏。

7. 托马斯于 1781 年出版的《人痘接种文集》是个双语译本。此书的原版是他于 1768 年 12 月用蹩脚的法语在圣彼得堡写成的，后来在叶卡捷琳娜二世的指示下翻译成了俄语，参见 the Russian State Archives, *SIRIO*, ii:295–322. 托马斯并未带法语原版回国，后来出版的英文版本是 13 年后从俄语重新翻译过来的，并在书中增加了他 1776 年发表的《关于普遍接种和部分接种的思考》一文。

8. 托马斯·迪姆斯代尔给亨利·尼科尔斯的信件，1768 年 9 月 8 日，迪姆斯代尔家族收藏。

9. Dimsdale, T., *Tracts on Inoculation*, p. 16.

10. 同上，第 17 页。

11. 同上。

12. 同上，第 18 页。

13. 同上。

14. Cross, A., *By the Banks of the Neva* (Cambridge: Cambridge University Press,

1996), pp. 55-58.

15. 查尔斯·卡思卡特在 1745 年奥地利王位继承战争的丰特努瓦战役中面部中弹。约书亚·雷诺兹创作的画像上面显示了他脸颊上的疤痕。

16. 托马斯·迪姆斯代尔首次访俄事件的时间是按旧儒略历给出的。巴斯侯爵、韦茅斯子爵托马斯·蒂恩（Thomas Thynne），是英国政府负责北方事务的官员。1782 年以前，南北两名事务大臣的职能范围是按照地理界限划分的：南方级别较高，负责英格兰南部、威尔士、爱尔兰和美洲殖民地（直至 1768 年殖民地事务被划分给专职官员负责），以及与欧洲天主教和伊斯兰国家的关系；北方级别稍低，负责英格兰北部、苏格兰以及与北欧新教国家的关系。1782 年，这两个职位被改为内政大臣和外交大臣。

17. *SIRIO*, xii:363. 所有引用的大使级通讯都可以在同一卷中找到。

18: 托马斯·迪姆斯代尔给亨利·尼科尔斯的信件，1768 年 9 月 8 日，迪姆斯代尔家族收藏。

19. 同上。

20. 苏格兰人约翰·罗杰森博士是冬宫中的一位御医，1776 年，他成为女皇的私人医生，负责检查她的各个情人是否有性病。参见约翰·罗杰森给托马斯·迪姆斯代尔的信件，1770 年 8 月 26 日（旧历），迪姆斯代尔家族收藏。托马斯·迪姆斯代尔一直患有肾脏或膀胱结石，罗杰森强调托马斯的饮食和生活习惯整体上是健康的："你是世界上最不应该得结石的人；我也不觉得你的生活方式会导致得结石，除了你对麦芽威士忌的偏爱。"

21. 约翰·汤姆森给女皇伊丽莎白的医生詹姆斯·芒西博士（Dr James Mounsey）的信件，参见 Thomas, G. C. G., "Some Correspondence of Dr James Mounsey, Physician to the Empress Elizabeth of Russia", *Scottish Slavonic Review* 4 (1985): 11–25。

22. 1766 年英俄商业条约，由帕宁伯爵和代表英国的马嘎尔尼大使（Ambassador George Macartney）在俄商议。英国的工业革命严重依赖俄国的原材料，包括铁、木材和麻，参见 Cross, A., *By the Banks of the Neva*, p. 48。

23. 同上，第 19 页。

24. 卡思卡特伯爵给罗奇福德伯爵的信件，1770 年 10 月 12 日（旧历），

参见 *SIRIO*, xix:123–124。引自 ibid, p. 37。

25. 托马斯·迪姆斯代尔给亨利·尼科尔斯的信件，1768 年 10 月 6 日（旧历），迪姆斯代尔家族收藏。

26. 由叶卡捷琳娜二世填写的给托马斯·迪姆斯代尔的健康问卷，迪姆斯代尔家族收藏。

27. 同上。

28. 来自富萨迪耶于圣彼得堡的报告，1768 年 9 月 23 日，迪姆斯代尔家族收藏。

29. Dimsdale, T., *Tracts on Inoculation*, p. 23.

30. 同上，第 24 页。

31. 同上，第 25 页。

32. 同上。

33. 托马斯·迪姆斯代尔给亨利·尼科尔斯的信件，1768 年 10 月 27 日，迪姆斯代尔家族收藏。

34. Dimsdale, T., *Thoughts on General and Partial Inoculations*, p. 16.

35. 每年 200 万人死亡的数据来源于托马斯于 1776 年出版的《关于普遍接种和部分接种的思考》（*Thoughts on General and Partial Inoculations*）。当这本书与 1781 年《人痘接种文集》一同出版时，托马斯添加了一份说明，承认当初估计的死亡人数过高。"也许是这样，当时的想法太过草率了，我满脑子都是天花病毒在俄国肆虐的景象。"人口数据参见 Macartney, G., *Some Account of the Public Life, and a Selection from the Unpublished Writings, of the Earl of Macartney*, ed. J. Barrow (Cambridge: Cambridge University Press, 2011)。

36. Dimsdale, T., *Thoughts on General and Partial Inoculations*, p. 17.

37. 同上。

38. Dimsdale, T., *Tracts on Inoculation*, pp. 31–32.

39. 同上，第 34 页。

40. 托马斯·迪姆斯代尔给亨利·尼科尔斯的信件，1768 年 10 月 27 日，迪姆斯代尔家族收藏。

41. 以"Regime"开头的笔记，迪姆斯代尔家族收藏。

42. 叶卡捷琳娜二世给伊万·车尔尼雪夫伯爵的信件，1768 年 12 月 14 日，参见 *Pis'ma imperatritsy Ekateriny II k grafu Ivanu Grigor'evichu Chernyshevu*

(1764—1773), RA, 9 (1871), p. 1325。

43. 准备车马随时将迪姆斯代尔一家送往安全地带的故事出现在许多关于叶卡捷琳娜二世人痘接种的叙述中，但并没有第一手的资料。菲利普·H. 科伦丹宁（Philip H. Clendenning）在一篇重要的短文（"Dr Thomas Dimsdale and Smallpox Inoculation in Russia", *Journal of the History of Medicine and Allied Sciences* 28, 1973: 109–125）中指出，这一说法的来源是韦茅斯在 1768 年 10 月 18 日写给卡思卡特伯爵的一封信。然而，他在参考文献中给出的档案集 SP 91/91 中并无这封信件；SP 91/79 中倒是有同一日卡思卡特写给韦茅斯的信，但这封信中也没有提及此计划的内容。托马斯自己的记录里也没提到马车的事情。英国作家、政治家纳撒尼尔·拉克索尔（Nathaniel Wraxall）在自己的回忆录［Wraxall, Sir N. W., *Posthumous Memoirs of My Own Life, III* (London: T. Cadell and W. Davies, 1836), p. 199］里留下了关于游艇的记载，这是他 40 多年前听托马斯的一个儿子亲口说的。作为从俄国逃回英国的交通工具，游艇显然比马车更靠谱；同时，托马斯父子也的确需要马车把他们从皇村载到游艇停泊处。

44. 卡思卡特伯爵给韦茅斯子爵的信件，1768 年 10 月 7 日和 18 日，参见 National Archives SP 91/79: 262。

45. Dimsdale, T., *Tracts on Inoculation*, p. 40.

第六章　接种

1. 托马斯的医疗笔记，1768 年 10 月 18 日，迪姆斯代尔家族收藏。

2. 托马斯关于女王接种的医疗笔记，迪姆斯代尔家族收藏。

3. Dimsdale, T., *Tracts on Inoculation*, p. 73.

4. 托马斯记录的室外温度为列氏温度 5 度或 6 度。列氏温度计在 18 世纪的欧洲被广泛运用，它是一种用酒精测量温度的仪器，将水的熔点和沸点分别定为 0 度和 80 度。女皇的寝宫温度大约在 12 ～ 14 列氏度之间，约等于 15 ～ 17 摄氏度。

5. 叶卡捷琳娜二世给伏尔泰的信件，1772 年 7 月 6 日，参见 Catherine the Great, *Selected Letters*, trans. A. Kahn and K. Rubin-Detlev, pp. 123–124。

6. 叶卡捷琳娜二世给约翰娜·比尔克的信件，1772 年 4 月 28 日，参见 Catherine the Great, *Selected Letters*, trans. A. Kahn and K. Rubin-Detlev, pp. 122–

123。

7. 叶卡捷琳娜二世给伏尔泰的信件，1772 年 7 月 6 日，参见 Catherine the Great, *Selected Letters*, trans. A. Kahn and K. Rubin-Detlev, pp. 123。

8. 叶卡捷琳娜二世给约翰娜·比尔克的信件，1769 年 3 月 4 日，参见 *SIRIO*, x:332。

9. 托马斯的医疗笔记，1768 年 10 月 15 日，迪姆斯代尔家族收藏。

10. Dixon, S., *Catherine the Great*, pp. 265–266.

11. "Obituary of Thomas Dimsdale", *The European Magazine, and London Review* 42 (August 1802): 85.

12. Dimsdale, T., *Tracts on Inoculation*, p. 41.

13. 托马斯的医疗笔记，迪姆斯代尔家族收藏。

14. Dimsdale, T., *Tracts on Inoculation*, p. 41.

15. 托马斯的医疗笔记，迪姆斯代尔家族收藏。

16. 托马斯在公开叙述叶卡捷琳娜二世康复的相关事宜时，并没有提及她的月经问题。但他同时期的医疗笔记中却提到了这一点，并提到月经对排毒的影响。10 月 26 日的一份笔记写道："女皇陛下身体非常好，我本应建议她在第二天服用一些清热解毒的药物，但因她的月经没有完全结束而作罢。"5 天后，也就是 10 月 31 日，托马斯指出："女皇陛下的身体状况依旧良好，但由于她的月经又回来了，所以未能服用第二剂排毒药。"接种的基本程序对于男女而言并无差异，但准备工作和术后的护理会针对不同性别以及儿童群体作出调整。

17. 托马斯的医疗笔记，迪姆斯代尔家族收藏。

18. Dimsdale, T., *Thoughts on General and Partial Inoculations*, p. 59.

19. 同上。

20. 托马斯·迪姆斯代尔给亨利·尼科尔斯的信件，1768 年 10 月 27 日，迪姆斯代尔家族收藏。

21. 叶卡捷琳娜二世于圣彼得堡给总督彼得·萨尔特科夫的信件，1768 年 10 月 27 日，参见 *Letters of the Empress Catherine the Great to Field Marshal Count P. S. Saltykov 1762–1771* [Moscow: В Унив. тип. (М. Катков), 1886], p. 72, Letter 129。数字版见叶利钦总统图书馆（Boris Yeltsin Presidential Library）的网站：www.prlib.ru/en/node/436953。

22. 叶卡捷琳娜二世给法尔康涅的信件，1768 年 10 月 30 日，参见 *SIRIO*, xvii:61。

23. 叶卡捷琳娜二世给约翰娜·比尔克的信件，1768 年 11 月 1 日，参见 *SIRIO*, x:302。

24. Dimsdale, T., *Tracts on Inoculation*, p. 80.

25. 关于宫廷庆祝女皇成功完成接种的细节，参见 the *Kamerfur'erskii tseremonialnyi zhurnal* for 1768, the official Imperial Court record。

26. 卡思卡特伯爵给韦茅斯子爵的信件，1768 年 11 月 1 日，参见 *SIRIO*, xii: 394。

27. 佐尔姆斯伯爵给弗里德里希二世的信件，1768 年 10 月 26 日，参见 *SIRIO*, xvii:163。

28. 卡思卡特伯爵给罗奇福德伯爵的信件，1768 年 11 月 10 日，参见 National Archives SP 91/79: 357。

29. 同上。

30. 罗奇福德伯爵给卡思卡特伯爵的信件，1768 年 12 月 20 日（依据俄历是 12 月 9 日），参见 National Archives SP 91/79: 72–73。

31. 卡思卡特伯爵给韦茅斯子爵的信件，1768 年 11 月 7 日，参见 *SIRIO*, xii:403–404。

32. Graham, I. M., "Two Hertfordshire Doctors", *East Hertfordshire Archaeological Society Transactions* 13 (1950): 44–54.

33. 这些家族的名字有更标准的英文译法：Naryshkins, Shcherbatovs, Golitsyns, Vorontzovs, Buturlins, Stroganovs。

34. 参见托马斯用蹩脚的法文写下的访俄备忘录，俄文版参见 M. Zlobin, *SIRIO*, ii:295–322。这些内容并未出现在他最终于 1781 年出版的英文文集中。

35. 卡思卡特伯爵给韦茅斯子爵的信件，1768 年 11 月 7 日和 18 日，参见 *SIRIO*, xii: 402。

36. 叶卡捷琳娜二世给弗里德里希二世的信件，1768 年 11 月 14 日，参见 Catherine the Great, *Selected Letters*, trans. A. Kahn and K. Rubin-Detlev, pp. 68–70。

37. 叶卡捷琳娜二世给乔治·布朗的信件，1768 年 11 月 16 日，参见 Bishop, W. J., "Thomas Dimsdale MD FRS (1712–1800) and the Inoculation

of Catherine the Great of Russia", *Annals of Medical History* 4, 4（July 1932）：332。

38. 叶卡捷琳娜二世给伊万·车尔尼雪夫的信件，1768 年 11 月 17 日，参见 Proskurina, V., "Catherine the Healer", *Creating the Empress: Politics and Poetry in the Age of Catherine II* (Boston, MA: Academic Studies Press, 2011), pp. 93–94。

第七章 新风尚

1. 叶卡捷琳娜二世给伊万·车尔尼雪夫的信件，1768 年 11 月 17 日，参见 Proskurina, V., "Catherine the Healer", pp. 93–94。

2. 在东正教中，圣像壁是一面由圣像和宗教绘画组成的墙，用于隔开中殿（教堂的主体，大多数礼拜者站立的地方）与圣所（中殿东侧祭坛周围的区域）。

3. 这个节日是旧历 11 月 21 日，旨在庆祝圣母被父母带到耶路撒冷圣殿。该节日的节后庆会持续到旧历 11 月 25 日。

4. Richardson, W., *Anecdotes of the Russian Empire*, Letter V, p. 33.

5. 理查森不熟悉东正教的仪式和礼拜场所，他从英国人的视角解释了这场仪式。他所说的"祭坛"其实是"和英国教堂中的祭坛对应之处"。他也不喜欢圣像，认为它们是"刺眼的、画工不精的俄国圣人的画像"。

6. 宫廷庆典的细节参见 the *Kamer-fur'erskii tseremonialnyi zhurnal* 1768。庆祝女皇成功接种的各项活动、演讲和诗歌参见 Gubert, V. O., *Ospa i ospoprivivanie*, Chapter 12。

7. Soloviev, S. M., *Istoriia Rossii s drevneishikh vremen* (originally published in 29 vols., St Petersburg, 1851—1879), vol. 28, Chapter 1, p. 365, 引自 Proskurina, V., "Catherine the Healer", p. 90。

8. Dimsdale, T., *Tracts on Inoculation*, p. 58.

9. *SIRIO*, x:305. Gospel of John 10:1–21.

10. 11 月 21 日，叶卡捷琳娜二世在圣礼之后乘雪橇巡游以示庆贺，参见 *Kamer-fur'erskii tseremonialnyi zhurnal*, p. 229。

11. *Kamer-fur'erskii tseremonialnyi zhurnal*, 22–24, November 1768; Gubert, V. O., *Ospa i ospoprivivanie*, pp. 275–276.

12. Jaques, S., *The Empress of Art* (Cambridge: Pegasus, 2016), p. 97.

13. Dixon, S., *Catherine the Great*, p. 190.

14. 圣叶卡捷琳娜勋章是俄罗斯帝国的一项荣誉，于 1714 年 11 月 24 日彼得大帝和叶卡捷琳娜一世结婚时设立。除了在 1916—1917 年间短暂设立的圣奥尔加勋章外，它是唯一一项为女性设立的嘉奖。

15. Dimsdale, T., *Tracts on Inoculation*, p. 10.

16. 卡思卡特伯爵给罗奇福德伯爵的信件，1768 年 11 月 25 日（旧历），参见 *SIRIO*, xii:405–407。

17. 信息来源为 1989 年 7 月罗伯特·迪姆斯代尔举办的 "18 世纪的两次俄国之旅"（Two Eighteenth Century Visits to Russia）展览的目录。该展览展出了其祖先托马斯两次圣彼得堡之旅有关的物品。以下简称迪姆斯代尔展览目录。

18. 同上。

19. 金额转换标准来源：MeasuringWorth.com；用 1768 年和 2020 年收入值进行了比较。

20. 托马斯·迪姆斯代尔给亨利·尼科尔斯的信件，1768 年 11 月 25 日（旧历），迪姆斯代尔家族收藏。

21. 这套宣传品几乎被完整地保留下来了，与它的箱子一同展示在圣彼得堡国家冬宫博物馆。

22. 托马斯和纳撒尼尔在俄期间都获得了个人射击许可，这些文件是用俄文手写的，现在由迪姆斯代尔家族收藏。

23. 他列出的武器如下："1 把霰弹枪，1 把线膛枪，1 捆子弹，质量绝佳，她还告诉我她自己试过这些武器，它们都非常趁手。"托马斯·迪姆斯代尔给约翰·迪姆斯代尔的信件，1768 年 12 月，迪姆斯代尔家族收藏。

24. 迪姆斯代尔展览目录。

25. *SIRIO*, xii:427, 17 March 1769.

26. Proskurina, V., *Creating the Empress: Politics and Poetry in the Age of Catherine II* (Brighton, MA: Academic Studies Press, 2011), pp. 90–91; Dixon, S., *Catherine the Great*, p. 191.

27. Gubert, V. O., *Ospa i ospoprivivanie*, Chapter 12, pp. 269–272.

28. 同上，第 270 页。

29. 同上，第 271—272 页。

30. Richardson, W., *Anecdotes of the Russian Empire*, Letter 6, p. 38.

31. *Sankt-Peterburgskie Vedomosti*, 引自 Gubert, V. O., *Ospa i ospoprivivanie*, p. 278。该报纸由彼得大帝于 1702 年创立，是俄国第一份印刷品，至今仍在出版。

32. Tooke, W., *View of the Russian Empire during the Reign of Catharine II and to the Close of the Present Century* (London: T. N. Longman, 1799).

33. Catherine the Great, *The Memoirs of Catherine the Great*, trans. M. Cruse and H. Hoogenboom, pp. 199–200.

34. 叶卡捷琳娜二世给弗里德里希二世的信件，1768 年 12 月 5 日，参见 Catherine the Great, *Selected Letters*, trans. A. Kahn and K. Rubin-Detlev, pp. 70–71。

35. 《伊索寓言》中的故事《分娩的山》讲述了一座山在裂开前发出了可怕的呻吟，结果只放出了一只小老鼠的故事，告诫人们不要虚张声势。

36. 叶卡捷琳娜二世给伏尔泰的信件，1768 年 12 月，参见 Catherine the Great, *Selected Letters*, trans. A. Kahn and K. Rubin-Detlev, pp. 72–74。

37. 托马斯·迪姆斯代尔给亨利·尼科尔斯的信件，1768 年 11 月 16 日，迪姆斯代尔家族收藏。

38. 伏尔泰给叶卡捷琳娜二世的信件，1769 年 2 月 26 日，参见 Electronic Enlightenment Scholarly Edition of Correspondence, ed. R. McNamee, et al. Vers. 3.0 (University of Oxford, 2018)。

39. 同上。

40. Tronchin, T., "Inoculation", *The Encyclopedia of Diderot & d'Alembert Collaborative Translation Project*. Trans. of "Inoculation", *Encyclopédie ou Dictionnaire raisonné des sciences, des arts et des métiers*, vol. 8 (Paris, 1765).

41. *The Scots Magazine*, 1 December 1768 (NS).

42. *Bath Chronicle and Weekly Gazette*, 29 December 1768.

43. 霍勒斯·沃尔波尔给托马斯·曼恩爵士的信件，1768 年 12 月 2 日，参见 Lewis Walpole Library, Yale。

44. 伏尔泰给德米特里·阿列克谢耶维奇·戈利岑亲王的信件，1769 年 1 月 25 日（新历），参见 Electronic Enlightenment Scholarly Edition of Correspondence。

45. Dimsdale, T., *Tracts on Inoculation*, p. 216.

第八章 余波

1. 伏尔泰致叶卡捷琳娜二世的信件，1769 年 2 月 26 日，Electronic Enlightenment Scholarly Edition of Correspondence。

2. Dimsdale, T., *Tracts on Inoculation*, p. 62.

3. 同上，第 60 页。

4. 托马斯给约翰（？）的信件，1768 年 12 月（？），迪姆斯代尔家族收藏。

5. Dimsdale, T., *Tracts on Inoculation*, p. 62.

6. 同上。

7. 女孩的名字和其他许多细节都没有出现在 1781 年的《人痘接种文集》中，然而托马斯用糟糕的法语所写的原始报告中包含这些内容。1770 年，兹洛宾（Zlobin）把托马斯的报告翻译成了俄语以供出版。*SIRIO*, ii:295–322.

8. *Novago voiazhirova leksikona na frantsusskom, nemetskom, latinskom i rossiiskom iazykakh*, trans. S. S. Volchkov (St Petersburg: Tip. Imp. Akademii nauk, 1764). 沃尔奇科夫自 1736 年起担任俄罗斯帝国科学院的翻译官。他翻译了西班牙耶稣会哲学家巴尔塔萨·葛拉西安（Baltasar Gracian）以及蒙田（Montaigne）的作品。

9. Dimsdale, T., *Tracts on Inoculation*, pp. 64–65.

10. 叶卡捷琳娜二世致伏尔泰的信件，1769 年 4 月 15 日，引自 Catherine the Great, *Selected Letters*, trans. A. Kahn and K. Rubin-Detlev, p. 74。

11. Richardson, W., "The Russian Winter, February 1769", 引自 *Anecdotes of the Russian Empire*, p. 53。

12. 出自托马斯给叶卡捷琳娜二世的原始报告，未发表在《人痘接种文集》中。*SIRIO*, ii:317.

13. 托马斯的原始报告，俄文译本。*SIRIO*, ii:318.

14. Merridale, C., *Red Fortress* (London: Allen Lane, 2013), p. 191.

15. 叶卡捷琳娜二世致伏尔泰的信件，1771 年 10 月 6 日（旧历），引自 Merridale, C., *Red Fortress* (London: Allen Lane, 2013), p. 195。

16. Mertens, C., *An Account of the Plague which Raged at Moscow* (London: F. and C. Rivington, 1771), p. 25. 莫斯科的人口数量波动很大，无法准确计算。

17. Gubert, V. O., *Ospa i ospoprivivanie*, p. 277.

18. Dimsdale, T., *Tracts on Inoculation*, p. 67.

19. 安·迪姆斯代尔写给卡思卡特伯爵夫人的信件，1769 年 4 月 4 日，迪姆斯代尔家族收藏。

20. *SIRIO*, ii:318–319.

21. Dimsdale, T., *Thoughts on General and Partial Inoculations*, pp. iii–iv.

22. Huhn, O. von, *Die Allgemeine Einführung der Schutzpocken im Europäischen und Asiatischen Russland* / Повсемѣстное введение предохранительной оспы: в Европейской и Азиятской России (Moscow, 1807).

23. Dimsdale, T., *Thoughts on General and Partial Inoculations*, p. 17.

24. 同上，第 16 页。

25. Dimsdale, T., *Tracts on Inoculation*, p. 93, "A Short Account of the Regulations in the Medical College of St Petersburg in 1768".

26. Dimsdale, T., *Thoughts on General and Partial Inoculations*, p. 11.

27. 同上，第 9 页。

28. Tooke, W., *View of the Russian Empire*, vol. 2, p. 206.

29. Cross, A., *By the Banks of the Neva*, p. 141.

30. Tooke, W., *View of the Russian Empire*, vol. 2, p. 207.

31. 同上，第 204 页。

32. Hilton, A., *Russian Folk Art* (Bloomington: Indiana University Press, 1995), p. 112.

33. Gubert, V. O., *Ospa i osoprivivanīe*, p. 228.

34. Bennett, M., *War Against Smallpox*, p. 233.

35. Tooke, W., *View of the Russian Empire*, vol. 2, p. 208.

36. Alexander, J. T., *Bubonic Plague in Early Modern Russia: Public Health and Urban Disaster* (Baltimore: Johns Hopkins University Press, 1980); Tooke, W., *View of the Russian Empire*, vol. 1, pp. 565–567.

37. Grot, J., *Petersburgische Kanzelvorträge* (Leipzig and Riga: Johann Friedrich Hartknoch, 1781).

38. Storch, H., *Tableau historique et statistique de l'empire de Russie à la fin du dixhuitième siècle* (Basel: J. Decker, 1800); Bartlett, R., "Adoption of Inoculation for Smallpox", *Russia and the World of the Eighteenth Century*.

39. Gubert, V. O., *Ospa i osoprivivanīe*, p. 235.

40. 卡思卡特给韦茅斯的信件，1768 年 11 月 11/12 日，National Archives SP 91/79: 302。

41. 叶卡捷琳娜二世致托马斯的信件，1771 年 7 月 8 日（旧历），迪姆斯代尔家族收藏。

42. 叶卡捷琳娜致鲁缅采夫的信件，1787 年 4 月 20 日。这封带有女皇亲笔签名的信和一幅女皇的肖像画在 2021 年 12 月由麦克道格尔拍卖行打包售出，一位不愿透露姓名的买家为此支付了 130 万美元。信件内容的英文翻译由麦克道格尔拍卖行提供。女皇建议由一名来自诺夫哥罗德－塞维尔斯基的医生主导此番接种计划，此人应是剑桥大学冈维尔和凯斯学院毕业生塞缪尔·亨特（Samuel Hunt），是 18 世纪首个在俄国工作的剑桥大学毕业生（*By the Banks of the Neva*, p. 156）。

43. Storch, H. F., *Historisch-statistisches Gemälde des Russischen Reichs am Ende des achtzehnten Jahrhunderts*, vol. 1 (Riga: Hartnoch, 1797), p. 425.

44. Bartlett, R., "Adoption of Inoculation for Smallpox", p. 197.

45. Parkinson, J. (ed.), *A Tour of Russia, Siberia and the Crimea 1792–1794* (London: W. Collier, 1971), p. 51, 引自 Grant, A., *Globalisation of Variolation*, p. 162。

46. Clarke, E. D., *Travels in Various Countries of Europe, Asia and Africa: Russia, Tahtary, and Turkey* (London: T. Cadell and W. Davies, 1816), p. 350.

47. Dimsdale, T., *Tracts on Inoculation*, p. 68.

48. 同上。

49. 同上，第 69 页。托马斯的做法在当时非常典型：整个 18 世纪，放血都是治疗发烧和炎症的主要方法，包括苏格兰的外科医生约翰·亨特（John Hunter）在内的诸多医学界知名人士都青睐此法。只有在使用过度时，放血疗法才会引起争议：莫扎特和华盛顿去世前都曾被大量放血。到 19 世纪中叶，此疗法受到了进一步审视，被证明是无效且往往会引发危险的。巴斯德和科赫最终证明炎症是由感染引起的，放血不会对其产生影响。

50. 叶卡捷琳娜二世写给比尔克夫人的信件，1769 年 3 月 4 日，*SIRIO*, x:332.

51. 卡思卡特伯爵致英国驻普鲁士大使安德鲁·米切尔爵士的信件，柏林，1769 年 2 月 28 日，引自迪姆斯代尔展览目录。此信写于托马斯未能成行的第一次出发之时。参见 Bisset, A., *Memoirs and Papers of Sir Andrew Mitchell, K. B.: Envoy Extraordinary and Minister Plenipotentiary from the Court of Great Britain to the Court of Prussia, from 1756 to 1771*, vol. 2 (London: Chapman and Hall, 1850)。

52. 扔手套一事是迪姆斯代尔家世代相传的，参见迪姆斯代尔展览目录。

53. 坎宁写给他父亲的信件，但泽，1769 年 4 月 12 日，迪姆斯代尔家族收藏。坎宁之子是著名的首任斯特拉福德·德雷德克里夫子爵，曾任英国驻奥斯曼帝国大使。

54. 米陶位于里加西南 40.23 千米处，今名叶尔加瓦，在拉脱维亚境内。普鲁士城镇梅默尔如今名为克莱佩达，是立陶宛第三大城市。库里什潟湖从立陶宛一直延伸至俄罗斯的飞地加里宁格勒州，被联合国教科文组织评为世界遗产。普鲁士的柯尼斯堡在 1946 年成为苏联的加里宁格勒市。但泽是如今波兰北部的格但斯克。

55. Bisset, A., *Memoirs and Papers of Sir Andrew Mitchell*, p. 516.

56. Shoberl, F., *Frederick the Great, His Court and Times*, trans. Campbell, T. vol. 4 (London: Henry Colburn, 1842), p. 333.

57. 引自托马斯给叶卡捷琳娜二世的手稿，未包含在 1781 年的《人痘接种文集》中，*SIRIO*, ii:321。翻译引自 Brayley Hodgetts, E. A., *The Life of Catherine the Great of Russia* (New York: Brentano's, 1914), p. 247。

58. *SIRIO*, ii:322. 英文版引自 Brayley Hodgetts, E. A., *The Life of Catherine the Great*, p. 248。

59. *SIRIO*, ii:322. 英文版引自 Brayley Hodgetts, E. A., *The Life of Catherine the Great*, p. 249。

60. 坎宁写给他父亲的信件，1769 年 7 月 14 日，迪姆斯代尔家族收藏。

第九章　名人

1. Dimsdale, T., *Thoughts on General and Partial Inoculations*, p. viii.

2. 高尔顿是"月亮人"——即月亮社交圈、也就是后来的伯明翰月亮协会的成员——之一，伯明翰月亮协会是一个由中部启蒙运动的杰出人物组成的非正式学术团体。其成员包括实业家和自然哲学家，他们会在满月前后举行会议，以便会后借着月光回家。协会的其他关键人物有：约瑟夫·普里斯特利（Joseph Priestley）、伊拉斯谟·达尔文（Erasmus Darwin，是一名医生和人痘接种的坚定倡导者；他也是查尔斯·达尔文的祖父）、詹姆斯·瓦特（James Watt）和乔赛亚·韦奇伍德。

3. Library of the Society of Friends, London (Euston), Betty Fothergill, Diary (LSF, 1769–1770).

4. 另外两个支持托马斯的大人物是理查德·布洛克斯比（Richard Brocklesby）和马修·马蒂（Mattew Maty）。布洛克斯比是贵格会成员，在爱丁堡和莱顿接受了医学教育，曾是英国陆军的首席外科医生。马蒂医生则是荷兰的胡格诺派教徒，他是英国皇家学会的秘书，曾把拉孔达明在法国科学院的演讲翻译成英文。

5. 托马斯的儿子们继承了他的银行事业，这家银行直至 1891 年都归迪姆斯代尔家私人所有，此后与 "Prescott, Cave, Buxton, Loder & Co." 合并，成立了普雷斯科特银行，该行是国民威斯敏斯特银行集团的一部分。

6. 波特兰公爵夫人写给第三任波特兰公爵威廉·亨利·卡文迪许–本廷克（3rd Duke of Portland William Henry Cavendish-Bentinck）的信件，1777 年 3 月 17 日，University of Nottingham Library, Portland Papers, Pw F 10679。托马斯继续为这对夫妇的孩子提供治疗。同年 8 月 29 日，公爵夫人再次致信她的丈夫："迪姆斯代尔男爵的一剂药粉让威廉排出了一条我觉得至少有 6 英寸长的蠕虫，这是昨天的事，我从未见过任何事情能让孩子变得这么好。"University of Nottingham Library, Portland Papers, Pw F 10694.

7. 保罗大公致托马斯的信件，1769 年 9 月 2 日，迪姆斯代尔家族收藏。

8. 保罗大公致托马斯的信件，1776 年 3 月 8 日（？），迪姆斯代尔家族收藏。

9. 弗拉基米尔·奥尔洛夫伯爵致托马斯的信件，1769 年 10 月，迪姆斯代尔家族收藏。

10. 弗拉基米尔·奥尔洛夫伯爵致托马斯的信件，1772 年 1 月 22 日，迪姆斯代尔家族收藏。

11. 弗拉基米尔·奥尔洛夫伯爵致托马斯的信件，1770 年 6 月 3 日（？），迪姆斯代尔家族收藏。

12. 托马斯写给叶卡捷琳娜二世的信件，1771 年 6 月 25 日（法语，笔者将其译为英语），迪姆斯代尔家族收藏。

13. 叶卡捷琳娜二世致托马斯的信件，1771 年 7 月 8 日，迪姆斯代尔家族收藏。

14. 叶卡捷琳娜二世让她心爱的灰猎犬以各种形式获得了永生：在花瓶、镇纸和墨盒上都有它们的形象出现。帝国瓷器厂雕塑车间的负责人让－多米尼克·拉切特（Jean-Dominique Rachette）为泽米拉做了一尊卧姿等身像。在普希金的长篇小说《上尉的女儿》的结尾部分，描述了叶卡捷琳娜二世带着一只"英国品种的小白狗"在皇村散步的情景。

15. 西伯利亚松（Pinus sibirica）是一种松科植物，生长于西伯利亚以及哈萨克斯坦和蒙古的部分地区。它的种子可以食用，通常被称作雪松子。叶卡捷琳娜二世给伏尔泰寄的应该就是这种松子。（见第六章）

16. 约翰·罗杰森写给托马斯的信件，1770 年 8 月 26 日，迪姆斯代尔家族收藏。

17. *Encyclopédie, ou dictionnaire raisonné des sciences, des arts et des métiers, etc.*, ed. Denis Diderot and Jean le Rond d'Alembert (Chicago: University of Chicago ARTFL Encyclopédie Project, Spring 2021 Edition), ed. R. Morrissey and G. Roe, http://encyclopedie.uchicago.edu, vol. 8, p. 768; 引自 Roberts, M. K., *Sentimental Savants: Philosophical Families in Enlightenment France* (Chicago: University of Chicago Press, 2016), p. 77。

18. Roman, "Jean-Joseph-Thérèse (M. l'abbé Roman)", *L'inoculation, poème en quatre chants* (Amsterdam: Lacombe, 1773). 诗人刻意加了一条关于用词的注释，让读者知道他通篇未用"天花"一词；他也没有使用"人痘接种"，因为这个词太长，不合这首诗的韵律。他还解释说，之所以要描绘这种"可怕的疾病"，是因为它所激发的恐惧感能强化这首诗的艺术效果。

19. Hopkins, D. R., *The Greatest Killer*, p. 70.

20. 此前 4 位是：神圣罗马帝国皇帝约瑟夫一世（1711 年）；西班牙国王路易一世（1724 年）；俄国皇帝彼得二世（1730 年）；瑞典女王、王后乌尔丽卡·艾莱奥诺拉（1741 年）。巴伐利亚选帝侯约瑟夫·马克西米利安三世于 1777 年死于天花。

21. 叶卡捷琳娜二世致格林的信件，1774 年 6 月 19 日（旧历），*SIRIO*, xiii:407–410。

22. 塔希提语的前缀"O"表达的是"它是"之意，因此，欧迈真正的名字应该是迈（Mai）。但在托马斯的所有信件和英国的各种出版物中，他都被叫做欧迈，本章亦沿用了这种叫法。同样地，他的外号"来自奥塔希特的男人"中的"奥塔希特"，原本也是"那是塔希提"之意。

23. 卢梭经常被错误地与"高贵的野蛮人"的说法联系在一起；但他并未用过这个说法。在英语中，这个词最早出现在约翰·德莱顿（John Dryden）的英雄剧《征服格拉纳达》（*The conquest of Granada*，1672 年）中，用来称呼新被创造出来的人类。

24. 班克斯也是福瑟吉尔的朋友。他是一名狂热的植物收藏家，他在埃塞克斯郡厄普顿的花园被认为是欧洲第二好的花园，仅次于基尤皇家植物园。福瑟吉尔在班克斯出发前为他送来了预防坏血病的食物，包括 6 加仑柠檬汁——这些柠檬汁在航程中被大量蒸发，最后只剩下了不到 2 加仑。福瑟吉尔的黑人仆从里士满（Richmond）也被班克斯带了身边，他死于火地岛的狂风暴雪之中。船上的一位贵格会艺术家悉尼·帕金森（Sydney Parkinson）把这个不幸的消息告诉了福瑟吉尔："对于他的死，我非常难过。"不久之后，帕金森也在旅途中去世了。参见帕金森写给福瑟吉尔的亲笔信，巴达维亚，1770 年 10 月 16 日，Library of the Society of Friends, London., https://quakerstrongrooms.org/2019/11/08/dr-john-fothergill/。

25. 库克的第一次远征从 1768 年持续至 1771 年，其首要任务是观测金星凌日，这一天文现象可以用于测量太阳到地球的距离。在英国皇家学会的请求下，对天文学很感兴趣的国王乔治三世委托库克完成此次远征。叶卡捷琳娜二世也派出了陆路探险队到西伯利亚等地观测此次天象。除了这个目的之外，库克远征的第二个目标是寻找关于此前只存在于假设之中的"南方未知大陆"真实存在的证据。

26. 引自 Connaughton, R., *Omai: The Prince who Never Was* (London: Timewell Press, 2005), p. 61。

27. 1773 年 12 月，第二次造访拉布拉多的卡特赖特带回了另一名因纽特男孩，名为努泽利亚克（Noozelliack），年龄约为 12 岁。抵达英国后，他直接把这个孩子带去了丹尼尔·萨顿那里接受人痘接种。萨顿亲自完成了接种手术，但这个孩子在出现脓疱后不久就去世了。卡特赖特失去了进一步了解因纽特人以及他们家园的机会，他为此感到沮丧："这对我来说是极大的耻辱和失望；我原本打算在未来一段时间里走遍因纽特人在北方的所有部落，带这个男孩回来是想让他上学，接受英语教育，然后当我的翻译员。通过他，我应该能够获得关于他们宗教、风俗和礼仪的全部信息；我也能提高自己说他们语言的水平，这原本能让我在与他的同胞打交道时方便许多，我也本应该学到关于北部沿海的许多知识。" Cartwright, G., *A Journal of Transactions and Events During a Residence of Nearly Sixteen Years on the Coast of Labrador*, vol. 1 (Newark: Allin and Ridge, 1792), pp. 286–287.

28. 卡特赖特船长的姐姐凯瑟琳（Catherine）写给玛格丽特·斯托（Margaret Stowe）的信件，引自 Stopp, M. and Mitchell, G., " 'Our Amazing Visitors': Catherine Cartwright's Account of Labrador Inuit in England", *Arctic* 63, 4 (December 2010): 399–413。凯瑟琳和这些因纽特人熟识，听到他们去世的消息十分悲伤。"我为这些我所爱的对象而忧伤。因为他们的缘故，我的心在悲痛地流血。"

29. *The Crafts man; or SAY's Weekly Journal*, 6 August 1774.

30. 托马斯·迪姆斯代尔的笔记和副本，标题为《尊重欧迈》，迪姆斯代尔家族收藏。

31. 18 世纪 70 年代，有钱人会要求自家尚未得过天花的用人接种人痘以绝感染之患。若福瑟吉尔的黑人仆从里士满没死在火地岛，他很有可能也会被要求接种。18 世纪 80 年代，英国国内大约有 2 万名黑人，其中一部分——尤其是在服务行业工作的——应该是接种了人痘。英国海外殖民地的奴隶群体也会被奴隶主要求接种，且不会事先征得奴隶们的同意。

32. A. Hayward ed. *Autobiography, Letters and Literary Remains of Mrs Piozzi (Thrale)*, (London: Longman, Green, Longman & Roberts, 1861). 此处是针对欧迈在棋局中击败作家和翻译家朱塞佩·巴雷蒂（Giuseppe Baretti）一事作出的评价。这局棋很可能就是托马斯看到的那局。塞缪尔·约翰逊总是嘲笑巴雷蒂输给"野蛮人"，这让两人一生都有嫌隙。

33. Boswell, S., *The Life of Samuel Johnson* (London: Henry Baldwin, 1791), p. 577. 博斯韦尔是库克船长远征的支持者之一，他指出塔希提人"绝非野蛮人"，但在意识到约翰逊不会改变立场之后放弃了争论。

34. Boswell, S., *The Life of Samuel Johnson*, p. 316.

35. Hetherington, M. and McCalman, I., *Cook & Omai: The Cult of the South Seas* (Canberra: National Library of Australia, 2001), p. 31.

36. *The Gentleman's Magazine* 53 (October 1783), p. 869.

37. *The Gentleman's Magazine* 49 (April 1779), pp. 192–193. 皮尤自我介绍说："我是本刊的资深通讯员……是英国第一批接种师之一，也是人痘接种的坚定拥护者。只要我还活着，这个立场就不会改变，因为我的经验让我对我即将说出的事实确信无疑。"

38. Hanway, J., *The Defects of Police: the Cause of Immorality and the Continual Robberies Committed: Particularly in and about the Metropolis* (London: J. Dodsley, 1775), Letter XI, pp. 89–92. 汉韦是高产的社会评论家，有丰富的旅行经历，也去过俄国。他出名的原因是他非常反对饮茶的习惯，而且他是历史上第一个带伞上街的伦敦男人。

39. Dimsdale, T., *Thoughts on General and Partial Inoculations*, p. 65.

40. 同上，第 62–64 页。

41. Hopkins, D. R., *The Greatest Killer*, p. 74.

42. Watkinson, J., *An Examination of a Charge Brought against Inoculation, by De Haen, Rast, Dimsdale, and Other Writers* (London: J. Johnson, 1778).

43. Dimsdale, T., *Observations on the Introduction to the Plan of the Dispensary for General Inoculation with Remarks on a Pamphlet Entitled 'An Examination of a Charge Brought against Inoculation by DeHaen, Rast, Dimsdale, and Other Writers' by John Watkinson MD* (London: W. Richardson, 1778), p. 2.

44. Dimsdale, T., *Thoughts on General and Partial Inoculations*, p. 22.

45. Black, W., *Observations Medical and Political: On the Small-Pox and Inoculation and on the Decrease of Mankind at Every Age* (London: J. Johnson, 1781), p. 75.

46. Bishop, W. J., "Thomas Dimsdale MD FRS (1712–1800) and the Inoculation of Catherine the Great of Russia", *Annals of Medical History* 4, 4 (July 1932): 334.

47. 安写给托马斯的信件，1783 年，Friends MS Portfolio 23/18。托马斯在一篇悼念福瑟吉尔的文章中写道，他的这位朋友会在他的小册子出版前帮他改正里面所有的错误；但安指出，福瑟吉尔根本不赞成托马斯同莱特森争论，更不可能让自己牵涉其中。

48. Minute books of the Committee for the Abolition of the Slave Trade, British Library Add. MSS 21254–21256.

第十章 最后一面

1. 叶卡捷琳娜二世给托马斯·迪姆斯代尔的信件，1781 年 10 月 14 日夜，迪姆斯代尔家族收藏。

2. Dimsdale, T., *Tracts on Inoculation*.

3. 19 世纪，贵格会成员才改变了因拒绝宣誓而无法就任国会议员的状况。1832 年，贵格会教友约瑟夫·皮斯（Joseph Pease，1799—1872）当选南杜伦议员，此事加速了变革的进程。当年的《改革法案》让贵格会成员得以用非宗教性的确认代替宣誓来表达他们的忠诚，皮斯因而成为首位贵格议员。时至今日，在许多需要宣誓的场合下，贵格会成员仍以非宗教性的确认取而代之。

4. *The Parliamentary Register; Or, History of the Proceedings and Debates of the House of Commons [and of the House of Lords] Containing an Account of the Interesting Speeches And Motions ⋯ During the 3rd Session of the 15th Parliament of Great Britain* (London: printed for J. Almon, 1775–1804), vol. 10, p. 161.

5. 引自 "The History of Parliament"。《英国纪事报》（*The English Chronicle*）是 1779 年在伦敦创立的一份晚报，每周出版 3 期。The History of Parliament 是一个研究项目，它对 13 世纪起英格兰和整个英国的议会政治进行了完整的描述。内容包含对各个选区的选举和选票政治的研究，对这一时期每名当选的国会议员个人生活的记述，以及与该主题有关的调查。目前已经出版的 41 卷涵盖了 10 个时期、共 326 年的议会历史。该项目可在线上查询：www.historyofparliamentonline.org。

6. 迪姆斯代尔家族收藏。

7. 迪姆斯代尔家族收藏。

8. 男爵夫人的食谱大约在 1800—1808 年写成，共有大约 700 道菜，其中包括据信为首个甜甜圈的食谱；还有一个"俄罗斯黄瓜"的食谱，是她从俄国大使馆的一位熟人那里学到的；此外，还有些实用的家庭建议，例如如何清洗铜锈和保护鸡舍不受病虫侵害。参见 H. Falvey ed., *The Receipt Book of Baroness Elizabeth Dimsdale, c.1800*, (Rickmansworth: Hertfordshire Record Society, 2013), p. 145。

9. 金牧师回到俄国是为了出售他收藏的一套古钱币。一包来自这趟旅途的收据中包括了一张"给狗洗澡和清洗两辆马车"的账单。不可思议的是，福克斯在路上还生了小狗。参见迪姆斯代尔家族收藏。

10. 伊丽莎白提到她带了"一些汉斯·斯隆爵士送的热巧克力，我从中得到了许多慰藉"。斯隆是英国皇家学会的主席和最早支持人痘接种的人之一，他在牙买加工作期间接触到了可可。他发现这东西只有加在牛奶里才喝得下去，于是就把可可加牛奶的配方带回了英国，起初这种饮品是作为药品生产和出售的。除了热巧克力之外，迪姆斯代尔夫妇的旅行茶具箱里还装有一壶水和一块黄油。

11. Cross, A. G. (ed.), *An English Lady at the Court of Catherine the Great: The Journal of Baroness Elizabeth Dimsdale, 1781* (Cambridge: Crest Publications, 1989). 本章有多处引用了她的日记。

12. 1772 年，波兰被瓜分，这是历史上波兰被 3 次瓜分中的第一次。1795 年，波兰－立陶宛联邦最终从地图上消失。在第一次瓜分中，俄国、普鲁士和奥地利一共得到了 20 万平方千米的土地。

13. 伊丽莎白在日记中混用了新旧两种历法，但主要用的是新历。本章中关于托马斯第二次赴俄旅程的所有日期都是新历日期。

14. 伊丽莎白寄给其兄弟姐妹的信件，圣彼得堡，1781 年 8 月 9 日，迪姆斯代尔家族收藏。

15. 1866 年成立的社会运动组织刑法改革联盟被冠以霍华德之名，被简称为霍华德联盟。霍华德本人在英格兰、威尔士和全欧洲范围内调查了诸多监狱。他在圣彼得堡拒绝了托马斯要将他介绍给女皇的提议，并告诉托马斯说"我并不是为了见大人物"。他经常和迪姆斯代尔夫妇见面，但没怎么和他们吃过饭，因为"他们吃的食物太高级了"，而霍华德只吃面包布丁和土豆。1790 年，霍华德在乌克兰赫尔松死于"监狱热"，这是一种伤寒症。赫尔松有一座为他而立的纪念碑。参见 Cross, A. G. (ed.), *An English Lady at the Court of Catherine the Great*, p. 49。

16. 切弗里小姐的说明，迪姆斯代尔家族收藏。

17. 迪姆斯代尔家有一枚世代相传的卢布金币，但这枚金币应该是康斯坦丁学习哥哥亚历山大的行为，送给伊丽莎白的。

18. 托马斯在沙皇村写给约翰（？）的信件，1781 年 9 月 28 日，迪姆斯代尔家族收藏。

19. 玛丽亚写给托马斯的信件，1781 年 9 月，迪姆斯代尔家族收藏。

20. Cross, A. G. (ed.), *An English Lady at the Court of Catherine the Great*, p. 84.

21. Dimsdale, T., *Tracts on Inoculation*, pp. 218, 245.

22. Razzell, P., "The Decline of Adult Smallpox in Eighteenth Century London: A Commentary", *The Economic History Review* 64, 4 (2011): 1329.

23. Brunton, D., *Pox Britannica*, Chapter 7.

24. 宫廷接种师可能采用了老式的、风险更高的接种法。1768 年，在王后的授意下，她的哥哥、儿子和她一名内侍的女儿夏洛特·阿尔伯特（Charlotte Albert）都接受了接种。根据夏洛特的记录，接种过程的其中一步是把浸满脓液的棉条在她皮肤下进行拉扯——这种技术早在多年前就被弃用了。而且此次接种并未奏效：7 年后，夏洛特患上了非常严重的天花。

25. Esfandiary, H., " 'We Could Not Answer to Ourselves Not Doing It': Maternal Obligations and Knowledge of Smallpox Inoculation in Eighteenth-Century Elite Society", *Historical Research* 92 (2019): 754–770.

26. Dimsdale, T., *Tracts on Inoculation*, p. 157.

27. Dimsdale, T., *Tracts on Inoculation*, p. 110.

28. Haygarth, J., *A Sketch of a Plan to Exterminate the Casual Small-pox from Great Britain; and to Introduce General Inoculation*, vol. 1 (London: J. Johnson, 1793), pp. 62–65.

29. 同上，参见第一卷，第 177 页。

30. Brunton, D., *Pox Britannica*, pp. 165–166.

31. Dobson, M. J., *Contours of Death and Disease* (Cambridge: Cambridge University Press, 1997), pp. 481–482.

32. Razzell, R., *The Conquest of Smallpox* (Firle: Caliban Books,1977); Smith, J. R., *The Speckled Monster*; Brunton, D., *Pox Britannica*; 以及 Mercer, A., *Infections, Chronic Disease, and the Epidemiological Transition: A New Perspective* (Rochester, NY: University of Rochester Press, 2014)。这些文献提供了关

于 18 世纪晚期人痘接种对英国各个社区影响的资料。

33. Howlett, J., *Observations on the Increased Population ··· of Maidstone* (1782), p. 8, 引自 Razzell, P., *The Conquest of Smallpox* (Firle: Caliban Books, 1977), p. 152。

34. Rusnock, A., *Vital Accounts*, p. 106.

35. Black, W., *An Arithmetical and Medical Analysis of the Diseases and Mortality of the Human Species* (London: J. Johnson, 1789), p. iii.

36. Smith, J. R., *The Speckled Monster*, p. 66.

37. Dobson, M. J., *Contours of Death and Disease*, p. 483; Smith, J. R., *The Speckled Monster*, p. 66; Hopkins, D. R., *The Greatest Killer*, pp. 76–77.

38. Hopkins, D. R., *The Greatest Killer*, p. 77.

39. 1797 年，时任英国皇家学会主席约瑟夫·班克斯爵士拒绝了詹纳的来稿，于是，詹纳自行出版了他的《天花疫苗因果之调查》。他把牛痘的拉丁语名称颇具误导性地定为"*variolæ vaccinæ*"，这在字面上是"牛的天花"的意思，暗示两者有着共同的起源，但他并不能证明这一点。

40. Jenner, E., "On the Origin of the Vaccine Inoculation", *Medical and Physical Journal* 5, 28 (1801): 506.

41. 这并不是詹纳第一次使用动物身上的痘病毒进行接种：1789 年，他给自己的儿子接种了猪痘；后来，他又给小儿子接种了牛痘。按照当今的标准，他的实验有违科研伦理，但他在进行这两次接种时，是知道这些疾病对人造成不了太大伤害的。在给自己的客人接种天花病毒以验证牛痘的免疫效果时，他也的确遵循了预防性接种的标准流程。

42. 詹纳使用的术语是"牛痘病毒"和"使用牛痘进行的接种"。1800 年，詹纳的朋友、外科医生理查德·邓宁（Richard Dunning）在他的著作《关于疫苗接种的一些观察》（*Some Observations on Vaccination or the Inoculated Cow-Pox*）中定下了"牛痘接种"（vaccination）这一称谓。参见 Bennett, M., *War Against Smallpox*, p. 86。

43. Hopkins, D. R., *The Greatest Killer*, p. 81.

44. 杰弗逊写给詹纳的信件，蒙蒂塞洛，1806 年 5 月 14 日，来自 Thomas Jefferson Papers at the Library of Congress, https://www.loc.gov/item/mtjbib016128/, Series 1: General Correspondence. 1651–1827。

45. Bennett, M., *War Against Smallpox*, p. 232.

46. Jenner, E., "On the Origin of the Vaccine Inoculation", p. 508.

47. 信件，1793 年 10 月 5 日，签名字迹不清，很可能来自俄罗斯帝国大首相亚历山大·贝兹博罗德科伯爵（Count Alexander Bezborodko），迪姆斯代尔家族收藏。

48. William Holland., *An Imperial Stride*, etching, 12 April 1791. British Museum Collection.

49. 托马斯写给沙皇保罗一世的信件，1797 年 1 月 5 日（新历），迪姆斯代尔家族收藏。

结语　遗产

1. Woodville, W., *The History of the Inoculation of the Small-pox, in Great Britain*, vol. 1 (London: James Phillips, 1796), p. vi.

2. 在作出承诺 30 年之后，1796 年，丹尼尔·萨顿终于把他的接种法发表在了《接种师》（*The Inoculator*）一书中——同年，詹纳确证了牛痘对天花的免疫功效。在标题页，丹尼尔描述自己为"外科医生，在 1763 年把人痘接种的新方式带给了这个王国"。他对于"我放弃了医疗事业，而且早就死了"的谣言抱怨了一番，并试探性地写道："我不知道学术界对我的理论或推测会有什么看法；我对此也并不关心。"

3. Dimsdale, T., *Tracts on Inoculation*, pp. ix–x.

4. 纳撒尼尔给沙皇保罗一世的信件，1801 年 2 月 21 日（新历），迪姆斯代尔家族收藏。

5. Bennett, M., *War Against Smallpox*, p. 228.

6. Baron, J., *The Life of Edward Jenner*, vol.1 (London:H.Colburn,1827), p.463.

7. 拿破仑非常崇拜詹纳，在战争期间甚至应他的请求释放了好几名英国俘虏。他甚至说过："啊，詹纳！我根本无法拒绝詹纳的任何请求！"引自 Hopkins, D. R., *The Greatest Killer*, p. 82。

8. Cruikshank, I., *Vaccination against Small Pox, or Mercenary & Merciless Spreaders of Death & Devastation Driven Out of Society* (1808), British Museum collection.

9. Razzell, P., "The Decline of Adult Smallpox".

10. Fisher, R.B., *Edward Jenner: A Biography* (London: André Deutsch, 1991), p.245.

11. 1946 年的国民健康服务法案撤销了此前的牛痘接种法。同时，它还强化了向儿童普及牛痘接种的政策，并授权英国国民保健署负责当时和日后的接种计划。

12. Henderson, D. A., "The Eradication of Smallpox-An Overview of the Past, Present, and Future", *Vaccine* 29 (2011): D7–D9; Henderson, D. A., *Smallpox: The Death of a Disease-The Inside Story of Eradicating a Worldwide Killer* (Buffalo, NY: Prometheus Books, 2009).

13. 除了需要与这种病毒打交道的实验室人员。美国政府也保存了天花疫苗，以备发生生化恐怖袭击等危急情况时之需。

14. 见世界卫生组织，"Vaccines and immunization", www.who.int/health-topics/vaccines-and-immunization#tab=tab_1。世界卫生组织网站称："一些国家进展停滞甚至倒退，自满情绪可能会危及此前的成果。"

15. 数据来源为 Our World in Data：ourworldindata.org，查阅日期为 2022 年 1 月 11 日。

16. Cross, A., "Catherine the Great: Views from the Distaff Side", *Russia in the Age of the Enlightenment: Essays for Isabel de Madariaga*, ed. R. Bartlett and J. M. Hartley (London: Palgrave Macmillan, 1990), pp. 203–221.

17. Rounding, V., *Catherine the Great: Love, Sex and Power*, p. 505.